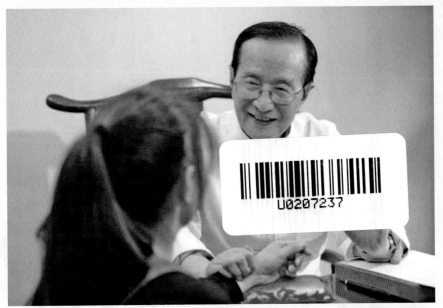

马有度

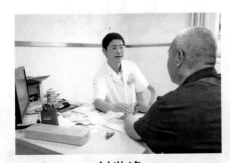

刘世峰

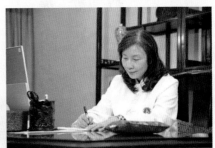

何　冠

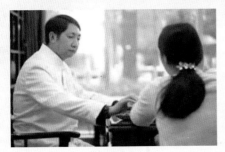

黄学宽

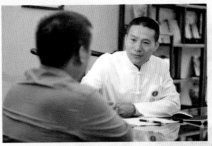

邹洪宇

防治且养，中医有长；汇诸百病，马派首创；融会新知，古义宏扬；三者并重，一大良方

谨贺《中医百病防治养》出版。防治养，大智慧，大战略

重庆市政协原副主席窦瑞华题词：防治且养，中医有长；汇诸百病，马派首创；融会新知，古义宏扬；三者并重，一大良方

成都中医药大学校长余曙光题词：谨贺《中医百病防治养》出版。防治养，大智慧，大战略

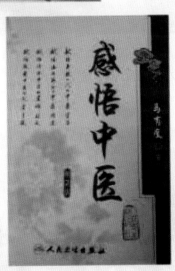

不治已病治未病，不治已乱治未乱

望闻问切，辨证论治

防病要养，治病要养

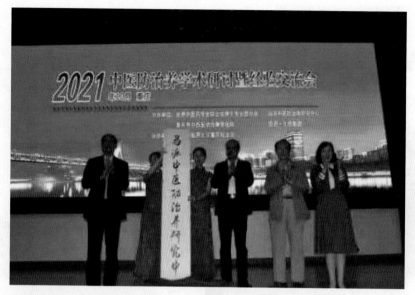

原卫生部副部长兼国家中医药管理局原局长王国强（左1）为
马派中医防治养研究中心成立揭牌

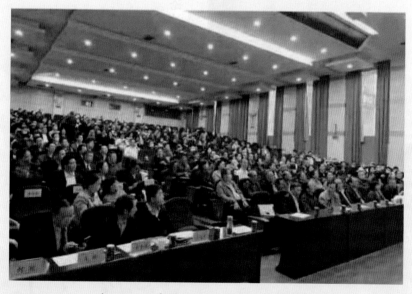

中医防治养学术研究暨经验交流会

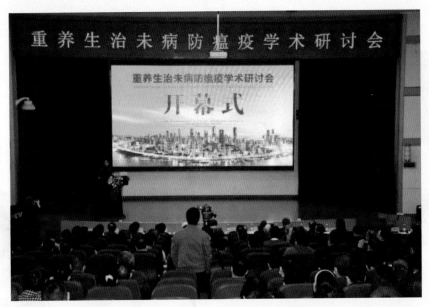

重养生治未病防瘟疫学术研讨会

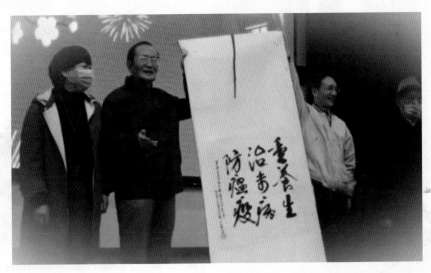

重养生，治未病，防瘟疫

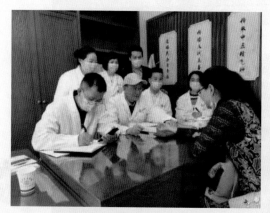

仔细询问病情，望舌切脉

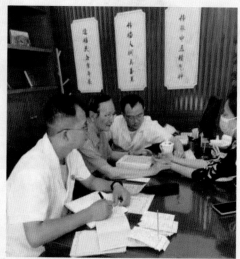

选方用药

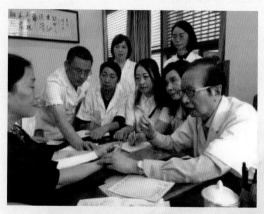

热情接待病人，告知如何调养

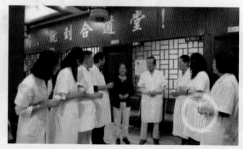

在诊室门外，师生讨论典型病案

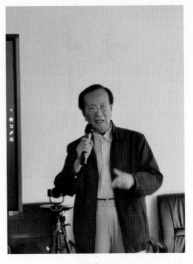

牛個世紀收費妙手為人民

马有度兄从事中医五十年

二○二一年十一月

邓铁涛祝贺

国医大师邓铁涛题词

马有度

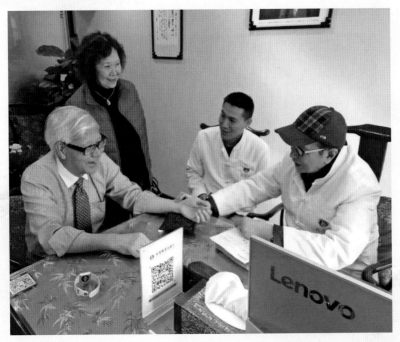

马有度教授（右1）热情接待病人，望、闻、问、切，辨证论治

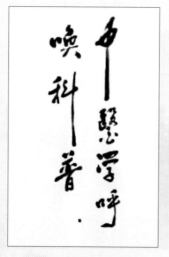

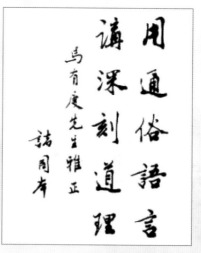

国医大师邓铁涛题词　　　　国家中医药管理局原副局长
　　　　　　　　　　　　　　　　诸国本题词

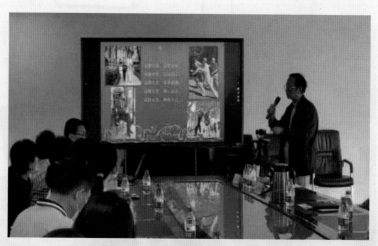

热心中医药科普，开展健康科普大讲堂。马有度（右1）
在重庆市科技局讲座现场

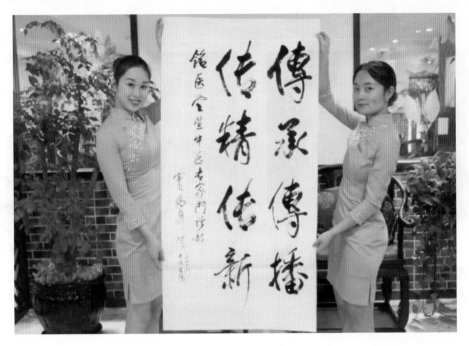

中医四传　广为传播

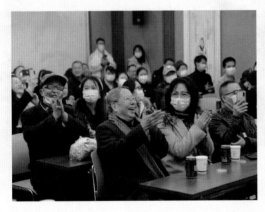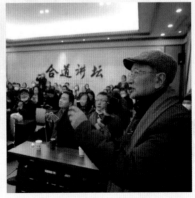

中医科普　养生四有

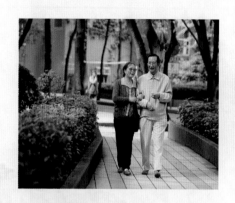

散步之乐。马有度、徐亚华夫妇在重庆医科大学附属医院逍遥散步

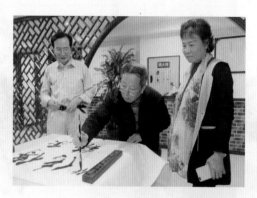

书法之乐。欣赏重庆市政协副主席窦瑞华（中）精美书法，其乐融融

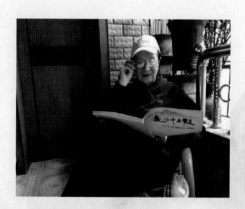

读书之乐。在花草芬芳的阳台上专心读书，趣味浓浓

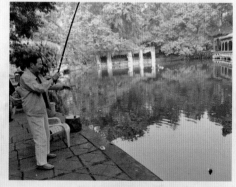

钓鱼之乐。湖边垂钓，观标聚神，细察涟漪，专心致志，心平气静，修养心性

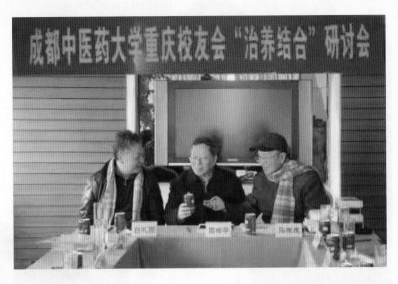

饮水之乐。窦瑞华（中）、马有度（右1）、白礼西（左1）在研讨会上交流治养结合的感悟心得

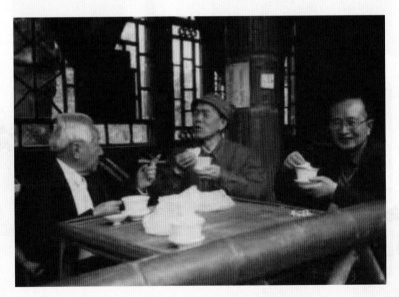

品茶之乐。夏睿明（左1）、赵成春（中）、马有度（右1）三位高龄老中医在重庆沙坪公园春来茶馆品茶聊天，多么开心。

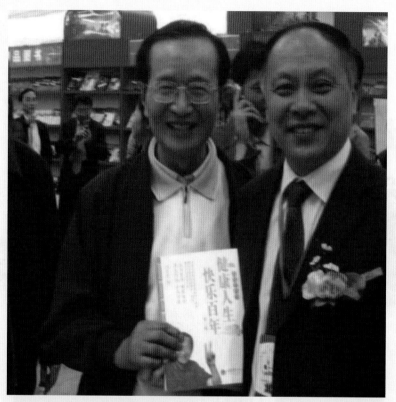

马有度（左）向谢小军（右）赠送《健康人生快乐百年》

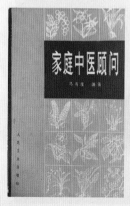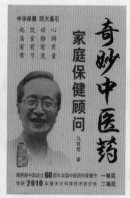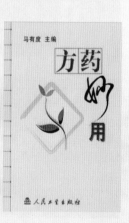

左：第一版《家庭中医顾问》（获全国优秀科普创作一等奖）

中：《奇妙中医药》（获中医药科普创作一等奖）

右：《方药妙用》（获中华中医药学会学术著作奖）

马有度 刘世峰 何冠 黄学宽 邹洪宇

主编

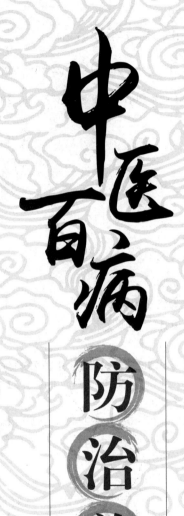

中医百病防治养

中国健康传媒集团
中国医药科技出版社

图书在版编目（CIP）数据

中医百病防治养 / 马有度，刘世峰，何冠主编 . —北京：中国医药科技出版社，2022.9

ISBN 978-7-5214-3404-0

Ⅰ.①中⋯　Ⅱ.①马⋯ ②刘⋯ ③何⋯　Ⅲ.①中医学—预防医学　Ⅳ.① R211

中国版本图书馆 CIP 数据核字（2022）第 167487 号

美术编辑　陈君杞
版式设计　南博文化

出版　**中国健康传媒集团**｜中国医药科技出版社
地址　北京市海淀区文慧园北路甲 22 号
邮编　100082
电话　发行：010-62227427　邮购：010-62236938
网址　www.cmstp.com
规格　710×1000mm $\frac{1}{16}$
印张　32 $\frac{1}{4}$
字数　440 千字
版次　2022 年 9 月第 1 版
印次　2023 年 3 月第 2 次印刷
印刷　三河市万龙印装有限公司
经销　全国各地新华书店
书号　ISBN 978-7-5214-3404-0
定价　86.00 元

获取新书信息、投稿、为图书纠错，请扫码联系我们。

作者名录（按姓氏笔画排序）

马　宇	王　凯	王三虎	王海超	王睿之	文仲渝
邓秀琴	邓晓舫	冉传生	宁蔚夏	朱婉华	任胜洪
刘　兴	刘　建	刘小利	刘世峰	刘军兵	刘运来
刘茂松	刘显红	刘敬章	江　琼	许砚秋	孙飞虎
李学君	李官鸿	杨　健	杨成义	吴　斌	吴文军
吴光速	吴朝华	何　冠	何　峰	邹洪宇	冷文飞
汪　剑	沙　滨	张　红	张　洁	张之文	张文宗
张传清	张华忠	张荣华	张贵菊	张雪锋	张新渝
陈　浩	陈四清	陈永亮	陈成顺	陈茂长	陈涤平
周　强	周艳艳	孟　如	赵　云	赵鹏举	侯　聪
施正贤	秦木良	夏志萍	徐昌万	唐成芳	谈志兵
陶银利	黄　腾	黄兴谷	黄纯琪	黄学宽	黄宗菊
曹　杨	曹东义	曹晓芸	龚致平	彭　杰	彭支莲
董彩凤	蒋　恬	曾桂芳	詹　青	靖安玲	谭洪福
熊维建					

致读者

一、中医防、治、养贯穿整个中医学领域，具有远见卓识的中医专家对此展开研究，初步形成中医防治养学术体系，对推进中医传承创新发展做出努力探索，《中医百病防治养》就是这方面的创新探索和经验积累。

二、彰显中医药治疗优势，治疗疾病，促进康复，都需注重预防，强调身心调养。构建防治养三位一体的中医药特色诊疗新模式，意义深远。本书范围包括内、妇、儿、外、皮肤、五官各科以及经络肢体病证。涉及常见病及疑难病，大多为临床常见且中医疗效较好的病种。

三、本书分为概述、防、治、养、医案。

四、本书力求针对不同疾病的实际需要，写出各不相同的防病措施和调养方法。

五、本书根据临床实际，力求突出主要证型，辨证论治，更加切合实用。

六、中医治病，贵在见解独到，妙在经验独特，既要辨证论治，也要专病专方，充分发挥屡用屡效的验方之功。

七、本书作者来自五湖四海，既有高等中医院校、三甲中医医院学验俱丰的中医大家，又有城乡基层的中医高手；既有博导、硕导，也有博士、硕士。无论职称高低，同样对待，以质量取胜，择优选入。

八、中医发展，守正创新，传承为先，一代传一代，一棒接一棒，一步一个脚印，踏实奋勇向前。

　　中医防治养学术体系的建立尚属初期，任重道远，切望志士仁人，群策群力，共同推进。《中医百病防治养》只是初步探索，敬请批评指正，逐步完善。

　　为方便联系，特告马派中医防治养研究中心邮箱770851216@qq.com，联系人刘军兵，手机15730111926。

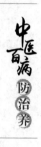

走近中医学家马有度

2018年，重庆市名中医聂天义写了一篇《马有度现象的启示》，他满怀深情地写道：马有度现象是他在几十年多彩的中医生涯中彰显出大智慧、大格局、大肚量的靓丽人生，形成强烈的向心力、凝聚力、影响力，在社会活动中，涌现出难忘的动人画卷。4年过去了，马有度现象又有新的亮点，值得进一步探讨。

热爱中医　自信自强

马有度在重庆市广益中学读高中时体弱多病，特别是失眠严重，因此被迫休学，先请西医诊治没有效果，后来他的母亲带他到七星岗找一位老中医诊治，开了五味药，立即获得了明显的效果，后来才知道这个处方就是医圣张仲景的酸枣仁汤。他深感中医药确实有良好的疗效，因此在1956年高考时一连填报3个志愿，全部是中医学院。随后，考入成都中医学院（现成都中医药大学），成为1962年毕业的首届毕业生，从此与中医结下了一生的情缘。他常常戏称自己是"嫁给了中医"，大有与中医药结成命运共同体的气概。

他在《感悟中医》中赋诗抒怀："人生喜在结良缘，嫁给中医六十年，读书临床贵感悟，乐在其中笑开颜，智慧之学开心窍，灵验之术救病员，万紫千红绿丛中，文化之花开满园。"

他对中医有如此深厚的感情，一般都认为他一定是祖传中医。其实不然，他与中医并无家族渊源，这一现象也引起了国医大师周仲瑛教授的关注。他专门写了一篇文章，标题就是《铁杆中医情——读〈感悟中医〉有感》，文中指出："马有度教授是著名中医学者，但并非出身中医世家，完全是凭着他对中医药事业的一腔热爱和极高的领悟力而成为一代名医。"

一晃眼六十多年过去了，马有度对中医的热爱更加深厚。2021年他提出"中医三问"，声情并茂地表达了他对中医事业的坚定自信。

第一问：中医究竟是什么？中医是智慧之学，中医是灵验之术，中医是文化之花。

第二问：中医的特色是什么？中医整体观念，天人合一；中医重预防，治未病；中医辨证论治，个体诊疗；中医治养结合，贯彻始终。

第三问：中医的贡献是什么？中医以哲理引领人生，中医以文化哺育心灵，中医以养生维护健康，中医以疗效取信天下，中医以康复服务万民。

马老对"中医三问"的回答，关键词就是"中医自信"。马老强调不仅要中医自信，更要中医自强。他指出："传承中医药，发展中医药，既要自信、自豪，更要奋发自强，我们要千方百计突出4个"硬道理"：千方百计提高中医学术水平是硬道理，千方百计提高临床疗效是硬道理，千方百计提高老百姓对中医的信任度是硬道理，千方百计造就百万传承创新型钢杆队伍是硬道理。"只有不断壮大中医队伍，不断增强中医实力，中医药宝库才能更好地继承，才能更好地发扬。

贡献突出　破格晋升

在综合性的人民医院，在西医医科大学附属医院，中医科地位不高，中医人的职称评审能够与西医平起平坐已经相当不错了。而在1987年，马有度竟然能够由主治医师直接晋升为主任医师，由讲师直接晋升为教授，这一现象是非常奇特的。这是为什么呢？全靠其在医疗、教学、科研的突出贡献。他在医疗上是临床高手，在教学上是优秀教师，在科研上成绩显著。

早在1980年，他只是一个中医讲师，居然能够在上海科技出版社出版《医方新解》，首印8万多册，很快又重印12万册。1983年，由人民卫生出版社出版《家庭中医顾问》，首印10万册，以后逐渐加印到30万册。

他发明的复方枣仁安神胶囊还获得国家教育委员会科技进步奖，是重庆医科大学第一个获得省部级奖的新药研究项目。

他不仅在报刊上发表众多文章，而且在中央人民广播电台、重庆广播电台、四川广播电台参加专栏节目，重庆电视台也播放他的科普讲座视频。职称晋升在那个年代一般都是"论资排辈"，所以马有度的破格晋升是相当少见的，当时他是重庆医科大学最年轻的教授，成绩突出，贡献显著。1992年起享受国务院政府特殊津贴。

医术精湛　成果丰硕

马有度教授特别强调做好"三医"："不仅要做知名度高的名医，而且要做深明医理的明医，尤其要做全心为民的民医。"马老本着"德为医之首，术为医之基"的理念，1962年以来，一直坚守中医临床第一线，已达60年。至今仍在重庆市中医专家门诊部、重庆合道堂名医馆出诊，每周3次，每次半天挂30个号，仍供不应求。80多岁高龄仍加号应诊，始终一片爱心，一丝不苟，尽力救治病人。马老医德高尚，医术精湛，擅长治疗脾胃病、肺系病、心神病、虚损病、皮肤病。马老视病人为亲人，服务态度好，诊治细心，疗效显著，海外病人也慕名前来就诊，口碑很好。

马老不仅坚守中医临床一线，而且尽力开展中医科研与科普，特别强调中医药事业的腾飞必须要有坚强的两翼，一翼是中医科学研究，一翼是中医科学普及。他独著与主编30多部，500多万字中医药著作，学术著作与科普作品几乎各占一半。

马老的学术著作有《感悟中医》《医方新解》《方药妙用》《中国心理卫生学》《中医精华浅说》《医中百误歌浅说》《马派中医传承》《马派中医传薪》等，马老的科普著作有《家庭中医顾问》《奇妙中医药》《健康人生快乐百年》《趣谈养生保健》等，多部获奖。马老的中医著作不仅在国内畅销，而且流传海外，《中医精华浅说》《家庭中医顾问》繁体字版在海外发行。《医方新解》被日本同类著作《中医处方浅说》列为第一本中国原著参考书。《家庭中医顾问》译成日文出版，并在《汉方研究》杂志连载两年。《自学中医阶梯》中多篇文章转载于日本《汉证》杂志，广为流传。

马老的成果不仅表现在著作方面，还表现在产品的研究方面。对于中医科研，他主张一要以中言中，二要衷中参西。他尤其强调，中医科研要面向临床，中药科研要面向市场。他开发研制了两种新药，其中，安神新药复方枣仁胶囊获国家教育委员会科技进步奖，止咳新药麻芩止咳糖浆中医特色突出，疗效又好，全国畅销。

马老在科普方面特别突出的是他倡导的"养生四有，母体及子"系统，影响深远。

养生四有：心胸有量，动静有度，饮食有节，起居有常。养生四有是母体，延伸出以下4个子系统。

养生四善：一颗善心，多办善事，必结善果，共享善乐。

养生四童：一颗童心，童心生童趣，童趣享童乐，童乐养童颜。

养生四乐：心善自乐，知足常乐，助人为乐，劳逸享乐。

养生四食：饮食适量，饮食定时，饮食宜杂，饮食平衡。

< 4 >

中医百病防治养

学术思想　热烈反响

马派中医十项学术思想：

一，防、治、养三结合的治未病与治已病思想。

二，以"常体、寒体、热体、特敏体"为纲的中医体质新论。

三，以"整体观念，天人合一；辨证论治，个体诊疗；治未病，防为先；治养结合，贯穿始终"为核心的中医四大特色论。

四，突出问诊，结合影像及实验室检查的"问、望、闻、切、查"中医五诊法。

五，以"卫护心神、顺时调神、养生养德、形神兼养、静动相宜、节欲守神"为特色的中医心理卫生论。

六，以"传承创新和传播普及"为己任的中医科研科普并重论。

七，以"心胸有量、动静有度、饮食有节、起居有常"为代表的中医养生论。

八，围绕临床证治经验总结及辨治思路探讨的中医思维方法。

九，以"三大战略、八大战术"为导向的中医传承发展观。

十，以"衷中是基、衷中参西"提高临床疗效为目标的钢杆中医成才论。

学界人士对马派中医的十项学术思想颇为关注，成都中医药大学对外联络处处长陈学先说：马派中医十项学术思想的任何一项，只要深入研究，都可大有作为，他写诗一首："岐黄立学贯古今，福庇苍生续文明。防治养学体系立，渝都马派啸医林。"

在这十项学术思想中，位列榜首的是构建中医防、治、养三结合学术体系。

国医大师孙光荣说："中医防治养结合的理念与方术，是马有度先生针对预防疾病发生、阻断疾病发展、疾病愈后康复三个阶段精心研究、郑

< 5 >

重提出、积极倡导的，值得研究，值得推广。"

国医大师刘敏如说："马有度教授倡导的防、治、养三位一体的理念，落实到治疗每一种疾病，实践性很强。"

世界中医药学会联合会治未病专业委员会会长、南京中医药大学原党委书记陈涤平教授说："马有度教授所倡导的中医防治养理念是中医养生治未病思想的进一步体现和新的表达，构建中医防治养中医服务体系和模式是中医养生治未病思想落地应用的创新探索，很有意义。"

世界中医药学会联合会养生专业委员会会长、成都中医药大学养生康复学院名誉院长马烈光教授认为："马有度教授提出的防治养体系是中医学整体思维的实际应用，对学科的发展具有指导意义。"

原卫生部副部长兼国家中医药管理局原局长王国强高度赞赏马有度教授中医防治养学术体系的提出，他强调："这个学术体系把防、治、养三者融为一体，预防为主，防重于治，防中有养，治中有养，防治养结合，贯彻始终。"

为使中医防、治、养三结合学术体系服务临床，指导辨证论治，马老牵头主编《中医百病防治养》，反响热烈。国医大师刘敏如强调："编写《中医百病防治养》，开创了中医辨证论治新模式，意义深远！"

为了更进一步从理论、实践两方面深入研究中医防治养学术体系，马老又牵头组建马派中医防治养研究中心，在中医防治养研讨暨经验交流会上，国家中医药管理局原局长王国强揭牌。

三大战略　八大战术

马有度教授为中医药事业发展竭心尽力，积极建言献策，十几年前就提出了中医发展的三大战略、八大战术。

<6>

一、三大战略

1.中医药主体发展战略　中医药学术发展和学术创新当然应当吸收当代多学科，也包括西医药学的精华，借鉴、应用现代科学技术手段。然而，中医药学术发展、中医药科学研究，无论怎样创新，都不能背离中医药学术这个主体，都不能创新到丢失本根。中医药医疗无论怎样与时俱进，都不能不以中医药防治养为主体，都不能"进"到"弱中强西"，甚至成为"假中真西"，"挂羊头，卖狗肉"。中医院必须坚持以中医药为主体，突出中医药特色，发挥中医药优势，要做到能中不西，先中后西，中西配合。

2.中医药市场开拓战略　开拓中医药市场，在战略上要明确治已病与治未病并举，中医药的服务受众绝不仅仅是病人，还有健康和亚健康人群。施行这一战略，不仅能突出中医药特色优势，中医药的市场前景也会更加广阔。中医药的市场开拓，既要充分发挥各级中医医院的主力军作用，也要发挥各级综合性医院中医科的作用。据统计，县以上综合医院中医科的中医药人员占全国中医药人员的50%左右，不可等闲视之。

3.中医药人才培养战略　中医药事业发展的关键就在人才。中医药人才培养，在战略上要明确两点：一是院校培养与师承培养并举，以院校为主；二是培养临床人才与培养研究人才并举，以临床人才为主，应以培养治病高手为第一要务。

二、八大战术

1.大力开发各级领导，实行加强行政力度的战术。
2.大力开发各种媒体，实行加强舆论支撑的战术。
3.大力开发友军，实行加强协作的战术。
4.大力开发社区，实行加强城市基层中医阵地的战术。

5.大力开发乡镇，实行加强农村基层中医"阵地"建设的战术。

6.大力开发药店，推行坐堂行医，实行医药结合，协调推进的战术。

7.大力开发家庭，通过中医药科普，实行中医药走进千家万户的战术。

8.大力开发中小学校，通过中医药知识进入中小学教材，实行中医药渗入青少年心灵的战术。

钢杆中医　铁拳回击

马有度"钢杆中医"的名号出自重庆市首任中医管理局局长吴昌培："钢杆中医马有度，赤胆忠心献中医，同仁学习好榜样，当今杏林一名人。"马老对中医的信心特别坚定，坚强如钢，对抹黑中医的人绝不留情，对妄图消灭中医的张功耀痛加反击。他铁拳回击方舟子，带领重庆市中医团队，在重庆电视台与方舟子面对面辩论，用无可辩驳的事实舌战方舟子，语言铿锵有力，在全国影响极大。

这是一场历史性的"大辩论"，也是一场捍卫中医的"保卫战"。《重庆晚报》记者唐纲在《打响捍卫中医保卫战》中生动地回顾了当时的情境："2007年4月27日，重庆电视台《龙门阵》节目录制现场硝烟弥漫，重庆中医药界10多名专家集体炮轰方舟子。此场辩论颇为激烈，火花四溅。笔者作为时任《重庆晚报》记者，亲临现场，聆听了这场大辩论。虽然时过10余年，如今回想起来仍心绪激荡，再次观看节目视频仍觉酣畅淋漓，意犹未尽。"

在《龙门阵》批驳方舟子之后，马有度又征集痛批方舟子"废医验药"谬论的论文，继而邀优秀论文作者陈涤平、毛嘉陵、王庆其、罗荣汉等在重庆渝州宾馆召开的大会上宣讲。气氛热烈！打响了又一次反击方舟子，捍卫中医药的"保卫战"！马有度、漆敏赴南京，向著名中医学家干祖望汇报，干老特别高兴，立即挥笔写下八个大字：铁拳回击，奋发

< 8 >

自强！

甘为人梯　传承典范

马有度十分重视人才培养，他认为院校、跟师、自学是中医人才培养的3条重要途径。1983年，他在《自学中医阶梯》中大声疾呼："自学需要良师，自学需要益友。切望中医界的有识之士都来关心自学中医的青年，为他们铺路，为他们搭梯，做循循善诱的良师，做促膝谈心的益友。"

马老特别重视中医传承，他认为传承方式主要有5种。一是写书传承，二是办班传承，三是讲座传承，四是工作室传承，五是微信公众号传承。

马老写书，深入浅出，年轻学子易于接受，正如国医大师周仲瑛所说："马教授所著《感悟中医》《医方新解》《中医精华浅说》，指引许多中医学子进入中医殿堂。"他还通过办温课班、西学中班、培训班等方式传承中医、培养人才。

他特别重视开展学术活动传承中医，精心协助组织开办国医名师大讲堂，请来国医大师郭子光、张学文主讲。马老举办感悟中医60年交流会，不仅与到会学友畅谈研习中医60年的经验体会，而且还自费购书并签名赠送到会后学，许多学员深受感动。

在80高龄之际，马老开办"名老中医马有度教授传承工作室"，先后收下40名弟子，有全国老中医师带徒导师，有重庆市名中医，有硕士研究生导师，有博士研究生导师，多位学生在全国也有相当影响！工作室的宗旨是"传承中医精气神，传播人间真善美，造福民众康寿乐"。传承活动丰富多彩，此举开创了民办中医传承工作的先河，意义深远。

他开办"马派中医传承"微信公众号，定位是网上中医杂志、线上中医科普。公众号开设有《经典点评》《中华医话》《证治心悟》《医案实录》《智慧养生》《养生保健》《大家谈》等十几个栏目，由于内容丰富多彩，切合实用，很受欢迎！

《马派传承》微信公众号一心为公，坚守公益性，在临床、教学、科研、科普方面发表大量佳作。马老率领团队推出了系列预防、治疗、康复的科普文章，在《中国中医药报》《家庭医生报》刊出，很受欢迎。马老还通过公众号提出《贯彻预防为主方针的八项务实对策》，针对性强，切合实际，受到好评！

淡泊名利　广受赞誉

马老谨记诸葛亮的金言："淡泊名利，宁静致远。"在马老简朴的客厅里，挂有一块"宁静致远"的牌匾，十分醒目，他把"淡泊名利"作为心匾，言为心声，指导行动，自信自强，开拓奋进。他言行一致，是"马有度现象"的突出表现。

马老是重庆市评选名中医的发起人，为促成此事，他带领重庆市中医药学会付出了艰苦的努力，当首批46名重庆市名中医在台上领取证书时，台下的马有度热烈鼓掌，心情激动。在他担任一、二、三届评委期间，100多名重庆市名中医先后被评出，他更加高兴。继而，他受四川省中医药管理局的特邀参加四川省首届十大名中医的终审评选，他为四川省首届十大名中医问世欣喜不已。

国医大师邓铁涛说他是"铁杆中医，成果颇丰，贡献突出"。

国医大师张学文称他"德高望重，国医名师"。

国医大师孙光荣的评价是"马有度教授著作等身，惠泽众生，为中医药的振兴发展贡献了智慧和力量。值得钦佩、值得学习、值得推广"！

世界中医药学会联合会养生专业委会会长马烈光教授说他"为中医辛耕耘六十载，功勋卓著"。

国家中医药管理局原局长王国强说："衷心地感谢马老为中医药事业

发展和中医药文化与知识普及工作所做出的重要贡献！"

国家中医药管理局原副局长诸国本说："像马有度这样，既是临床高手，又有中医战略眼光，既是科普专家，又是中医养生典范，如此专家而兼杂家者，实在不多。"

中华中医药学会原副会长兼秘书长李俊德教授评价："马有度教授学贯古今，博闻强识，著作等身，是中外闻名的中医大家，为中医药的传承发展、科普和文化传播做出了重大贡献，他深受广大同行和患者的爱戴。"

重庆市中医药学会名誉会长周天寒说："马有度先生不仅是中医学家，还是科普专家、战略家、社会活动家。众家一身，魅力四射。"

中医世家林宏先生评价："马老大力提倡大医精诚、仁心仁术精神，古为今用，不愧为中医临床大家、养生大家、科普大家。"

北京聚医杰医药科学研究院院长江淑安说："马有度教授是我心目中五位大力推进中医药事业的实干家之一。"

河北省中医科学院原副院长曹东义教授感言："佩服马老，虚名不要。不断做事，大众需要！"

李官鸿主任医师认为："马老倡导的养生四有一定比某些名和利传颂的时间更久远，马老学术思想对传承发展创新的贡献更深远。"

重庆市中医药学会名老中医工作委员会副主任委员陈茂长强调："铁心研习中医、铁拳捍卫中医、铁骨传创中医的马有度现象应当传承下去！"

总而言之，马有度现象值得深入探讨。中医发展，代有传人，马有度现象的启示，有助于中医传承，一代传一代，一棒接一棒，鼓励中医学子自信自强，开拓前行，推进中医瑰宝，传承创新发展，造福中华儿女，惠及广大民众！

曹东义　刘世峰

2022 年 7 月

< 11 >

目录

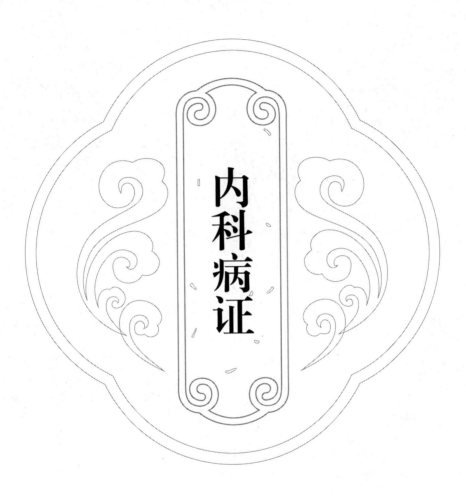

内科病证

普通感冒

概述

普通感冒是以恶寒发热、鼻塞流涕、喷嚏、头身疼痛等为主要表现的一种外感疾病。冬春季节，气候多变时，发病率高。中医认为，本病以风邪为主，兼其他邪气，以致肺卫功能失调，出现一系列卫表不和的症状。

防

1.起居有常，避免外邪侵袭 平时注意防寒保暖，气候变化时及时增减衣被，避免淋雨受凉、长期熬夜、过度疲劳。春季气候渐暖，但不应过早脱衣；秋季气候渐凉，但不应过早增衣。

2.药物预防，增强抗邪能力 为了预防感冒发生，可适当服用中药预防。风寒感冒预防方：紫苏、荆芥、防风各10g；风热感冒预防方：桑叶、菊花、芦根各10g；暑湿感冒预防方：藿香、佩兰各6g，薄荷3g。以上三方均为1日1剂，水煎服，连服3~5天。体虚容易感冒者，可用黄芪15g，白术10g，防风5g，1日1剂，水煎服，连服2周。

普通感冒实证治疗以解表宣肺为主，体虚感冒以扶正解表为主，均应根据不同证型进行辨证论治。

1.风寒束表

【证候】恶寒发热，恶寒明显，无汗，头项强痛，鼻塞声重，时流清涕，口淡不渴，肢节酸楚，舌苔薄白，脉浮紧。

【治法】辛温解表，发散风寒。

【方药】荆防败毒散加减。

荆芥10g　防风10g　柴胡12g　前胡10g　羌活10g　川芎10g　白芷10g　浙贝15g　杏仁15g　桔梗15g　辛夷15g（包煎）甘草6g

本证也可选用中成药荆防颗粒进行治疗。头痛者加延胡索15g；胸闷，恶心者，加藿香10g。

2.风热犯表

【证候】发热，微恶风寒，鼻塞流涕，身热无汗，头痛，咽痛，口渴欲饮，舌苔薄黄，脉浮数。

【治法】辛凉解表，疏散风热。

【方药】银翘散加减。

金银花20g　连翘20g　牛蒡子10g　竹叶10g　芦根20g　桔梗10g　桑叶10g　菊花10g　薄荷12g（后下）甘草6g

本证也可选用中成药银翘颗粒进行治疗。头重痛者加川芎10g、白芷10g；咽喉肿痛者加板蓝根15g、玄参15g；口渴者加生地15g、麦冬15g。

3.暑湿袭表

【证候】恶寒汗少，身热不扬，肢体困倦，头身重痛，恶心呕吐，口渴胸闷，纳呆食少，舌苔白腻或黄腻，脉濡缓或濡数。

【治法】疏散风邪，清暑利湿。

【方药】藿香正气散加减。

藿香15g　紫苏叶10g　陈皮10g　法半夏10g　茯苓15g　厚朴10g　白术10g　白芷10g　香薷10g　黄芩15g　甘草3g

本证也可选用中成药藿香正气液进行治疗。身重少汗者加佩兰20g，头痛者加桑叶20g、菊花20g，恶心呕吐者加竹茹20g。

4.体虚外感

【证候】气虚感冒常见畏寒发热，头痛鼻塞，气短懒言，倦怠乏力，舌淡苔白，脉弱；血虚感冒常见头痛身热，微寒无汗，面色无华，心悸头晕，舌淡红，苔薄白，脉浮细；阴虚感冒常见头痛身热，微恶风寒，无汗或微汗，头晕心烦，口渴咽干，手足心热，舌红少津，脉细数；阳虚感冒常见恶寒甚，身热轻，头痛身痛，无汗或自汗，肢冷语低，舌淡苔白，脉沉无力。

【治法】扶正解表。

【方药】气虚感冒者益气解表，方选参苏饮加减（党参10g、苏叶10g、前胡10g、陈皮10g、法半夏10g、茯苓10g、白术10g、防风10g、枳壳10g、桔梗10g）。血虚感冒者养血解表，方选葱白七味饮加减（葱白10g、熟地10g、白芍10g、葛根10g、荆芥10g、苏叶10g、豆豉10g）。阴虚外感者滋阴解表，方选加减葳蕤汤加减（玉竹10g、豆豉10g、白薇10g、生地10g、青蒿10g、桔梗10g、薄荷10g、生甘草6g）。阳虚外感者助阳解表，方选桂枝加附子汤加减（制附片10g，先煎1小时，桂枝10g、生黄芪10g、苏叶10g、防风10g、羌活10g、炙甘草6g）。

养

1.起居调养　感冒期间及感冒后要特别注意防寒保暖，切忌吹风受寒，适当增加衣被。

2.饮食调养 感冒期间及感冒后饮食宜清淡，忌食荤腥厚味等。感冒期间可多饮温开水，还可选用食疗方调养，如风寒感冒可以服食葱白粥（粳米30g，葱白3寸，熬粥服用），也可服用生姜红糖饮（生姜10g，苏叶6g，红糖适量，同煮取汁代茶饮）。

医案

唐某，女，32岁。2022年2月22日初诊

主诉：鼻塞，流清涕，1天。

刻下症：昨日外出不慎受寒，出现鼻塞、流清涕、打喷嚏，自购感冒药服用效不明显。现症见鼻塞声重，时流清涕，偶有喷嚏，头痛失眠，咽痒稍咳嗽，痰白清稀，舌淡红，苔薄白，脉浮紧，余无异常。

中医诊断：感冒（风寒束表）。

【治法】辛温解表，发散风寒。

【方药】荆防败毒散加减。

荆芥15g 防风15g 柴胡12g 前胡15g 羌活15g 川芎15g 白芷15g 浙贝15g 杏仁15g 桔梗15g 辛夷15g（包煎） 延胡索15g 鸡血藤20g 合欢皮15g

2剂，每日1剂，水煎服。

次日电话告知服药1剂后诸症均减，嘱其继续服药善后。

按： 本患者不慎受寒感冒，辨为风寒束表证，治以辛温解表，发散风寒，方选荆防败毒散加减。方中荆芥、防风、柴胡、羌活辛温发散，疏风散寒；前胡、浙贝、杏仁、桔梗宣肺利气，化痰止咳；辛夷、白芷祛风通窍；川芎、延胡索活血止痛；鸡血藤、合欢皮养血安神。诸药合用，风寒得清，感冒症状及头痛、失眠诸症自止。

（黄学宽，博士研究生导师，重庆医科大学中医药学院）

时行感冒

概述

时行感冒是感冒的一种特殊类型，以鼻塞、流涕、喷嚏、头痛、恶寒、发热、全身不适为主要临床表现，能在一个时期内引起广泛流行，临床上具有传染性和流行性的特征。

流感病毒、呼吸道合胞病毒以及副流感病毒感染引起的呼吸道疾病与时行感冒相似，可参考本病防、治、养。

中医从疫病的角度认知时行感冒。《说文解字》谓"疫，民皆疾也"，短期内多人同时患病，提示疫病是一种传染性疾病。时行感冒的病因为非时之气，与气候异常变化有关。如《伤寒论·伤寒例》说："凡时行者，春时应暖，而反大寒；夏时应热，而反大凉；秋时应凉，而反大热；冬时应寒，而反大温。此非其时而有其气，是以一岁之中。长幼之病多相似者，此则时行之气也。"清代医家林佩琴在《类证治裁》中首次提出"时行感冒"。

防

1.顺时预防 关注气候变化，注意冷暖适宜，加强锻炼，提高抵抗力。

2.个人预防 保持环境清洁，注意居室卫生和通风，不随地吐痰，衣被勤洗勤晒。饮食宜简，以清淡易消化为主，多吃牛奶、鸡蛋、鱼、豆制品等高蛋白食品及新鲜的水果、蔬菜，忌油腻、辛辣等味厚之品，适度食用葱、姜、蒜、食醋等发散之物。时行感冒流行期间，尽量减少外出，避免去人群聚集的地方，佩戴口罩。

3.疫苗保护 接种流感疫苗是预防流感的有效手段。

❖ 治 ❖

从六淫角度考察时行感冒，风热和湿邪发病率较高，据此可将时行感冒的常见证型分为风热疫毒类和湿热疫毒类。

（一）风热疫毒类

1.邪犯肺胃

【证候】恶寒发热，无汗，口渴心烦，舌边尖红，苔白，脉浮大而数。

【治法】辛凉疏表，寒凉清里。

【方药】葱豉桔梗汤加减。

葱白9g　桔梗9g　炒山栀9g　淡豆豉12g　薄荷12g　连翘12g　生甘草6g　淡竹叶12g

伴口渴，合用白虎汤；喉阻咽痛，加大青叶、射干、黄芩；胸痞苔腻，兼夹湿邪，原方去甘草，加用枳壳、白豆蔻。

2.邪热壅肺

【证候】发热，汗出，烦渴，咳喘，或胸闷胸痛，舌红苔黄，脉数。

【治法】清宣肺热，止咳平喘。

【方药】麻杏甘石汤加减。

麻黄9g　苦杏仁12g　生石膏30g　甘草6g

咳嗽，痰黄稠，加瓜蒌、浙贝母、鱼腥草以清肺化痰；胸痛，加郁金、佛手、桃仁理气通络；痰热瘀血壅结于肺，蕴蓄成痈，见咳吐腥臭黄痰，甚则痰中带血，苔黄腻，脉滑数者，加苇茎汤合桔梗汤清肺化痰，逐瘀排脓。

3.热炽三焦

【证候】发热，咽痛，头目胀痛，口干口苦，大便干结，小便短赤，舌红苔黄，脉弦滑。

【治法】升清降浊，透泄里热。

【方药】升降散加减。

僵蚕9g　蝉蜕6g　生大黄6g　姜黄9g

伴流涕，咽喉痛甚，兼夹风热，加荆芥、金银花、连翘，或合用俞根初葱豉桔梗汤；高热起伏，病涉少阳，合用俞根初柴胡枳桔汤。

4.内闭外脱

【证候】身灼热，神志昏愦不语，倦卧，或兼气短汗多，脉细数无力；或兼面色苍白，四肢厥冷，大汗淋漓，脉细微欲绝。

【治法】清心开窍，固脱救逆。

【方药】生脉散或参附汤合用安宫牛黄丸，或紫雪丹、至宝丹。

生脉散（《温病条辨》）

人参9g　麦冬12g　五味子12g

参附汤（《校注妇人良方》）

人参9g　制附片12g

汗出不止，加用龙骨、牡蛎以止汗固脱；偏于气阴外脱者，以生脉散加减；偏于阳气暴脱者，以参附汤为主。上述药物与安宫牛黄丸或紫雪丹、至宝丹合用，起到开闭固脱之效。

（二）湿热疫毒类

1.湿遏卫气

【证候】头痛恶寒，身重酸疼，不渴，面色淡黄，胸闷不饥，午后身热，舌苔白，脉弦细而濡。

【治法】宣畅气机，祛湿清热。

【方药】三仁汤加减。

杏仁15g　滑石12g　白通草6g　白蔻仁6g　淡竹叶9g　厚朴12g　生薏苡仁30g　法半夏12g

恶寒无汗，表闭较重，合用麻杏薏甘汤；舌红咽肿，湿郁化火蕴毒，加射干、连翘、牛蒡子、板蓝根；若便结口臭，兼夹食滞，加枳壳、桔梗。

2.湿阻膜原

【证候】初憎寒而后发热，后但热不寒，昼夜发热，日晡益甚，头疼身痛，脉不浮不沉而数，舌苔白厚腻如积粉，舌质红绛。

【治法】疏利化浊，透达膜原。

【方药】柴胡达原饮加减。

柴胡15g　枳壳12g　厚朴12g　青皮9g　炙甘草6g　黄芩9g　桔梗6g　草果6g　槟榔12g　荷梗12g

舌根苔黄，大便不通，加大黄；身痛无汗，加羌活；口干渴，加葛根、连翘。

3.湿热蕴毒

【证候】发热倦怠，肢酸咽肿，胸痞腹胀，尿赤便结，舌红苔黄腻，脉滑数。

【治法】清热解毒，化湿透邪。

【方药】甘露消毒丹加减。

豆蔻6g　藿香12g　茵陈12g　滑石12g（包煎）　川木通9g　石菖蒲12g
黄芩9g　连翘12g　浙贝母12g　射干9g　薄荷9g（后下）

咽喉红肿，疼痛较重，佐大青叶、板蓝根、玄参、牛膝；高热起伏，加柴胡；舌苔厚腻如积粉，合用达原饮。

4.余湿蒙扰

【证候】身热已退，或有低热，脘中微闷，知饥不食，苔薄腻，脉濡弱或缓。

【治法】轻宣芳化，淡渗余湿。

【方药】薛氏五叶芦根汤加减。

藿香12g　佩兰12g　枇杷叶18g　荷叶12g　薄荷6g　芦根30g　冬瓜子18g

❧ 养 ❧

1.自我调养　风热疫毒类患病期间须注意增加营养，摄取优质蛋白，如牛奶、鸡蛋、肉类。而湿热疫毒类当遵仲景调护方法，忌"生冷、黏滑、肉面、五辛、酒酪、臭恶等物"。同时均配合适当锻炼以增强体质，练习太极拳、华佗五禽戏、六字诀等。

2.外治调护　可通过中药熏蒸、艾灸、足浴、推拿等方法荣养脏腑，促进恢复。

中药熏蒸：苍术用95%乙醇浸泡24小时，乙醇用量以淹没苍术为准，取浸泡液，按每立方米空间2毫升的量倒入弯盘，使其燃烧（需待火焰熄灭后方可离人），然后开窗通风。

艾灸：选择足三里、气海、中脘等穴位，将点燃的灸条悬起于穴位上方3厘米左右处施灸，每个穴位灸15分钟左右，以施灸部位对温度耐受为度，每天灸1次或隔一天灸1次。

足浴：生姜10g、艾叶15g、白芷6g，共煎，取药液浴足，可活血通络。

推拿：可采用穴位按揉的推拿手法。穴位可选用足三里、中脘、气海、关元、涌泉，用大拇指指腹按住穴位，按住后不要移动，然后垂直和缓下压，以前臂用力带动指腹做轻柔的摆动，每分钟120~160次，感到穴位发热有胀感时停止，每日早、晚按揉以上穴位各一次。

医案

李某，女，9岁。2020年11月15日初诊

主症：发热1天。

病史及现症：11月14日放学后自诉周身不适，精神倦怠。晚饭后体温上升至38.5℃，一直反复发热，最高至39.8℃。流感核酸检测结果显示阳性，确诊流感。现在患儿体温38.3℃，周身汗出而黏，咽喉肿痛，周身酸痛，口秽喷人，无食欲，大便三日未解，舌质红，苔黄腻而厚，脉左弦右滑。

辨证：湿热蕴毒，少阳阳明合病。

【治法】除湿，清热，解毒。

【方药】

豆蔻6g（后下）　藿香9g（后下）　茵陈12g　滑石9g（包煎）　通草6g　黄芩6g　连翘9g　射干6g　蝉蜕6g　僵蚕9g　生大黄6g（沸水泡后兑服）　姜黄9g　薄荷6g　生甘草6g　板蓝根12g

加水1000毫升，泡10分钟，煎20分钟，滤出药渣，浓缩药液至300毫升，每小时服一次，每次50毫升。嘱大便通后即不用大黄。

2020年11月17日复诊　家属诉连续口服2剂后，畅解大便一次，略稀，体温即不反复，胃口稍开。

现症：周身倦怠，食欲差，咽喉肿痛，舌红苔白略腻，脉左弦右滑。

辨证：湿热渐清，余毒留存。

【治法】除湿，清热，解毒。

【方药】

豆蔻6g（后下） 藿香9g 芦根18g 冬瓜仁18g 滑石9g（包煎） 通草9g 苦杏仁9g 射干6g 连翘9g 浙贝母12g

又服3剂。3剂后，随访诸症正常。

本例为流感患者，从病因上看属于湿邪为患。薛生白谓湿热之邪"由口鼻入者十之八九"。口鼻吸受秽湿，邪毒内蕴少阳、阳明，故寒热起伏，咽痛便结，舌红苔黄白厚腻，脉左弦右滑。以王孟英甘露消毒丹合用杨栗山升降散加减，除湿清热解毒，俾清者自升，浊者能降，"内外通和，而杂气之流毒顿消也"（杨栗山语）。嘱患儿少量频服，即取吴鞠通治疗口鼻吸受之邪的"时时轻扬法"。服用5剂获痊愈。

（吴文军，成都中医药大学温病学教研室讲师，

师承张之文教授、冯全生教授）

发 热

概述

发热是指体温升高，超过正常范围（37.3℃）。中医将发热分为外感发热和内伤发热两类。

外感发热是感受六淫邪气（风、寒、暑、湿、燥、火）及时行疫疠之气所致，常伴有咳嗽、鼻塞、流涕等症状，具有起病急、变化快、传变迅速、病程短等特点。常见于西医的多种急性感染性疾病，如呼吸道感染、胆道感染、泌尿系统感染等。

内伤发热多由七情内伤，劳倦过度，饮食失节，久病正虚，瘀血内停等因素导致，临床上多表现为低热（37.5~38℃），或自觉发热而体温正常。一般起病缓慢，病程较长，常伴有五心烦热、乏力、头晕、自汗、盗汗等气血阴阳亏损症状。本病证常见于西医的功能性低热、肿瘤、血液病、内分泌代谢性疾病。

临床中常见到的发热以外感发热为主。

❦ 防 ❦

1.慎避风寒 顺应季节变化，及时添加衣物，防止着凉。夏季避免长时间开空调、电扇。

2.增强体质　加强体育锻炼，提高机体抗病能力。适当健步走、打太极拳、练八段锦等。

3.调畅情志　情志抑郁影响肝胆疏泄，易导致气郁发热。

4.饮食有节　忌饮食无度，暴饮暴食。忌肥甘厚味，辛辣烟酒。

5.起居有常　生活起居有规律，不要熬夜，保持生活居住环境整洁卫生，常通风。

❀ 治 ❀

（一）外感发热

治疗外感发热的主要原则是"其在皮者，汗而发之""热者寒之"，通常称为"解表""清里"。

1.风寒

【证候】发热，恶寒无汗，头身疼痛，鼻塞，流清涕，咳嗽，舌淡红，苔薄白，脉浮紧。

【治法】辛温解表，宣肺散寒。

【方药】麻黄汤合荆防败毒散加减。

麻黄6g　桂枝10g　杏仁10g　荆芥10g　防风10g　柴胡10g　前胡10g　薄荷6g（后下）　羌活6g　独活6g　枳壳10g　桔梗6g　炙甘草6g

头痛甚者，加川芎、白芷祛风止痛；项背强痛者，加葛根舒筋；风寒入里犯肺，肺热壅盛，伴见咳喘，咳痰黄稠，或痰中带血，胸痛，口渴，舌红苔黄，脉滑数者，宣肺解表，清热化痰，用麻杏石甘汤加减。

2.风热

【证候】发热微恶寒，咽喉红赤肿痛，头痛，身疼，咳嗽痰稠，口微渴，舌边尖红，苔薄黄，脉浮数。

【治法】辛凉解表，宣肺清热。

【方药】银翘散加减。

金银花15g 连翘15g 荆芥10g 薄荷10g（后下） 牛蒡子10g 桔梗10g 淡豆豉15g 芦根15g 竹叶6g 甘草6g。

发热甚者，加黄芩、石膏、大青叶清热；咽喉肿痛者，加板蓝根、玄参利咽解毒；咳嗽痰黄者，加黄芩、知母、浙贝母、杏仁、瓜蒌壳清肺化痰。时行疫毒，寒战高热，全身酸痛，重在清热解毒，加大青叶、板蓝根、重楼、贯众、石膏等。

3.气分热盛

【证候】壮热，大汗出，口大渴，面赤心烦，口苦口臭，舌红，苔黄燥，脉洪大。

【治法】清热泻火。

【方药】白虎汤加减。

石膏30g（先煎） 知母15g 甘草10g 粳米30g

热毒重，加金银花、连翘、黄连、芦根清热解毒；大便秘结或热结旁流，腑气不通，烦躁谵语，加大黄、芒硝通腑泄热。

4.热入营血

【证候】身热夜甚，口干不甚渴，心烦不寐，时有谵语，躁扰不安，或神昏躁狂，吐血、衄血、便血、尿血，斑疹隐隐或斑疹密布，舌质深绛，苔黄，脉细数。

【治法】清营凉血。

【方药】清营汤合犀角地黄汤加减。

水牛角30g（先煎） 生地黄15g 玄参15g 麦冬15g 丹参15g 竹叶10g 栀子15g 金银花15g 连翘15g 黄芩15g

发斑者，加赤芍、紫草、牡丹皮以凉血消斑。

（二）内伤发热

"实火宜泻，虚火宜补"是治疗内伤发热的基本原则。但需结合证候性质及病机分别采用有针对性的治法。

1.气虚

【证候】发热，热势或低或高，常在上午或劳累后发作或加重，头晕，倦怠乏力，气短懒言，食少便溏，恶风，自汗，易感冒，舌质淡，苔薄白，脉弱。

【治法】益气健脾，甘温除热。

【方药】补中益气汤加减。

人参6g（单煎）　黄芪15g　白术12g　当归10g　陈皮10g　升麻6g
柴胡6g　甘草6g

自汗较多者，加牡蛎、浮小麦、糯稻根固表敛汗。

2.阴虚

【证候】午后潮热，或夜间发热，不欲近衣，手足心热，或骨蒸潮热，心烦，少寐多梦，两颧红赤，盗汗，口干咽燥，或大便干结，舌少津或干或有裂纹，舌质红，无苔或少苔，脉细数。

【治法】滋阴清热。

【方药】清骨散、秦艽鳖甲汤加减。

银柴胡12g　胡黄连9g　秦艽10g　地骨皮10g　鳖甲12g（醋炙先煎）
知母10g　甘草6g

盗汗较甚者，加牡蛎、浮小麦、糯稻根固表敛汗。

❖ 养 ❖

（1）发热期间应注意卧床休息，避免劳累而伤正气，勿房劳。

（2）饮食宜进清淡、富于营养、易消化之品。

（3）多饮温开水，忌食肥甘、辛辣、鱼虾等助湿生热、耗伤津液之品。

（4）汤药宜微温服，服药后酌加衣被，或进食少许热稀粥，以滋生汗源，托邪外出。

（5）住所应安静，寒温适宜。保持室内洁净，注意保暖、避风，防止感受外邪。

（6）忌思虑过度，恼怒生气，以免耗伤脾气或肝郁犯脾，加重病情。

食疗方

山药粥：山药、莲子、大枣各适量，煮粥，可连续服食。本方健脾益气，适用于气虚发热。

银百秋梨羹：银耳10g、百合10g、秋梨1只、冰糖适量。将秋梨洗净，去核，切小块，加水发银耳及百合、冰糖，放入碗中蒸1小时即成，食梨喝汤。本方滋阴润燥、止咳化痰，适用于阴虚发热及干咳少痰者。

医案

赵某，男，9岁。2018年9月2日初诊

发热2天，因夜间开空调引起，服退热药可短暂退热。

刻诊：体温38.9℃，无汗，咽痛，咳嗽无痰，神疲，舌红苔薄白，脉浮数。

辨证：风寒束表，肺热壅盛。

【方药】

炙麻黄6g　杏仁6g　石膏30g　射干10g　知母6g　金银花30g　连翘12g　荆芥10g　薄荷6g（后下）　桔梗6g　瓜蒌10g　半夏10g　黄芩10g　甘草6g

3剂，水煎服，日1剂。嘱勿食辛辣、生冷，汗后避风，勿开空调、风扇。

9月5日二诊 服药1剂，汗出热退，未再反复。服完3剂咽痛消除，仍感咽部不适，咳嗽，舌红苔薄白，脉滑。

【方药】

炙麻黄6g 杏仁6g 射干10g 桔梗6g 半夏10g 黄芩10g 瓜蒌10g 桑白皮10g 款冬花10g 紫菀10g 苏子10g 莱菔子10g 炙甘草6g

3剂，水煎服，日1剂。服后未再发热，咳嗽咳痰等症状消除。

按： 本案系外感风寒，肺热壅盛，故予解表散寒，清肺化痰。以麻杏石甘汤为主，并辅以荆芥、薄荷、金银花、连翘，共奏解表清热之功，故取良效。

（谭洪福，中医师，山东省淄博市淄川区东关社区卫生服务站）

发热

咳 嗽

概述

咳嗽是以发出咳声或伴有咯痰为主症的一种病证，是临床常见病、多发病，也是呼吸系统疾病的主要症状，可见于急慢性支气管炎、支气管哮喘、支气管扩张、肺炎、肺气肿、肺结核和肺癌等多种疾病。中医认为，本病多因六淫袭肺或脏腑功能失调引起，有外感和内伤之分，但总以肺失宣降、肺气上逆为基本病机。马有度教授论治咳嗽主张"防、治、养"结合，临床疗效卓著。

防

1.**改善环境卫生，防止空气污染** 除严格戒烟外，还应加强劳动保护，积极消除烟尘及有害气体对呼吸系统的危害。

2.**锻炼身体，增强体质** 根据身体具体情况，选择合适的锻炼方法，循序渐进，持之以恒，不断提高自身抗病能力，减少咳嗽的发生。

3.**注意气候变化，防寒保暖，预防感冒的发生** 感冒是引起咳嗽发生、复发和加重的重要原因，应谨防感冒。体虚易感冒者可服用玉屏风散益气固表，或配合针灸推拿进行预防。平时易感冒咳嗽者可按摩面部迎香穴，晚间艾熏足三里。也可根据《理瀹骈文》记载，用苏子、萝卜子、白芥子炒热熨背部腧穴。而冬季易咳嗽者，可使用三伏贴或中药调理，"冬病夏治"。

4.忌食辛辣香燥、肥腻厚味之品　清除鼻、咽、喉等部位的其他病灶，以免引起咳嗽。

◆ 治 ◆

咳嗽是临床常见病症，治咳之要在于把握其基本病机，除直接治肺外，还应注意治脾、治肝、治肾等整体疗法，但均有止咳这一基本治法。

1.治咳理论发挥与运用　马有度教授论治咳嗽，外感不离疏散风邪，内伤不忘调理脏腑，以宣降肺气、止咳化痰、调理气血为基本原则。

外感咳嗽以祛风为先，宣通肺气为首要。六淫之邪犯肺，风为百病之长，无论风寒、风热还是燥邪犯肺所致咳嗽，多以风邪为先导，故论治之时皆当祛风。又肺主气司呼吸，肺气通畅则呼吸调匀，若外邪袭肺，肺气宣降失常而发为咳嗽，论治之时又当宣通肺气，因势利导，祛邪外出，咳嗽自止。

内伤咳嗽以止咳治标，调理脏腑固根本。内伤咳嗽有先病在肺而影响他脏者，亦有他脏先伤而病及于肺者。内伤之为咳，除肺外，还与脾、肝、肾等脏关系密切，而治疗总以止咳治标、调理脏腑、固本为基本原则。若为虚实夹杂之证，治当扶正祛邪，但应根据虚实之偏颇，选择扶正、祛邪运用之先后、主次而治。

治咳尚需理气化痰，气顺痰降咳自消。气有推动津液输布和排泄的作用，若气虚推动无力或气滞运行不畅，皆可导致水液代谢障碍，引起痰饮内生，痰饮停肺，肺失宣降，引发或加重咳嗽。所谓"治痰先治气"，就是气能行津液理论的具体运用。无论是痰多易咯、干咳无痰，还是寒痰、热痰、湿痰、燥痰等，皆需理气化痰，只有气顺痰降，肺气得以宣通，痰咳才会消停。

久咳谨防痰瘀阻络，瘀化络通嗽乃平。痰与瘀各有其源，痰由水液代谢障碍、津液凝浊而生，瘀乃血液运行失常所致。在生理状况下，津血同源，而在病理状态时痰瘀常相互关联，津凝为痰，血滞为瘀。久咳者不仅肺失宣降，肺气不利，导致津停为痰，血滞为瘀，而且痰瘀还常常互结于肺络之中，不仅可损伤肺络，导致咯血之候，还可引发咳嗽缠绵难愈之势，此时定当痰瘀同调，方可收功。

2.病证结合辨治咳嗽 马教授坚守中医原创思维，力求做到能中不西，先中后西，衷中参西，衷中用西，论治咳嗽除常规辨证外，也常病证结合进行辨治。马教授认为，适当汲取西医学知识，不仅有利于某些疾病的早期发现，为中医治未病提供良好契机；还有利于危急重症的及时处理，避免意外发生。他在急慢性支气管炎、支气管哮喘、支气管扩张、肺炎、肺气肿等疾病中运用病证结合辨治咳嗽，经验丰富。

3.咳嗽方药临证运用思路

（1）用药特色：选药尤重肺的宣降特性。对于咳嗽严重者，马教授处方选药时尤其重视肺的宣降特性。以邪气壅肺为主者用宣法，属寒者用温宣法，选苏叶、麻黄、杏仁等药；属热者则用清宣法，选金银花、连翘、薄荷等品。对于肺气上逆明显者用降气法，属寒者用温降法，选厚朴、半夏、苏子等药；属热者则用清降法，选枇杷叶、桑白皮、葶苈子等品。当然，宣、降二法临证之时不可截然分开，常相须为用，既可祛闭肺之外邪，又可理上逆之肺气。

根据痰的性质辨证选药。马教授论治咳嗽，常根据痰的寒热虚实辨证选药，寒痰常选法半夏、干姜、细辛等；热痰常选浙贝母、瓜蒌皮、竹茹、海蛤壳、海浮石等；燥痰常选枇杷叶、款冬花等；湿痰常选半夏、苍术等；风痰常选天麻、胆南星、僵蚕等。另外还常根据患者咯痰量的多少加减用药，干咳无痰或少痰者，常加沙参、麦冬等养阴润燥止咳之品；咳嗽痰多者，加法半夏、茯苓等燥湿化痰理气之品；痰多黄稠者，加黄芩、胆南星等清热化痰之品。

在辨证基础上对症选药。马教授对咳嗽的辨证烂熟于心，常在辨证基础上对症加减用药，鼻塞、喷嚏者加辛夷、苍耳子宣通鼻窍；头痛者加川芎、白芷等祛风止痛；咽痒咳嗽有痰者加蝉蜕、防风祛风，取风能胜湿祛痰之义；咽喉干痒而咳嗽无痰或少痰者选加玄参、沙参、麦冬、青果等以清润咽喉；咽中有物梗阻如梅核，有慢性咽炎者，胃失和降之咽喉反流引起刺激性咳嗽者，可用半夏厚朴汤加减；咳引胸痛或胁痛者加杏仁、枇杷叶、旋覆花等降气祛痰之品；对于病程较长之顽固性咳嗽，常有久病入络之嫌，症见舌质紫暗或有瘀斑瘀点，脉细涩，甚或胸痛咯血者，常选加桃仁、茜草、地龙等化瘀通络之品，以求痰瘀同治；而久咳不止，无痰或少痰者则可酌加少量诃子或罂粟壳等品以敛肺止咳，治标以缓解咳嗽之苦楚。

（2）常用治咳方剂：马教授治疗咳嗽常在辨证论治的基础上灵活运用止嗽散、麻杏石甘汤、麻芩止咳糖浆、苇茎汤、三子养亲汤、小青龙汤、杏苏小柴胡汤等方剂，疗效显著。特别是在辨证基础上加用止嗽散，经验十分丰富。止嗽散为清代名医程钟龄所制订的经验方，程氏认为本方能治疗诸般咳嗽，有宣利肺气、疏风止咳之功，主要适用于外感咳嗽，然咳嗽由外感所致者十之八九。在治疗咳嗽过程中，马教授还常根据患者气血阴阳的强弱辨证加减，提高疗效。

特别要提出的是，麻芩止咳糖浆是马有度教授根据外感咳嗽常见的表寒里热型（寒包火）咳嗽而研制的，全方包括四组药物：第一组由麻黄、紫苏叶、防风组成，散寒宣肺，体现一个"宣"字；第二组由黄芩、鱼腥草、连翘组成，清肺解毒，体现一个"清"字；第三组由桔梗、法半夏组成，化痰利肺，体现一个"化"字；第四组由苦杏仁、紫菀、罂粟壳组成，降逆止咳，体现一个"降"字。从君臣佐使配伍来看，本方以麻黄散寒宣肺，黄芩清泄肺热，共为君药；紫苏叶、防风加强麻黄散寒宣肺之功，鱼腥草、连翘加强黄芩清泄肺热之力，同为臣药；桔梗、法半夏祛痰利肺，杏仁、紫菀、罂粟壳肃肺止咳，皆为佐药；甘草调和诸药为使药。全方寒温合用，宣降同施，散敛并行，共奏散寒宣肺、清热化痰、降逆止咳之功。麻芩止咳糖浆疗效显著，已广泛运用于临床。

❧ 养 ❧

咳嗽除中医辨证论治外，还应配合调养措施，不仅可以减轻咳嗽症状，还可缩短咳嗽病程，加快痊愈。

1.常规调养 起居有常，注意气候变化，加减衣被，务必戒烟。饮食调养十分重要，咳嗽患者饮食宜清淡，服食有助于化痰、止咳的食物，同时忌食海腥、肥甘及辛辣食物，如鱼虾、肥肉、辣椒、胡椒、蒜等，菜肴调味不宜过咸，饮食也不宜过甜，可选用食疗方来调养保健。如调养痰浊阻肺型咳嗽可用苏子粥。苏子10g、粳米100g，将苏子捣为泥入砂锅内，加水200毫升，煎取100毫升，过滤去渣取汁备用。将粳米入锅内加水500毫升，煮为稀粥，兑对入苏子汁，煮开一两沸即可。调养燥热咳嗽或劳嗽咯血可用沙参粥。北沙参15g、粳米50g，将北沙参入锅加水300毫升，煎至100~150毫升时去渣取汁，再加入粳米及清水400毫升，煮成稀粥即可。

2.体质调养 马有度教授提出常体、寒体、热体、特敏体是正常人群常见的四类基础体质，临证还可根据不同体质采取不同的调养措施，防止咳嗽加重或复发。

医案

涂某，女，22岁。2018年10月26日初诊刻下症：20余日前不慎受寒感冒而咳，经中西药物治疗未见效果，前来就诊。现仍见咳嗽，痰黄稠，声音嘶哑。近日偶见痰中带血，舌红苔黄腻，脉滑数。

中医诊断：咳嗽（痰热郁肺，肺络受损）。

【方药】麻杏石甘汤合止嗽散加减。

射干10g　麻黄6g　杏仁12g　石膏20g　黄芩30g　金银花30g　连翘30g　蒲公英30g　浙贝12g　紫菀12g　款冬花12g　百部15g　桔梗12g　白前12g　车前草30g　炙枇杷叶15g　甘草6g

7剂，每日1剂，水煎服。

2018年11月2日二诊　服药7剂，咳嗽明显好转，未见痰血，仅有少许黄痰，声音嘶哑消失，舌淡红苔黄微腻，脉滑数，处方调整为千金苇茎汤、麻杏石甘汤、止嗽散合方加减化裁。

苇茎30g　桃仁10g　冬瓜仁30g　薏苡仁30g　射干10g　麻黄6g　杏仁12g　石膏20g　浙贝12g　桔梗12g　紫菀12g　款冬花12g　百部15g　黄芩20g　金银花30g　连翘30g　鱼腥草30g　甘草6g

再进7剂而愈。

按：本患不慎受寒感冒而咳，咳嗽一直未解，入里化热，症见咳嗽痰黄，甚则痰中带血，终成痰热郁肺、肺络受损之证，故选麻杏石甘汤合止嗽散加减，清热宣肺，化痰止咳。方中麻黄配石膏宣肺泄热，杏仁降气止咳，与麻黄相配宣降相因，与石膏相伍清肃协同，符合肺气宣降之生理特性而治。射干乃针对声音嘶哑而设，取其清热解毒、消痰利咽之效。更用桔梗开宣肺气，辅佐射干祛痰利咽，相使而用。黄芩长于清泄肺热，配用大剂量金银花、连翘、蒲公英，可加强清泄肺热之功。热清后尚可缓解邪热迫血妄行之势，以行凉血止血之用。处方未用侧柏叶、白茅根等凉血止血之品而痰血自止，此为本案用药高妙之一。车前草利尿渗湿，不仅可以引痰湿从小便而解，增加除湿排痰之途径，还可引热从小便而出。车前草本身也有清肺化痰之功，此为本案用药高妙之二。方中浙贝清肺止咳化痰，紫菀、款冬花、百部、白前、炙枇杷叶化痰止咳，均为对病、对症之药。二诊时因咳嗽大减，痰血已止，故原方去蒲公英、车前草、白前、炙枇杷叶，加用千金苇茎汤合鱼腥草以善后。千金苇茎汤中苇茎甘寒轻浮，善清肺热；冬瓜仁清热化痰，能清上彻下，肃降肺气；薏苡仁甘淡微寒，上清肺热而排痰，下利肠胃而渗湿；鱼腥草清热排脓，解毒利尿。四味合用可清解肺中痰热、余热以善后，恢复机体阴阳平衡。本患痰血虽止，但马教授认为出血必有瘀，故千金苇茎汤中桃仁必不可少，仍用桃仁以活血逐瘀，清除痰血留滞之瘀，此为本案用药高妙之三。诸药合用，热清、痰化、血止，效如桴鼓！

（黄学宽，重庆医科大学中医药学院教授，博士研究生导师）

慢性支气管炎

概述

慢性支气管炎多由急性支气管炎失治、误治而成。以咳、痰、喘为主要表现。每年发病持续三个月，连续两年以上，排除导致咳嗽、咳痰的其他疾病即可确诊。

慢性支气管炎属于中医"咳嗽""喘证""痰饮"范畴。早在《黄帝内经》中就有记载。如《素问·五常政大论》说："金不及……其发咳喘，其脏肺……其病喘。"《素问·逆调论》说："夫不得卧，卧则喘者，是水气之客也。"指出了咳喘之疾病位在肺肾，虚实皆可致病。汉代张仲景在《金匮要略》中专篇论述，提出"病痰饮者，当以温药和之"的治疗原则，并创制了苓桂术甘汤等方剂。历代医家在长期的医疗实践中积累了很多中医药防治慢性支气管炎的临床经验。

本人经过40多年的临床实践，认为慢性支气管炎急性发作期病变部位主要在肺、脾，多为外感六淫之邪影响肺的宣发肃降而发病。慢性支气管炎缓解期病变部位主要在肺、脾、肾，多与体虚感受外邪，或痰浊、瘀血阻滞有关。其理论依据为"肺不伤不咳，脾不伤不久咳""脾为生痰之源，肺为贮痰之器""肺为气之主，肾为气之根"。其治疗原则，急性发作期，治标为主；缓解期，治本为主，兼顾治标，标本同治，可以控制疾病的发展，若治疗不当，或失治、误治，则会发展为肺气肿、慢性肺源性心脏病。

防

1.预防感冒 感冒是引起慢性支气管炎急性发作的常见诱因，因此，预防感冒极为重要。要注意保暖，加强耐寒锻炼，提高机体的免疫力和对气候变化的适应能力。

2.戒烟戒酒 香烟的烟雾能使支气管上皮细胞受损，纤毛脱落，导致肺的防御功能降低，加重呼吸道感染，诱发急性发作。酒能生湿积痰，刺激呼吸道，使病情加重。

3.饮食调理 以清淡为宜。多吃富含蛋白质、维生素、微量元素的食品。如瘦肉、牛奶、蛋类、鱼类及新鲜蔬菜、水果等。忌食生冷、煎炸、油腻等食物。

4.消除过敏源 保持室内的空气新鲜、室外的环境卫生。及时清除污物，消除过敏源。

5.合理用药 合理使用抗生素，及时对症治疗。对卧床病人，要及时采取排痰措施，以防阻塞气管，引起继发感染。每年冬至、夏至前后，可服参蛤咳喘丸，增强自身抵抗力，减少疾病复发。

治

急性发作期，治标为主；缓解期，治本为主，兼顾治标。现选常见的三个证型进行论治。

1.少阳痰滞

【证候】早晚咳甚，吐痰时白时黄。自觉时冷时热，口干口苦，咽部不适，胸闷，舌边红，苔薄黄，脉弦滑。

【治法】和解少阳，止咳化痰。

【方药】小柴胡汤合二陈汤。

方中君以柴胡清半表之热，黄芩清半里之热，二药一散一清，和解表里；臣以半夏、茯苓、陈皮、生姜燥湿化痰，行气和胃；佐以党参、大枣补气健脾，杜绝生痰之源；使以炙甘草补中调和。

咳甚加百部、杏仁、紫菀、冬花；咽痒加僵蚕、蝉蜕；胸闷气紧加厚朴、苏子。

2.上实下虚

【证候】咳嗽气喘，痰白清稀，胸闷气短，动则喘甚，腰膝酸软，肢体浮肿，舌淡苔白，脉沉缓。

【治法】降气平喘，祛痰止咳。

【方药】苏子降气汤。

方中君以苏子降气平喘，祛痰止咳；臣以半夏、厚朴、前胡降逆平喘，止咳化痰；佐以当归治咳逆上气，肉桂温肾纳气，生姜、苏叶宣肺散寒；使以大枣、炙甘草补中调和。

气虚加人参、茯苓；肾虚喘甚加补骨脂、淫羊藿。

3.肺肾气虚

【证候】咳喘无力，吐痰清稀。少气懒言，神疲乏力，腰膝酸软，舌淡苔白，脉沉无力。

【治法】补益肺肾，止咳化痰。

【方药】补肺汤。

方中用人参、黄芪补肺气；熟地、五味子补肾气；紫菀、桑白皮降气化痰，止咳平喘。

咳甚加杏仁、款冬花；动则喘甚加肉桂、补骨脂。

缓解期用自拟方参蛤咳喘丸。

西洋参120g　茯苓120g　山药120g　熟地120g　麦冬60g　五味子60g　山茱萸60g　鹿角胶120g　蛤蚧6对　肉桂30g　杏仁60g　法半夏60g　苏子60g　桃仁60g　地龙60g　厚朴60g　苏叶60g　炙甘草30g

诸药细末，制成水丸。每次服10g，一日服3次，温开水送服。服药期间，忌食生冷、辛辣食物。

本方由人参蛤蚧散、生脉散、四君子汤、半夏厚朴汤、六味地黄丸等方剂加减变化而成。方中君以西洋参，性味平和，不偏寒热，补益肺脾之气；蛤蚧性平味咸，补益肺肾，纳气平喘。臣以茯苓、山药助君西洋参益气健脾，杜绝生痰之源；熟地、麦冬、五味子、山茱萸滋补肾阴，鹿角胶、肉桂温补肾阳，共同助君蛤蚧补肾纳气。佐以杏仁、法半夏、苏子降气化痰，止咳平喘；桃仁、地龙活血通络，止咳平喘；厚朴、苏叶行气和胃，使其补而不滞。使以炙甘草，调和诸药，止咳化痰。组方特点：肺脾肾同补，以补肾为主；肾阴肾阳同补，但滋而不腻，温而不燥；止咳平喘、活血通络、行气化痰并进，既针对病因，也针对病症。

❧ 养 ❧

1. **生活调养**　饮食清淡，营养均衡，不宜吃生冷、辛辣刺激食物。一定要戒烟戒酒，远离过敏原。

2. **精神调养**　保持良好的心态。不生气，不熬夜。心神得养，肝气得疏，脾气运化，肺的宣降功能正常，则不会发病。

3. **日常调养**　增强体质，积极锻炼。注意保暖，避免受凉。避免劳累，防止感冒。在缓解期可以服用参蛤咳喘丸。

4. **冬病夏治**　可用三伏贴。主要穴位为肺俞、膻中、大椎、定喘，亦可根据不同病人不同病情配伍穴位。

5. **食疗方法**　虫草老鸭汤。虫草补益肺肾，止咳化痰；老鸭性凉，补不上火。用老鸭半只或一只，切好，下锅焯水，加生姜和料酒去腥味。断生后把鸭子捞起来放入砂锅中，加入冷水，放虫草2~4根，再加生姜、大枣适量。小火炖两个小时，加少量盐即可食用。注意：虫草价格昂贵，亦可用虫草花15~20g代替。

医案

邱某，男，67岁。2006年9月15日初诊

主诉：慢性支气管炎8年，因感冒复发2天。

现症：咳嗽气紧，胸部板闷，咽痒即咳，早晚咳甚，口干口苦，咳痰不利，时流清涕，神疲乏力，食欲减退，二便正常。口唇青紫，舌质紫暗，舌苔薄白，脉象弦涩。

中医辨证：久病体虚，痰瘀阻络。

西医诊断：慢性支气管炎急性发作。

【治法】扶正祛邪，表里双解，活血化瘀，止咳化痰。

【方药】小柴胡汤合半夏厚朴汤加减。

党参30g　柴胡15g　黄芩10g　半夏10g　茯苓30g　厚朴15g　苏叶15g　苏子15g　杏仁15g　紫菀15g　款冬花15g　僵蚕15g　地龙15g　桃仁12g　丹参30g　山楂30g　炙甘草10g

3剂，水煎服，一剂服两天。忌食生冷、油腻、辛辣食物。

2006年9月22日二诊　精神好转，食欲增加。口干口苦、时流清涕已好转，咳嗽气紧、胸部板闷、咽痒即咳的症状减轻。现吐痰色白清稀，口唇、舌脉变化不明显。上方去柴胡、黄芩、苏叶，加五味子10g、干姜10g、细辛3g。3剂，煎服方法同前。

2006年9月28日三诊　服上方诸症均止。处方稍作调整，以善其后。并建议冬至前后服用参蛤咳喘丸。

按：本病例为慢性支气管炎急性发作，久病体虚，痰瘀阻络。既有神疲乏力，食欲减退等体虚表现；又有咽痒即咳，早晚咳甚，口干口苦，咳痰不利，时流清涕的少阳半表半里表现；还有咳嗽气紧，胸部板闷，口唇青紫，舌质紫暗等痰瘀阻络表现。方用小柴胡汤合半夏厚朴汤加减。方中君以苏叶解表散寒，柴胡清半表之热。臣以半夏燥湿化痰，黄芩清半里之热。君臣相伍，一散一清，和解表里，一升一降，调和阴阳。佐以厚朴、苏子、杏仁、紫菀、款冬花降气平喘，止咳化痰；僵蚕、地龙祛风止痒，化痰散结；党参、茯苓益气健脾，杜绝生痰之源；桃仁、丹参、山楂活血化瘀，稀释痰液。使以炙甘草调和诸药，协助党参、茯苓益气健脾。全方具有扶正祛邪，表里双解，活血化瘀，止咳化痰之功。方药对症，故收效快捷。

（黄纯琪，四川省名中医，主任中医师，四川中医药高等专科学校）

慢性阻塞性肺疾病

概述

张之文，成都中医药大学教授，首届全国名中医，享受国务院特殊津贴专家，全国第二、三批老中医药专家学术经验继承工作导师。曾任中华中医药学会感染分会顾问、副主任委员，四川省中医药学会温病专业委会主任委员等。在60余年的从医生涯中，积累了对外感热病和肺系疾病的丰富诊治经验，笔者整理恩师对慢性阻塞性肺疾病的独到见解和独特经验，总结如下。

慢性阻塞性肺疾病（chronic obstructive pulmonary disease，COPD）简称慢阻肺，是一种以持续气流受限为特征的严重危害人类健康的常见病。气流受限多呈进行性发展。慢阻肺属于中医喘证、咳嗽范畴。以咳、痰、喘并反复加重为特点。

肺为气之主，肾为气之根，脾为气机升降枢纽。外邪反复犯肺，迁延不愈，肺气耗伤，津液失于敷布，酿生痰浊，郁阻气道，阻遏中焦，而失于运化。其深入下焦，肾气亏损，水不归元，泛溢凌心，而为咳喘、心悸、水肿。可见慢阻肺病机涉及上、中、下三焦，故叶天士称"久咳不已则三焦受之"。本病多见于老年人，因其元气素虚，基础疾病较多，夹痰、夹瘀、夹水气，兼情志抑郁，虚中有实，实中有虚，病情复杂，虽然累及上、中、下三焦，甚至上、中、下三焦交互为病，但各有侧重和联系。

❖ 防 ❖

1.戒烟 烟毒是导致慢阻肺的主要危险因素，烟草含有尼古丁、焦油等有害化学物质，概称烟毒。烟毒损伤气道，耗伤肺气，致其不能卫外而固，使易感性增加。反复感染，经久不愈，酿成慢阻肺。一人吸烟，毒气弥漫，足充一室，众人受害。故应避免被动吸烟，加强吸烟的危害性教育，提高健康意识。

2.尽量避免暴露于被污染的大气环境 燃料烟雾，如焚烧柴草、煤炭、动物粪便等，以及工业废气排放，污染大气环境，对肺和气道造成损伤。应随时关注天气变化，特别是大气污染指数，在大气受污染的状态下减少或避免户外活动，必须外出时应戴上防霾口罩。关好门窗，避免室内空气受到污染，可用空气净化器净化室内空气。

3.吐故纳新，锻炼肺功能 坚持腹式呼吸训练，吐故纳新，增强肺功能。选择空气清新的环境，直立、闭口，鼻腔徐徐吸气，肚皮外挺，尽力将清气吸入丹田，然后缩口作吹哨状吹气，腹部凹陷，吹尽余气。1分钟内吐纳8次，上午、下午各进行一次。中医认为，吸入肾与肝，呼出心与肺，深吸清气，直至下焦，由肾收纳，尽力呼出心肺废气，完成吐故纳新，改善、延缓肺功能下降。

4.适量运动，增强体质，提高生活质量和抗病能力 选好时间、地点和运动项目，把握好运动量。建议运动时间安排在上午九点以后或傍晚，这个时段空气质量较好。健身地点可以选择公园、湖边或其他绿树成荫的地方，这些地方空气含氧量较高，适宜有氧运动。运动锻炼根据自身状况量力而行，如选择散步、太极拳、呼吸操、八段锦或慢跑等，可逐渐增强耐力，包括耐寒能力，减少或抵御外邪入侵。

治

为执简驭繁，叙述方便，将慢阻肺归纳为开上、运中、奠下三大治疗法则，但并非机械切割，截然划分，应注意联系。

（一）基本治疗法则

1.开上 开上，即开泄肺气，畅通气道。痰因气郁而生，痰阻气逆而咳喘，故古人称治痰先治气，气顺则痰消。

慢阻肺因"感染"而进入急性加重期，病情急重，治疗棘手，常常危及患者生命，无论中医或西医，对其都慎之又慎，二者若能相互结合治疗，各自发挥优势，自然会取得好的效果。就中医而言，初起多见风寒束表，肺失清肃，症见咳嗽，喘息加重，咳痰增多，常有恶寒，或有发热，无汗，头痛，苔白脉浮，当以解表祛邪、开郁涤痰、畅通气道为第一要义，方用麻杏枳桔夏苓汤。以麻黄、苏叶、枳壳等解表畅气，以半夏、茯苓、橘红温运化痰。重者多为停痰宿饮、风寒外束的表里俱实证，症见恶寒发热，咳嗽喘息，痰涎清稀，非小青龙汤莫属。若化热入里，痰热互结于胸者，咳喘汗出，咳痰不利，牵引胸胁疼痛，痰色黄稠而黏，舌苔黄腻或黄浊，脉浮滑数，应分解痰热，宣发气道。方用《温病条辨》小陷胸加枳实方加减：枳实、桔梗、瓜蒌皮、半夏、黄连、黄芩、金荞麦、前胡、甘草。

理气药能畅通气道，常用麻黄、杏仁，还多用枳实、青皮、木香、苏子、沉香，随证遣用。其中枳实、桔梗结为药对，宣肺涤痰之力尤胜。

肺气本虚，复为邪气所乘，易致邪气留恋，而见气短，气息难于接续，应适当补益肺气。肺为轻虚之脏，最忌壅塞，通补为宜，壅补为谬，故单纯地益气收敛应属当禁之列。五味子是收敛肺气的常用药，应慎用，必须时可与辛开的干姜、细辛等并用。但慢阻肺出现汗出如涌、鼻翼煽动、脉搏散大等，则为肺之化源欲绝，急需生脉散或生脉注射液，频频给药，以脉敛为度，"留人治病"，则属必须。

2.运中 运中，指温运中焦。脾胃通上连下，为气机升降枢纽。外感引发的慢阻肺急性加重期经治疗病势及症状得到控制后，病变多在中焦迁延。具体有两个方面：一是中气不足，运化失职，症见体重下降，外周肌肉萎缩，功能减退，四肢不温，大便溏薄，一派脾虚之象，则须健运中宫，补土生金，宜党参、炒白术、法半夏、生姜、陈皮、山楂、草豆蔻、建曲、炙甘草。若脾胃阴阳两虚，宜甘淡实脾，甘寒养阴，用太子参、山药、莲肉、石斛、薏苡仁、陈皮等。正如吴鞠通说补中焦如衡之平，以阴阳两不相奸为要，即补脾气勿伤胃阴，养胃阴勿碍脾运。常用方如四君子、六君子、参苓白术散、建中汤诸方可供选择，适当配伍二术、楂曲、草豆蔻、砂仁。二是脾阳不运，痰湿中生，症见多痰，清稀色白，胸满不舒，舌苔白滑，脉弦滑，治宜温阳化饮，常用枳壳、桔梗、茯苓、炒白术、桂枝、法半夏、橘红、甘草。吴鞠通称其为崇中阳、崇刚土。张仲景云"病痰饮者，当以温药和之"，可用苓桂术甘汤温阳化饮。

3.奠下 奠下，指奠纳肾气而定喘咳。肾为气之根，肺为气之主，肺主出气，肾主纳气，阴阳相交，呼吸乃和。若中、上焦病变控制良好，包括外邪已解，痰浊已化，独有一派肾气本虚表现，如吸气不满，呼多吸少，动则作喘，气息难于接续，基本不咳嗽，无痰或少痰，但有阴虚、阳虚之别，其中以阳虚的类型多见，兼见全身畏寒，下肢尤甚，腰脊酸软，支撑乏力，脉沉，苔白。"肾非温不纳"，故用桂附地黄丸作为基本方温肾纳气，酌情加入紫河车、蛤蚧、淡菜。此外，补骨脂、胡桃肉、紫石英等也属选用之列。《温病条辨》安肾汤由鹿茸、胡芦巴、补骨脂、韭子、大茴香、附子、茅术、茯苓、菟丝子组成。方中有填精补髓、温肾纳气的鹿茸，有补肾定喘的补骨脂。尚有健脾行气，布达上下之品，行之临床多能获效。

此外，临床常可见到肺气已虚，气息微弱，语言难以接续，脾虚失于健运，食少便溏，肾虚不纳，动则喘息不宁之症，宜上、中、下三焦同治，益肺健脾，补肾纳气，如用人参、红景天、黄芪、白术、茯苓、枳实、五味子、肉桂、补骨脂、蛤蚧、紫河车、炙甘草。

（二）兼夹症的治疗

1.夹瘀血　痰的黏滞性除了郁滞气机外，还影响气血的周行，由痰而生瘀。元代朱震亨在《丹溪心法》中指出："肺胀而咳，或左或右，不得眠，此痰挟瘀血碍气而病。"清代张璐在《张氏医通》中亦云："痰挟死血，随气攻注，流走刺痛。"慢阻肺长期咳嗽而见喘促，咯痰，胸闷，胸痛，面色晦暗，唇舌青紫，或舌下静脉紫黑等皆瘀血证候，可在当用方中酌加赤芍、鳖甲、僵蚕、地龙、桃仁、橘络、丹参、红花。

2.夹水气　水气，即水肿。肾阳式微，水不归元，泛而凌心，症见畏寒肢冷，心悸短气，咳喘浮肿，多属于肺源性心脏病，当以金匮肾气丸合真武汤化裁。人参、葶苈子、熟地、山萸肉、炒白术、干姜、茯苓、泽泻、桂枝、附子、牛膝、车前子等温行下焦阳气，助膀胱气化。

3.兼情志抑郁　本病病程长，病情较重，患者生活能力低下，甚至受限，故有相当数量的患者因病而致郁，常郁郁寡欢，缺少或丧失治疗信心，严重影响预后，故必须兼顾其情志治疗。药对远志、石菖蒲豁痰安神，稳定情绪。清代医家王学权《重庆堂随笔》称石菖蒲"舒心气，畅心气，怡心情，益心智，妙药也"。同时应该注意心理疏导，古代医家叶天士深谙其理，称"必得开爽，冀有向安，服药以草木功能，恐不能令其欢悦"。

1.防寒保暖，养阳固本　慢阻肺发病与两方面因素相关。一是年龄因素。随着年龄增加，患病率增加，说明年龄增长阳气逐渐衰减，防病力下降而易发病。二是体质因素。慢阻肺患者多属先天阳气禀赋不足者，大多为肺肾两虚，御寒及耐劳能力甚差，随着天气转凉，当人体疲劳时，外邪入侵而易致急性发作，甚至迅速进入急性加重期，危及患者生命。慢阻肺急性发作与季节、气温密切相关，因此在养护方面应高度重视养阳固本。在一年四季中，春、夏季是阳气逐渐旺盛的季节，人体得天时之助，活力明显增强，故应珍惜时机，补益蓄备阳气，这就是所谓的"春夏养阳"。可适当增加室外活动时间，晒晒太阳，呼吸新鲜空气。皮肤接受适当的紫外线照射，能够除菌并增强皮肤固密和抗病能力。最好应选择上午10时前、下午3时后的时段，此时紫外线偏低，阳光较柔和，每天可晒1~2次，每次30分钟至1小时即可。炎热夏季，不能因暑贪凉。长时间待在空调房，寒凉之气可从皮肤、毛窍入侵致病。

在夏季三伏天使用药物穴位敷贴，称为"天灸"。慢阻肺患者多系素体阳气不足，后天失调，肺、脾、肾气虚，无力卫外，而易感外邪。为了预防疾病的发生，古人根据天时保养身体。人体在三伏天的时候有很旺盛的阳气，此时顺势使用性味辛温，且能入肺经的药物，例如白芥子、细辛、延胡索等，将其打粉调制成贴敷剂，用于穴位贴敷，有增强和蓄备阳气的作用。选取穴位如大椎、风门、肺俞、肾俞、脾俞等，这些穴位可载药循经，蕴阳祛寒，增强免疫力。

冬季可采取易地疗养。在病情缓解和身体情况许可的条件下，选择热带、亚热带温暖湿润的南方沿海地区过冬。其地阳光明媚，空气清新，为天然氧吧，能温养阳气，增强体质。已有的经验证明，这种候鸟式的养生生活能减少慢阻肺的急性发作。

2.加强营养，以食养肺 根据统计，慢阻肺患者常见低体重指数者，若其营养摄入不足，则将削弱免疫力。除了充分补充营养物质，还可根据辨证，使用一些药食同源的食物，如气虚型食用黄芪山药茯苓粥，补土生金益气，并适当多吃点葱、姜、蒜等辛味食物，有发散、行气、活血、通窍、化湿等作用，能间接改善肺功能。夏季应多喝温开水，少喝冷饮，避免损伤脾胃，消耗阳气。

3.家庭氧疗 吸氧。

4.及时治疗外感 慢阻肺患者正气不足，常因外感而加重病情，感冒一次，病情加重一分，故应警惕外感先驱症状，一旦出现相应不适，应摒弃侥幸心理而期自愈，应及时就医，祛邪外出，截断疾病发展。

医案

肖某，男，77岁。2006年11月6日初诊

刻下症：自诉咳嗽、咯痰、气喘6年，西医诊断为慢阻肺。喘促，气紧，动则喘甚，可以平卧，咳嗽，咯痰为白色泡沫黏痰，痰量多，口干欲饮，纳差，二便可，舌质黯红，舌色不荣，苔薄黄，脉滑数。

中医诊断：喘证。

辨证：肺气郁滞，脾虚痰壅，肾气失纳。

【治法】开宣肺气，化痰理气，补肾纳气。

【方药】

炙麻黄6g　杏仁15g　葶苈子15g　大枣15g　枳实15g　枳壳15g　桔梗15g　法半夏15g　茯苓15g　紫河车12g（冲服）　蛤蚧粉10g（冲服）　胡桃肉2枚　甘草3g

每日1剂，6剂。

2006年11月20日二诊 服上方后，症状明显缓解，早上微咳，白

色黏痰减少，仍动则喘，气紧，纳可，怕冷，舌质黯红，苔薄黄，脉细微数。以祛痰平喘为治。

【方药】

生晒参15g　枳壳15g　枳实15g　法半夏18g　茯苓18g　陈皮15g　乌梅10g　炒白术15g　旋覆花15g（包煎）　丹参15g　补骨脂15g　菟丝子15g　葶苈子15g　炙甘草8g

6剂。

2006年12月1日三诊　咳、痰、喘进一步减轻，舌微黯红，不荣，苔薄白，脉缓。治疗以补肾纳气为主，佐以活血。

【方药】

太子参15g　补骨脂15g　葶苈子15g　紫河车12g　女贞子18g　生地8g　枳实15g　枳壳15g　苏叶15g　旋覆花15g（包煎）　陈皮15g　丹参15g　蛤蚧粉10g　甘草3g

6剂。

2007年3月5日患者特来诉冬季未再因COPD急性加重而住院，病情稳定，呼吸日渐改善，咳嗽亦不再明显。患者不胜感激。

按： 患者77岁，咳嗽，咯痰，气喘病史6年，病程长，病情反复，病变累及上、中、下三焦。患者初诊症状表现为三个方面。一是气喘，动则加重。气喘责之于肺与肾，痰浊阻肺，气道痰壅，气息不利而喘。患者年事高，病程长，久病及肾，肾虚而失潜纳，故动则喘息加重。二是咳嗽痰多色白，是脾失运化，痰饮停蓄征候。三是纳差，为脾气虚的表现。故治疗以麻黄、葶苈子、杏仁开泄肺气，畅通气道，涤泻肺中痰浊；以枳实、桔梗、半夏、茯苓理气运脾化痰；以紫河车、蛤蚧、胡桃肉补肾纳气。大枣与葶苈子合用，即葶苈大枣泻肺汤，大枣补脾、护脾而防伤胃。痰为阴邪，最忌壅滞，当以温运为主，该患者虽有脉滑数、苔薄黄，亦不可寒凉遏之。二诊，患者症状缓解明显，咳嗽减轻、白色黏痰减少，而动则喘

中医百病防治养

气、畏寒，素体本虚显露，张老用生晒参、炒白术、菟丝子、补骨脂益肺补肾为主，同时用枳壳、半夏、茯苓、陈皮、乌梅等兼顾祛痰降气止咳。舌色黯红而失荣泽，为肺络瘀阻征象，叶天士创络病说，《临证指南医案》喘案以旋覆花合青葱管、新绛、半夏等，降肺通络定喘，李时珍《本草纲目》称旋覆花其功在行水，下气，通血脉。张老引申其义，以旋覆花与丹参同用（将丹参替代葱管、新绛），专事降肺通络。三诊，患者症状进一步缓解，加强扶正力度，填精补髓、温肾纳气，同时兼顾理气肃肺，通络化瘀而收功。

（王睿之，中医师，四川汉方博医堂，师承于张之文教授

张之文，首届全国名中医，成都中医药大学教授，博士研究生导师）

哮 病

概述

哮病是一种突然发作，以呼吸喘促、喉间哮鸣有声为临床特征的疾病。痰浊内伏是哮病的宿根，常因感受外邪而诱发。

西医学中的支气管哮喘、喘息性支气管炎、慢性阻塞性肺气肿、肺源性心脏病、嗜酸粒细胞增多症、心源性哮喘、肺部过敏性疾病所致的哮喘均可参考本病辨证论治。

《医学正传》说："哮以声响言，喘以气息言。又喘促而喉中如水鸡声者谓之哮，气促而连续不能以息者谓之喘。"《景岳全书》说："盖哮多有兼喘，而喘有不兼哮……若夫哮证，亦由初感外邪，失于表散，邪伏于里，留于肺俞，故频发频止，淹缠岁月，更有痰哮、咸哮、醋哮，过食生冷及幼稚天哮诸证。"哮病之因为痰饮留伏，结成窠臼，潜伏于内，偶有七情之犯，饮食之伤，或外有时令之风寒，束其肌表，则哮喘之症作矣。

《丹溪治法心要·喘》说："未发以扶正气为要，已发以攻邪为主。"故发作时治标，平时治本是本病的治疗原则。发作时痰阻气道为主，故治以祛邪治标，豁痰利气，但应分清痰之寒热。寒痰则温化宣肺，热痰则清化肃肺，表证明显者兼以解表。未发时正虚为主，故治以扶正固本，但应分清脏腑阴阳。至于病深日久，发时虚实兼见者，不可拘泥于祛邪治标，当标本兼顾，攻补兼施；寒热错杂者，当温清并用。《景岳全书·喘促》说："扶正气者，须辨阴阳，阴虚者补其阴，阳虚者补其阳。攻邪气者，须分微甚，或散其风，或温其寒，或清其火。然发久者，气无不虚……若攻之太过，未有不致日甚而危者。"堪为哮病辨治的要领，临证应用的准则。

防

（1）注意气候变化，做好防寒保暖，防止外邪诱发。

（2）避免接触刺激性气体及易致过敏的灰尘、花粉、食物、药物和其他可疑异物。

（3）戒烟酒，饮食宜清淡而富营养，忌生冷、肥甘、辛辣、海膻发物，以免伤脾生痰。

（4）防止过度疲劳和情志刺激，保持心情舒畅，避免不良情绪刺激。

（5）鼓励患者根据个人身体情况选择太极拳、内养功、八段锦、散步、慢跑、呼吸体操等方法长期锻炼，增强体质，调护正气，提高抗病能力。

治

（一）急性发作期

1.风哮

【证候】反复发作，突发突止，发作前多有鼻痒、流涕、喷嚏、咳嗽频作或伴恶风等先兆症状，或见肌肤风团疹块，旋即呼吸急促，喉中哮鸣有声，如吹哨笛，或为白色泡沫痰，呼吸急促，不能平卧，止时又如常人，舌苔薄白，脉浮。多发生于春秋气候突变，花粉、烟尘、尘螨较多的风气偏盛季节，或因刺激性的异味而诱发。

【治法】疏风解表，解痉平喘。

【方药】

麻黄6g　桂枝10g　杏仁6g　防风9g　羌活9g　桔梗10g　苏叶10g　陈皮9g　桑白皮10g　半夏9g　橘红9g　蝉蜕10g　生姜6g　大枣6枚　甘草6g

感受风邪而发作者加苏叶、防风、蝉蜕、地龙；若痰壅喘逆不得卧者可加三子养亲汤；喘哮甚剧，恶寒背冷，痰白有小泡沫，舌苔白而水滑，脉弦缓有力者，可送服紫金丹。

2.寒哮

【证候】天冷或遇寒而发，恶寒，喷嚏，流涕，呼吸急促，喉中哮鸣有声，胸膈满闷如窒，咯痰色白，或清稀状泡沫痰，口不渴，或渴喜热饮，舌苔白滑，脉弦紧或浮紧。

【治法】解表散寒，温肺化饮。

【方药】

射干9g　麻黄12g　生姜12g　细辛9g　紫菀10g　款冬花9g　五味子3g　半夏9g　橘红10g　炒杏仁10g　蝉蜕10g　生姜15g　大枣7枚　甘草6g

3.表寒里热

【证候】喉中哮鸣有声，呼吸急促，喘咳气逆，息粗鼻煽，形寒身热，有汗或无汗，胸膈烦闷，咯痰不爽，痰黏色黄，或黄白相间，烦躁，口干欲饮，咽痛，便干，舌质红，苔薄白或黄，脉浮数或滑。

【治法】解表清里，宣肺平喘。

【方药】

麻黄6g　杏仁9g　石膏24g　厚朴9g　半夏10g　细辛3g　黄芩10g　桑白皮10g　瓜蒌10g　葶苈子9g　射干9g　淮小麦30g　生姜6g　大枣7枚　甘草6g

表寒重者加桂枝；喘哮、痰鸣气逆者加苏子、葶苈子、射干；痰稠黄胶黏者加黄芩、前胡、瓜蒌皮、金荞麦、连翘。

4.热哮

【证候】气粗息涌，喉中痰鸣如吼，胸高胁胀，张口抬肩，咳呛阵作，咯痰色黄或白，黏浊稠厚，排吐不利，烦闷不安，汗出，面赤，口苦，口渴喜饮，舌质红，苔黄腻，脉弦数或滑数。

【治法】清热化痰，宣肺平喘。

【方药】

麻黄6g　石膏24g　半夏15g　白果10g　款冬花9g　桑白皮15g　法半夏10g　杏仁9g　黄芩15g　金银花10g　鱼腥草15g　金荞麦15g　生姜9g　大枣6枚　甘草6g

痰稠胶黏难咯者加知母、瓜蒌仁、胆南星、浙贝母、海蛤粉以清化热痰；气息喘促者加葶苈子、地龙以泻肺清热平喘；便秘者加大黄、芒硝。

（二）慢性缓解期

1.肺脾气虚

【证候】平素自汗怕风，易感冒，每因气候变化而诱发。喉中常有哮鸣音，咳嗽气短声低，咯痰清稀色白，面色㿠白，自汗畏风，食少便溏，舌质淡，苔薄白，脉濡弱。

【治法】培土生金，健脾益肺。

【方药】

桂枝9g　芍药9g　炙黄芪20g　党参10g　茯苓10g　炒白术10g　煨山药10g　炒薏苡仁10g　生姜9g　大枣6枚　炙甘草6g

2.肺肾两虚

【证候】平素短气喘息，吸气不利，自汗畏风，动则为甚，脑转耳鸣，腰酸腿软；痰吐起沫，或痰少质黏，心悸，舌淡苔白，质胖嫩，脉沉细。

【治法】益肾补肺，纳气平喘。

【方药】

人参10g　麦冬10g　五味子10g　炙黄芪20g　熟地15g　山萸肉20g　胡桃肉10g　茯苓15g　半夏8g　陈皮10g　川贝10g　炒杏仁10g　北沙参10g　生姜9g　大枣6枚　炙甘草6g

养

1.**饮食调养**　饮食宜清淡，多吃清淡而富有营养的食物，忌生冷、肥甘油腻、辛辣甘甜，避免海膻发物等各种具有强烈味道的食物。

2.**生活调养**　适寒温，慎起居，劳逸适当，防止过度疲劳。家里有哮喘患者，居室内部应时刻保持空气通畅，避免让患者接触到某些特殊的气味。

3.**精神调养**　保持心情舒畅，情绪乐观，避免不良情绪影响引发哮病。

4.**运动调养**　哮喘病人可以选择一些合适的运动，如太极拳、八段锦、散步、慢跑等，以增强体质，扶正固本。

5.**三伏贴**　白芥子、延胡索各20g，甘遂、细辛各10g，共为末。加麝香0.6g，和匀。在夏季三伏中（即入伏后，初、中、末伏中），分三次用姜汁调敷肺俞、天突、大椎、中府、膏肓、百劳等穴，约1~2小时去之，每10日敷一次。

6.**食疗调养**

百合杏仁贝母雪梨茶：百合20g、甜杏仁15g、贝母10g、雪梨1个。雪梨去核，切块，诸药洗净浸泡20分钟，加水300毫升，与雪梨一起熬制20~30分钟，当茶饮。功能润肺化痰平喘，适用于肺气不足之哮病。

参芪山药粥：党参30g、黄芪30g、山药60g、大米50~100g。大米淘净放锅内，加水适量，与三药同煮至熟烂成粥时加冰糖少许即成。温热服食，每日1剂。功能健脾益肾，纳气平喘，适用肺脾肾俱虚之哮病。

医案

王某，男，12岁。2018年2月6日初诊

主症：发作性气喘，呼吸困难1年，加重3天。

现症：患儿1年前因受凉出现气喘、呼吸困难，某医院诊断为"支气管哮喘"，给予舒利迭、孟鲁司特等药物治疗，症状缓解。其后每遇天气转冷、气候骤变，上述症状发作，间断治疗至今。3天前因天气变冷，上述症状再发，父母不愿再行西药治疗，遂来诊。现见畏寒恶风，鼻痒鼻塞，流清涕，气喘呼吸困难，动则尤甚，咯痰清稀，色白有泡沫，四肢不温，纳差，胸闷脘痞，舌质淡，边有齿痕，苔薄白腻，脉弦滑，双肺可闻及哮鸣音。

中医诊断：哮病（风哮证）。

西医诊断：哮喘急性发作期。

【治法】宣肺散寒，解痉平喘。

【方药】

麻黄6g　桂枝3g　杏仁6g　橘红6g　桑白皮6g　苏子6g　炒葶苈子3g　炒莱菔子6g　桔梗6g　苏叶6g　蝉蜕6g　苍耳草6g　生姜6g　大枣3枚　甘草6g

3剂，水煎服，日4次，饭后热服。避风寒，清淡饮食。

2018年2月9日二诊　患儿诉服药后自觉身体发热，不觉畏寒，鼻痒鼻塞、流清涕减轻；呼吸自觉顺畅，仍时有咯痰，色白清稀；仍不欲饮食。舌质淡，边有齿痕，苔薄白腻，脉弦滑。口唇轻度色淡，双肺仍可闻及哮鸣音。

上方去桂枝、葶苈子，加射干6g、地龙6g、姜半夏3g、茯苓6g、炒鸡内金6g。3剂，水煎服，日3次，饭后热服。避风寒，清淡饮食。

2018年2月12日三诊　患儿诉服药后自觉不再鼻痒鼻塞、流清涕，呼吸顺畅很多，仍时有咯白痰；饮食较前改善，舌质淡，边有齿痕，苔薄白腻，脉弦滑，双肺仍可闻及少量哮鸣音。

守上方不变。

2018年2月16日四诊　患儿自觉如常，偶有咯白痰，仍觉食欲欠佳，舌质淡，边有齿痕，苔薄白腻，脉弦滑。未闻及干湿性啰音。

人参9g　炒白术9g　茯苓9g　陈皮3g　饴糖10g　桂枝6g　芍药6g　佩兰8g　砂仁6g　干姜9g　大枣6枚　炙甘草6g

7剂，水煎服，日2次，热服。

2018年2月26日五诊　患儿自觉身体强健，饮食增加，舌质淡，边有齿痕，苔薄白，脉滑。

百合杏仁贝母雪梨茶服两个月，后改为参芪山药粥长期食用。一年后随访，未复发。

（张文宗，硕士研究生导师，河南中医药大学副教授，

河南省中医院副主任中医师）

喘 证

概述

喘证是指由于感受外邪、痰浊内蕴、情志失调而致肺气上逆，或久病气虚，肾失摄纳，以呼吸困难，甚则张口抬肩，鼻翼煽动，不能平卧等为主要症状的一种常见病证。西医学的肺炎、喘息性支气管炎、肺气肿、慢性肺源性心脏病、心源性哮喘等均可按喘证辨证论治。

对于喘证的辨证，张景岳提出："气喘之病，最为危候，治失其要，鲜不误人，欲辨之者，亦惟二证而已。所谓二证者，一曰实喘，一曰虚喘也。盖实喘者有邪，邪气实也；虚喘者无邪，元气虚也。实喘者气长而有余，虚喘者气短而不续。实喘者胸胀气粗，声高息涌，膨膨然若不能容，惟呼出为快也；虚喘者慌张气怯，声低息短，惶惶然若气欲断，提之若不能升，吞之若不相及，劳动则甚，而惟急促似喘，但得引长一息为快也。"

防

1.防寒保暖 当天气变冷时，一定要注意保暖，要根据温度的变化增减衣物。室内要适当增加取暖设备，温度不能过低。

2.预防接种 当疾病处于慢性稳定期时，可到医院接种流感疫苗。

3.日常调摄 多开窗户，保持室内空气新鲜，保证充足的睡眠，适当锻炼，增强体质。饮食上需要摄入充足的水果、蔬菜，不吃过酸、过甜、过冷、辛辣等有刺激性的食物。

❧ 治 ❧

（一）治疗原则

喘证应分清虚实邪正。实喘治肺，以祛邪利气为主，区别寒、热、痰的不同，分别采用温化宣肺、清化肃肺、化痰理气的方法。虚喘以培补摄纳为主，或补肺，或健脾，或补肾。阳虚则温补之，阴虚则滋养之。虚实夹杂，寒热互见者，当按具体情况分清主次，权衡标本，辨证选方用药。

（二）常见证型及常用方药

1.外寒内饮

【证候】恶寒发热，头身疼痛，无汗，喘咳，痰涎清稀而量多，胸痞，或干呕，或痰饮喘咳，不得平卧，或身体疼重，头面四肢浮肿，舌苔白滑，脉浮紧或弦。

【治法】解表化饮，温肺平喘。

【方药】小青龙汤加减。

麻黄9g 桂枝9g 干姜9g 细辛6g 五味子9g 半夏9g 白芍9g 炙甘草9g

方中麻黄配伍桂枝，相须为用，可发汗解表；干姜、细辛可温肺化饮；半夏燥湿化痰，降逆散结；五味子可敛肺生津，防止发散太过；白芍配伍桂枝可调和营卫；炙甘草补脾益气，调和诸药。若无外感症状，或外寒已解而咳喘未除，可去桂枝，并改用炙麻黄或紫苏、荆芥等；痰饮较盛，重用半夏、干姜、细辛，或加陈皮、茯苓；胸闷腹满，加葶苈子、莱菔子、厚朴；咳喘较剧，加杏仁、苏子；久咳肺虚，重用五味子；浮肿，加白术、茯苓；兼有里热，加石膏、桑白皮。肺虚咳喘，阴虚干咳，肾虚喘促者，禁用本方。

2.痰热遏肺

【证候】喘咳气涌，胸部胀痛，痰多黏稠色黄，或痰中带血，伴胸中烦热，身热，有汗或无汗，渴喜冷饮，面红，咽干，尿赤，或大便秘结，苔黄或腻，脉滑数。

【治法】清泄肺热，化痰平喘。

【方药】桑白皮汤加减。

桑白皮20g　半夏10g　苏子10g　杏仁15g　浙贝母10g　黄芩10g　黄连10g　栀子10g　生姜10g

方中桑白皮宣肺化痰，利气平喘，为君药；辅以黄芩、黄连、栀子清肺泄热；贝母、苏子、杏仁、半夏降气消痰，止咳平喘。诸药配伍，共奏降气化痰，清泄肺热之功效。若热甚者，加石膏、知母；口干咽燥，加天花粉；痰多黏稠，加全瓜蒌、海蛤粉；喘不得卧，痰涌便秘，加大黄、葶苈子、芒硝；痰有腥味，加鱼腥草、冬瓜子、芦根、薏苡仁。

3.痰浊阻肺

【证候】喘而胸满闷窒，咳嗽痰多，痰白黏腻，咯吐不利，兼有呕恶纳呆，口黏不渴，苔厚腻，脉滑。

【治法】化痰降逆，理肺平喘。

【方药】二陈汤合三子养亲汤加减。

半夏15g　陈皮10g　茯苓15g　炙甘草6g　苏子10g　白芥子10g　莱菔子10g

方中半夏燥湿化痰、降逆止呕，辅以橘红理气燥湿，佐以茯苓健脾渗湿，生姜降逆化痰、温胃散寒，甘草调和诸药。四药共用，可降逆化痰。再合以三子养亲汤之白芥子温化寒痰、利气散结，紫苏子降气消痰、止咳平喘，莱菔子消食导滞，降气祛痰。三药并用，可平痰浊阻肺之喘。若咳嗽痰多而兼有恶风发热者，可加苏叶、前胡、荆芥；肺热而痰黄黏稠者，可加胆南星、瓜蒌；肺寒而痰白清稀者，可加干姜、细辛、五味子；风痰上扰而头晕目眩者，可加天麻、僵蚕；脾虚食少便溏者，可加白术、泽泻；气滞而胸满较甚者，可加桔梗、枳壳。

❧ 养 ❧

1.起居有常　注意四时气候变化，防寒保暖，避免烟尘、异味及过敏原等诱发因素刺激和外邪侵袭。

2.饮食宜清淡　忌肥甘厚味和烟酒，以免邪从内生。寒喘可加用豆豉、葱白、生姜等调味，热喘可食丝瓜、冬瓜、黄瓜，痰湿喘证常食扁豆、薏苡仁、山药等健脾利湿之品，肺虚作喘者可食百合、羊肺等，肾虚作喘可常食松子、核桃、黑芝麻、木耳。喘憋多汗者应多饮水，注意保持大便通畅，忌食海鲜等发物。

3.怡情悦志　保持心情舒畅，控制自己的情绪，防止七情内伤。

4.加强体育锻炼　提高御寒和抗病能力，可打太极拳、做气功、做呼吸操。

5.久病体虚者艾灸　常用足三里、气海、关元、肾俞、命门、三阴交等穴位。

6.注意劳逸结合　肾虚者应节制房事。

医案

余某，男，75岁。2019年6月初诊

主诉：慢性支气管炎病史，咳嗽、气喘加重3个月。

刻下症：咳嗽喉痒，气喘，咳吐白色泡沫痰，胸闷气紧，口不渴，舌淡苔白厚滑，脉沉迟。

诊断：喘证（寒痰气喘）。

【方药】二陈三子汤加味。

法半夏12g　茯苓20g　陈皮15g　炒白芥子12g　炒苏子15g（包煎）　炒莱菔子15g　杏仁15g　细辛6g　干姜12g　五味子10g　鹿衔草30g　荆芥15g　当归15g　炙甘草10g

2剂，水煎服。2日1剂，1日3次，温服。

2019年6月14日复诊　服上方后咳嗽气喘大减，好转大半。

效不更方，仍用原方加桂枝12g，2剂，巩固疗效。

按：本案咳嗽气喘虽已3个月未缓解，据脉症仍当辨为实证，属于寒痰阻肺，肺气上逆之证，用二陈三子汤可温化寒痰、降气平喘，取小青龙汤之干姜、细辛、五味子可温肺化饮止咳，鹿衔草补虚，当归养血，甘草调合诸药，用药选方切中病机，故能获效！

（陈浩，中医师，重庆市荣昌区中医院）

肺　癌

概述

曹东义主任中医师临证治病40余年，治疗了大量慢性病患者。尤其是在呼吸科应诊，经常见到支气管扩张、肺结节、肺纤维化、肺癌等难治性疾病，他处理这些病证并不急于对症治疗，而是经常从病人的长远利益入手，润肺固本，培土生金，兼以化痰散结，很少使用香燥之品。下面介绍他对肺癌证治的认识。

名实问题一向是中华文化极为重视的问题，肺癌之病名是西医习用，但是病名所概括的内容都在中医认识的范围之内，可以参考咳嗽、胸痛、吐血、咯血、痰饮、肺胀等病证进行治疗。中医药的治疗有很多是西医所不具备的独特内容。

西医从病理结构看肺癌，需要细胞诊断腺癌、鳞癌、小细胞肺癌、未分化癌等，强调肺癌的独特结构，重视排他性，认为这样才能抓住疾病的本质，治疗才能有的放矢，做到精准治疗。中医与之不同，认为癌症"有生于无"，从生成论的角度看待肺癌，不过分强调肺癌的病理结构，而是格外看重病因，从自然生成的角度探索体质、生活起居、饮食七情等不利因素对肺癌的影响。在治疗上，格外重视培补正气，有辨证论治的内服方药，也有很多外治方法，以及健身锻炼、食疗养生等方法，基本上都属于开发"内在卫生资源"，让机体抗病内力达到最大化。这与西医希望借助外力消灭病灶的思路有明显的不同。

❧ 防 ❧

《黄帝内经》说"形寒饮冷则伤肺"。避免食生冷食物和感受寒凉，有利于维护肺的功能，也有利于防癌。禁止吸烟有预防作用，主动和被动吸烟都会损害呼吸道的抗病功能。少吃麻辣刺激性食物，加强户外锻炼，预防感冒、咳嗽、肺部感染对肺癌的预防都有积极意义。保持心情舒畅很重要，《内经》说"悲伤肺"，悲伤过度，可以引发肺脏损伤。乐观的心态既是治病的良药，也是防病的秘诀。

❧ 治 ❧

国医大师朱良春先生对癌瘤有独特认识。他早年推出的"抗癌单刀剑方"，吸取了别人的经验，又有自己的临床经验，值得重视。该方组成：仙鹤草50~90g、白毛藤30g、龙葵25g、槟榔片15g、制半夏10g、甘草5g。主治各种癌症，如胃癌、食管癌、肺癌、肝癌、乳腺癌等。制备方法：仙鹤草单独煎煮，取汁备用；其他药物同煎取汁，与仙鹤草煎汁混合，顿服，每日1次即可。若饮药有困难，可分次服，一日内饮完。该方有明显的镇静、镇痛和抗癌作用。

朱老说："这是友人常敏毅研究员创订的一则治癌效方，我应用后，证实效果不错，有应用价值。"不用加味，使用原方也有效果。需连服15帖，若15帖后无任何改善，则药不对证，可改用其他方药。若15帖后感觉有效，可长期服用，不必更方。服至一年后可每2日一帖，二年后可每周一帖。一般服15天后有一定的自我感觉，30~90天可明显看见疗效，对预计可存活半年左右的患者，可使其病情好转，抑制癌细胞的增殖，延长寿命；对早期病人常常有消除肿瘤的效果。此外，服药一定时间，疼痛几乎完全消失。朱老总结加减方：胃癌加党参15g、白术10g、茯苓15g；食管癌加急性子30g，每次含化10粒六神丸，一日2~3次；肺癌加白茅根30g、黄芪25g、瓜蒌20g；肝癌加莪术15g、三棱15g；乳腺癌加蒲公英30g、紫花地丁30g；鼻咽癌加金银花30g、细辛3g、大枣5枚；肠癌加皂角刺25g、地榆30g、熟大黄10g；胰腺癌加郁金15g、锁阳10g。

曹东义认为，癌症没有特效药，扶正祛邪很重要。治疗肺癌必须从中医对肺的生理特点认识出发，辨证论治，才能取得较理想的效果。肺癌的证候虽然很多，但突出的是慢性咳嗽，对于咳嗽的辨证治疗效果直接关系到肺癌的预后。祛邪、宣肺皆为权宜之计，而润肺固金为治本之策。"顺其性为补"，对久咳伤肺、干咳无痰者，曹东义善用清补结合之法治之，并自拟基本处方桑杷二百五润肺止咳汤。此方加减运用治疗各种咳嗽，效如桴鼓。百合、百部、五味子、桑叶、枇杷叶、玄参、牛蒡子等组成基本方，临床随证加减。发热咽痛者，加夏枯草、鱼腥草；食少腹胀，加香附、鸡内金、焦三仙；大便溏薄，加炒山药、白术；鼻塞流涕，加辛夷、川牛膝；自汗较多，加乌梅、白芍。以本方为基础，让有效专方与辨证论治紧密契合，坚持日久，可获良效。对肺纤维化、耐药性肺结核、肺癌患者，也可以由此治疗而获效。

❖ 养 ❖

心理疏导、饮食调节、气功健身都是很好的方法，它们共同的作用机制就是调动"内在的卫生资源"。其实，每个人自身都有一个"制药厂"，很多病都是内源性的制药机制运行不足，或停止生产引起的。只要把内在的抗病机制调动起来，就可以战胜疾病，维护健康。

医案

陈某，男，63岁。2017年1月15日初诊

患者自述：肺癌咳嗽2年，一直服用肺癌靶向药治疗，近来因肺占位压迫而音哑，鼻涕多。

刻下症：精神稍差，面容不华，纳可，便调。手足温，舌淡苔白，脉滑。

诊断：肺癌咳嗽。

【治法】养阴固本，宣肺通窍，兼以化痰散结。

【方药】

百合15g 生地15g 玄参15g 夏枯草15g 乌梅10g 川牛膝15g 沙参15g 麦冬15g 桑叶12g 枇杷叶12g 鸡内金15g 牛蒡子15g 百部15g 五味子12g 辛夷12g 焦三仙各15g

方中百合、沙参、麦冬养阴润肺，以固肺金之本；桑叶、枇杷叶、辛夷宣肺利窍，以利肺气之用。夏枯草与五味子、乌梅、玄参合用，散结与敛肺相得益彰。百部治疗久咳，川牛膝引血下行，焦三仙、鸡内金健脾和胃，有利于培土生金。

二诊 一周后患者自诉鼻塞减轻，咳嗽吐痰减少。上方加三棱、莪术各15g，加强活血化瘀，软坚散结之力。

三诊、四诊 咳嗽已止，诸症减轻，日渐平复。

（曹晓芸，主治医师，河北医科大学第三医院
曹东义，教授，主任中医师，河北省中医研究院副院长）

食管癌

概述

食管癌是指起源于食管鳞状上皮和柱状上皮的恶性肿瘤。

中医文献无食管癌病名，多以"膈""噎"等症状名代之。如《灵枢·邪气脏腑病形》："膈中，食饮入而还出"。《诸病源候论》："噎者，噎塞不通也"。

噎膈在古代属四大难治重症，历代医家对其病因病机进行了探索。从忧患论，如《素问·通评虚实论》："膈塞闭绝，上下不通，则暴忧之病也"；从虚而论，如《丹溪心法》："噎膈、反胃，名虽不同，病出一体，多由气血虚弱而成"；从饮食论，如《古今医统大全》："噎膈始因酒色过度"；从痰瘀论，如《徐灵胎医书》："噎膈之症，必有瘀血顽痰逆气，阻隔胃气"。

治法上有从阴阳论治，如《问斋医案》："以三阳结谓之膈，结有阴结、阳结之分，阳结宜攻下，阴结宜温补"；从阴虚治，如《南雅堂医案》："噎膈之症，由胃中津液消乏，无以灌溉，宜先养胃阴为主"；从肝胃治，如《邵兰荪医案》："食入脘中窒格，此肝逆乘中，脾气失运，故宜和中疏肝"。

笔者通过常年观察，发现食管癌患者常见消瘦、吞咽不利、吐白沫、大便结。在总结前人经验基础上，提出癌毒胶固，寒热错杂，上下不通，本虚标实为食管癌基本病机，选用治疗食管癌的主方——全通汤（恩师王三虎教授的经验方）。

❖ 防 ❖

古人言"病从口入"。现代研究也证明，食管癌与饮食有密切关系。《景岳全书》说："饮食之滞，留蓄其中，或结聚成块，或胀满硬痛，不化不行，有所阻隔者，乃为之积。"就是说饮食无节，过分食用生、冷、热、硬，饥饱无常，嗜酒无度，寒热不均，日久生变，会寒热胶结致癌。食管癌的防有以下几个关键字。

粗——适度食用粗粮、杂粮及其他含粗纤维的食物；

杂——食谱宜杂，不偏嗜；

烂——食物均应煮烂、煮熟，以利消化；

鲜——增加新鲜果蔬在饮食中的比例；

少——每餐七分饱；

淡——少油、少盐、少糖、少辣；

和——饮食细嚼慢咽，不烫不冷，三餐定时，戒烟限酒。

❖ 治 ❖

针对食管癌癌毒胶固，阴衰阳结，寒热错杂，燥湿相混，痰气血瘀，上下不通的基本病机，治法当以散结开窍，辛开苦降，润燥并用。

【**方药**】全通汤。

冬凌草30g　天龙10g　威灵仙30g　姜半夏15g　枇杷叶10g　人参10g　白芍30g　甘草12g　代赭石12g　麦冬18g　当归12g　竹茹12g　瓜蒌12g　黄连10g　生姜12g

噎者，合小青龙汤加减；水米不入者，加硇砂、硼砂各1g，冲服；呕者，合旋覆代赭汤加减；咽干者，合玄麦甘桔汤；大便秘结者，合小承气汤，严重者加生大黄15g、芒硝12g；痰瘀互结者，加紫苏子15g、急性子

10g；瘀血症状明显者，加桃仁15g、水蛭12g；癌热者，合百合滑石散；倦怠者，合六君子汤加减；疼痛明显者，加血竭6g、琥珀6g；放射性炎症，合千金苇茎汤，加金荞麦20g、射干10g。

❧ 养 ❧

食管癌术后、放疗后坚持服用中药是提高远期疗效、减少肿瘤复发的关键。

据统计，80%食管癌患者进行过放疗。中医认为放射线是一种热毒，易伤阴耗气，宜以养阴益气为治。笔者常用一剂泡水方：无花果10g、灵芝10g、威灵仙10g。

由于食管特殊的解剖位置和生理功能，食管癌患者营养不良发生率很高，根据《素问·脏气法时论》"五谷为养，五果为助，五畜为益，五菜为充，气味合而服之，以补精益气"，笔者拟定一剂食疗方：百合30g、耳环石斛10g、黄芪10g、党参10g、猪瘦肉250g，常规煲汤。

一般食管癌患者经过手术，呼吸功能会减退，适度运动有助于增加肺活量，恢复良好呼吸功能。规律作息，也是增强免疫力的好方法。保持进取正能量的心态，是食管癌患者恢复的重点。

医案

刘某，男，85岁。2020年11月11日初诊

主诉：吞咽困难4月余。确诊食管癌，放疗8次，仍水米难进，甚至发热咳嗽，虚弱不支，遂停止放疗，插入胃管，保守支持治疗月余。

刻诊：形体消瘦，虚弱无力，鼻饲流质食物，咳嗽痰稀，浊唾涎沫，咽喉干痛，大便干结，舌淡胖，苔白厚水滑，脉细弦。

中医诊断：噎膈。

辨证：水饮凝结，肺气不宣，阴液亏耗。

【治法】温肺化饮，兼顾阴亏。

【处方】

麻黄 12g　桂枝 12g　姜半夏 15g　白芍 20g　细辛 5g　干姜 12g　五味子 12g　茯苓 30g　麦冬 30g　百合 30g　红参 12g　威灵仙 20g　瓜蒌 30g　桔梗 12g

水煎服，每日一剂。

2020 年 12 月 12 日复诊　前方服药 24 剂，咳嗽大减，正常进食，体重增加 2.5kg，精神气色好转，二便如常。舌暗红，苔稍厚，脉滑。水饮渐化，寒热胶结，胃失和降的基本病机成为主要矛盾。选用全通汤加减予服。

威灵仙 30g　白芍 30g　甘草 10g　守宫 12g　姜半夏 20g　黄连 10g　黄芩 10g　生姜 15g　大枣 30g　人参 12g　枇杷叶 12g　土贝母 20g　瓜蒌 30g　瓦楞子 30g

水煎服，14 剂。其后每月来诊，症状逐渐减轻。

按：食管癌属中医噎膈范畴，历代医家见仁见智。恩师王三虎教授按寒热胶结，痰气交阻，胃失和降，燥湿相混立论，选用全通汤行于世 20 余年，幸得诸多同道引用验证。这几年重温经典，小青龙汤"或然证"就有"噎"，使笔者脑洞大开，直叹仲景救我！见舌淡胖水滑，痰液清稀，面目浮肿，面色晦暗者，往往以小青龙汤取效。唯老年男性应用麻黄偶有小便困难之副作用，好在张仲景早有"去麻黄加茯苓"之明训。如若不适，可加噎膈传统药——杵头糠。米糠具有滋阴与利湿之功。

（马宇，成都成华区阳春堂中医门诊部中医师，

师承王三虎教授）

慢性胃病

概述

著名中医学家马有度教授行医60余年，慕名来就诊的人中慢性胃病患者最多。笔者跟诊3年，获益良多，现将马老对慢性胃病的独到见解和独特经验整理介绍如下。

慢性胃病是胃黏膜受到长期慢性损害所致的一系列疾病的统称，是一类常见的消化系统疾病。涉及西医学的胃溃疡、十二指肠溃疡、慢性胃炎、胆汁反流性胃炎、胃癌、消化功能失调综合征及消化不良等多种病症。中医则有胃痛、胃反、胃缓、痞满、嗳气、嘈杂、吐酸、呕吐等多种病名。临床上以胃脘不适、胀满疼痛、呕恶痞胀、纳呆食减并反复加重为特点。

脾胃同居中焦，通过经脉相互络属，构成表里关系，同为气血生化之源、后天之本。《诸病源候论·脾胃诸病候》云："脾胃二气相为表里，胃受谷而脾磨之，二气平调，则谷化而能食。"脾胃纳运协调，方能化生气血。脾气主升，胃气主降，两者升降相因，相反相成。脾胃阴阳当燥湿相济，才能保证纳运协调，升降相因。脾的升清与胃的降浊协调平衡，功能正常发挥，又依赖肝木的疏泄作用。因日常生活失于养慎，损伤胃气，胃络瘀滞，黏膜受损，在局部可表现为胃黏膜糜烂、破溃、出血、萎缩，甚至癌变等病理变化；在全身则可表现为脾不升清、胃不降浊、中气痞塞、气机不利、肝胃失和等一系列证候。本病发病率高，病机涉及胃、脾、肝，临床表现多为寒热错杂，夹气滞、夹血瘀，兼情志抑郁，虚实相兼，病情复杂。

❧ 防 ❧

1.吃喝有讲究 为防脾胃受损，须防病从口入，怎么吃，有讲究。一是饮食要有度，不过饥过饱、过冷过热，不暴饮暴食；二是饮食要有时间观念，既不能过时不食，也不能时时都食；三是饮食搭配要合理，谷肉果菜，荤素搭配，不要挑食；四是饮食口味要均衡，不要偏嗜过酸、过甜、过苦、过辣、过咸的食物，要戒掉烟酒；五是饮食要易消化，少食生冷、辛辣、油腻等不易消化、吸收及刺激性大的食物；六是饮食要讲究卫生，提倡分餐，避免幽门螺杆菌感染。

2.起居顺自然 一是生活起居要顺应昼夜变化，养成日出而作、日落而息的起居习惯。不要昼夜不分甚至昼夜颠倒，影响脾胃气机正常升降。二是生活起居要顺应环境寒温变化，及时增减衣服，保养人身的"阳气"。不要贪凉嗜冷，使胃脘受凉，胃气受伤。

3.动静要适度 动生阳，静生阴，一动一静，正合脾胃一升一降、一运一纳之性。既要动起来，又要静下来，但又不能过动，也不能过静。过动易耗气伤津，不利于脾胃升降气机环转。过静，白天看电脑，晚上看电视，久坐少动，则气滞于中，不利于脾胃升降，不利于食物消化吸收，必致纳呆腹胀而食少。

4.心态要平和 忧思恼怒、紧张激动等不良情绪可致肝气郁结，横逆犯胃，使脾胃升降失常，气滞于中，发为胃病。因此，生活中应学会调整心态，凡事不斤斤计较，学会宽容大度，不急躁，不焦虑，做事从容和缓。心理稳定、心态平和，则肝木不克伐脾土，可防胃病发生。

5.药物不滥用 药可治病，也可致病，用药不当可致药源性胃肠疾病。大多数止痛药都不宜长期、大量使用，否则刺激损伤胃黏膜，轻者胃肠功能不调，重者消化道壁糜烂出血，还会因为副作用损伤肝、肾等脏器。

❧ 治 ❧

因慢性胃炎脾胃升降失序，肝胃互乘，寒热错杂，虚实相兼的病理特性，把治疗归纳为升降同调、肝胃同治、寒热并用、补消结合四大治疗法则。四者并非机械切割，截然划分，应注意相互联系。

1.升降同调 马有度教授诊治慢性胃病以调理脾胃升降为第一要务，以半夏泻心汤（半夏、黄芩、黄连、干姜、人参、大枣、炙甘草）为调理脾胃升降第一方。方中半夏、黄芩、黄连味苦，可助胃降浊；干姜、半夏味辛，可助脾升清，参、枣、草则助中气促运化。在选方基础上，还常加用柴胡、黄芪等助脾以升清，以厚朴、枳壳等助胃以降浊。因脾为阴土，喜燥恶湿，胃为阳土，喜润恶燥，过燥伤脾，过湿伤胃，只有脾胃阴阳燥湿相济，才能保证脾胃纳运协调、升降相因，故又以藿香、砂仁芳香化湿醒脾，以陈皮、白术燥湿以健脾，以沙参、麦冬、白芍养阴润燥。

2.寒温并用 马老认为，半夏泻心汤不单是调理脾胃升降第一方，也是寒温并用、辛开苦降、除痞散结第一方。临床常用法半夏12g、炮姜10g、黄芩15g、黄连6g、党参15g、大枣12g、炙甘草6g。其中，半夏辛平散结消痞，降逆止呕，为君药，干姜辛温，温中运脾以升清，黄芩、黄连苦寒清热以降胃气，为臣药；人参、大枣甘温补中益气，为佐药；甘草甘平调和诸药，为使药。干姜温燥之性较甚，马老常用炮姜；人参价高，马老常用党参代替。半夏泻心汤原是针对"心下满而不痛者"而设，但各种慢性胃病除有胃脘胀满之外，也常见胃痛之状，或气滞而痛，或血瘀而痛，或肝气犯胃而痛，故常在半夏泻心汤基础上配合其他方药化裁而用。如痛有定处，瘀血作痛者，合用丹参饮（檀香、砂仁、丹参），通过行气活血而缓解疼痛；气滞作痛者，可酌选木香、佛手、藿香；嘈杂烧心返酸而痛者，选乌贼骨、瓦楞子以制酸止痛。临床还多见夜卧难安不寐者，又宜合用酸枣仁汤（酸枣仁、知母、川芎、茯苓）治疗。

3.补消结合 慢性胃病常表现为虚实相兼，马老在治疗上强调"补消结合"。对于脾胃虚弱，食少不化，脘腹痞满等虚实相兼证，在半夏泻心汤基础上加白术、枳壳。以白术健脾燥湿化饮，枳实行气散结消痞，合用以强健脾胃，消痞除满。酌加焦楂曲、炒二芽、鸡内金，消食化滞。胃病又出现大便燥结时，酌加肉苁蓉、郁李仁、决明子润肠通便。

4.肝胃同治 胃脘、胁肋胀痛，善太息，因情志失调而加重的肝胃气滞胃痛，合用疏肝理气、和胃止痛的柴胡疏肝散（柴胡、白芍、枳实、川芎、香附、甘草）。胃脘隐痛，痛连两胁，情志抑郁，神疲纳差的肝郁血虚胃痛，合用疏肝和胃、健脾养血的逍遥散（当归、白芍、柴胡、白术、茯苓、生姜、薄荷、甘草）。胃脘隐痛，灼热心烦，饥不欲食，口干，便秘，舌红少苔，脉细数的肝胃阴亏胃痛，则合用柔肝滋阴、益胃生津的一贯煎（生地、当归、沙参、麦冬、枸杞子、川楝子）。

总而言之，治疗慢性胃病，马老特别强调异病同治，针对寒热错杂、虚实相兼的病机，常以半夏泻心汤为主方，加减化裁，获效甚捷。马有度教授认为，诊治慢性胃病还应适当参照西医诊断，结合不同疾病特点有针对性地组合方药，则收效更捷。参照西医诊断还可避免误诊、误治。如胃癌切不可误当一般脾胃病处治，有手术指征者应尽快转请西医外科治疗，术后再以中医药辨证调治。如此中西医优势互补，则临床预后更佳。

养

1.病后饮食调养 做好"四个要":第一,要荤素合理搭配;第二,要少量多餐;第三,要容易消化;第四,要营养丰富。可常服食山药苡仁粥、藕粉羹等养生粥羹。

2.病后精神调养 保持乐观情绪,使心情舒畅。不生闷气,避免无端生气,使肝气舒达,中气健运。

3.病后运动调养 马老特别推荐逍遥散步和快步行走,以助脾升胃降,气机运转。

4.病后针灸调养 可常艾条灸或指压足三里、脾俞、胃俞、中脘等穴位。可在三伏天选取肝俞、脾俞、胃俞、足三里、中脘等穴位,使用药物穴位敷贴,可载药循经,蕴阳祛寒,增强肝、脾、胃功能。

医案

张某,男,30岁。初诊

现病史:反复胃胀隐痛5年,时有嗳气、反酸,因平素性情急躁,工作紧张,饮食欠规律,胃脘不适未引起重视。1个月前胃痛发作频繁,饥饿则发,进食缓解,时有黑便,易腹泻。现胃脘胀满不适,胃痛时作,嗳气、反酸、恶心,胃纳欠佳,大便一日四行,稀溏,呈黑色,且生气后诸症加重,舌淡红苔黄偏腻,脉弦细。

中医诊断:胃痞病(肝郁脾虚,寒热错杂)。

【治法】疏肝健脾,寒热平调,消痞散结。

【方药】半夏泻心汤加减。

法半夏12g 黄连10g 黄芩15g 炮姜10g 煅乌贼骨30g 党参30g 焦山楂15g 神曲10g 木香12g 砂仁12g 佛手15g 泽泻15g 车前草30g 炙

甘草6g　大枣10g

7剂，1日1剂，3次温服。

二诊　服7剂，胃脘胀痛明显减轻，大便由黑转黄，日三行，略稀不成形，胃纳尚可，偶有反酸，尿黄热，舌淡红苔黄，脉弦细略数。肝胃之气虽得以调和，但仍未复原。上方去神曲，加炒白术15g、茯苓20g，嘱再服7剂。1个月后电话随访，患者述胃痛、黑便已止，大便成形。嘱其注意调情志，慎起居，合理饮食。

按： 本例为肝郁脾虚、寒热错杂的慢性胃病，中医称为"胃痞"。方中法半夏辛温以散结除痞、降逆止呕，炮姜辛热以温中散寒，黄连、黄芩苦寒以泄热开痞。四味相伍，彰显寒热平调、辛开苦降之用。然寒热互结又缘于中虚失运，故半夏泻心汤中又以党参、大枣甘温益气以补脾虚，炙甘草补脾和中，调和诸药。加用煅乌贼骨制酸止痛，焦山楂、神曲消食散瘀化积，木香行气止痛，佛手疏肝解郁，砂仁行气化湿。本患平素易腹泻，且大便稀溏，一日四行，配炒白术健脾止泻，用泽泻、车前草利小便以实大便。全方共奏疏肝健脾、寒热平调、消痞散结之功，体现了胃病补消结合的治疗原则。诸药合用，配合调养，寒去热清，升降复常，痞满消失，诸症自愈。

冯某，女，55岁。初诊

现病史：患者自诉大便秘结30余年，常四五日一解，甚则一周一行，燥如羊屎，常自购开塞露或"通便茶"以应急，十分苦恼，遂求中医以图根治。刻下胃胀隐痛，胃脘冷凉，大便秘结，已五日未解。四肢不温，纳食尚可，舌淡苔白略黄，脉沉细无力。

中医诊断：胃痞病（脾胃阳虚、燥屎内结）。

【治法】 温补脾胃，润肠通便。

【方药】 半夏泻心汤合枳术丸加减。

法半夏12g　黄连6g　黄芩10g　干姜10g　党参30g　白术50g　枳实

15g　肉苁蓉30g　郁李仁30g　当归30g　决明子30g　大枣10g　炙甘草6g

7剂，1日1剂，3次温服。

二诊　上方已服7剂，胃痛已止，大便通畅，一日一行，脉缓。患者顽固性便秘虽得以缓解，但脾胃阳气亏虚仍未复原。上方去黄连、黄芩，加黄芪30g、茯苓20g，白术剂量减为20g，以加强温补脾胃之力。嘱再服7剂以巩固疗效。1个月后随访，身无不适。仍嘱患者合理饮食，忌贪凉饮冷，慎起居，以防胃痛、便秘复发。

按：本例患者为脾胃阳虚，燥屎内结之证。患者长期便秘，腑气不通，致便胃气不降，脾胃纳运失调，胃肠津液不足，日久阴阳互损，脾胃阳虚。用半夏泻心汤升降同调，寒热并用，首先恢复脾胃升降运纳，其次合用枳术丸。重用被前人誉为"脾脏补气健脾第一要药"的白术，以益气健脾，增强脾胃纳运之动力；枳实破气消积，以助推胃肠传导，荡除胃肠之积滞。二者相伍，一补一消，从而有利于恢复大肠传导糟粕之功能。加用肉苁蓉、当归、郁李仁、决明子，以达润肠通便之效。诸药合用，共奏温补脾胃、润肠通便之功。结合调养措施，困扰患者的胃痛便秘得以治愈。

（邹洪宇，九龙坡区中医院副主任中医师）

胃脘痛

概述

胃脘痛，又称胃痛，是以上腹胃脘部疼痛为主症的病证。西医学中的急性胃炎、慢性胃炎、胃溃疡、十二指肠溃疡等以上腹部疼痛为主要症状者，均属于中医学胃脘痛范畴。胃脘痛的发病原因复杂多样，与饮食关系密切。过于疲累、精神压力过大、气候变化、免疫力下降等因素也会导致胃脘痛的发生。

本病病位在胃，与肝、脾密切相关，基本病机为胃气郁滞，胃失和降，不通则痛。胃脘痛早期由外邪、饮食、情志所伤者，多为实证；后期常为脾胃虚弱，但往往虚实夹杂，如脾胃虚弱夹湿、夹瘀等。胃脘痛的病理因素主要有气滞、寒凝、热郁、湿阻、血瘀。本病的病理变化比较复杂，胃脘痛日久不愈，脾胃受损，可由实证转为虚证。若因寒而痛者，寒邪伤阳，脾阳不足，可成脾胃虚寒证；若因热而痛，邪热伤阴，胃阴不足，则致阴虚胃脘痛；脾胃气虚又饮食停滞，出现虚实夹杂证。

防

本病发病多与情志不遂、饮食不节有关，故在预防上要重视精神与饮食的调摄。

（1）调节情绪，调养精神，避免大的情绪波动。

（2）饮食有节，不要暴饮暴食，尽量定时定量进食。戒烟限酒。

（3）少吃腌制、油炸等不易消化的食物。

（4）少吃酸性的食物，以减少胃酸对胃黏膜的刺激。

（5）不吃生、冷、硬、辣的食物。

❧ 治 ❧

《灵枢·邪气脏腑病形》指出："胃病者，腹䐜胀，胃脘当心而痛。"首先提出胃脘痛的发生与肝、脾有关。《素问·六元正纪大论》说："木郁之发……民病胃脘当心而痛。"国医大师徐景藩临床重视肝胃关系，强调"肝为起病之源，胃为传病之所"。由此可见，肝气犯胃是胃脘痛临床中最常见的证型。

肝气犯胃型胃脘痛的主要症状为胃脘胀痛，痛连两胁，遇烦恼则痛作或痛甚，嗳气、矢气则痛舒，胸闷嗳气，喜长叹息，大便不畅。治疗当以疏肝和胃之法。经多年临床经验总结，笔者认为治疗肝气犯胃型胃脘痛强调对肝、脾、胃三者的共同施治。

1.肝胃同调，理气降逆　胃和脾同处人体的中焦，中焦是气机升降的枢纽。

脾升胃降，升清降浊，升降功能正常机体才能正常运转。而肝主疏泄，调畅全身的气机。若肝失疏泄，肝气横逆或肝气化火上炎，最易影响脾胃的气机，使肝胃同病，引起胃脘疼痛。因此，胃脘痛的治疗应注意肝胃同调，肝气调畅则胃气自然顺降。胃气以通降为顺，胃气上逆即病理状态。肝气不循常道也易亢逆向上，过度升发。肝胃同调时，理气降逆是最主要的治法。

2.脾胃同治，消食祛湿　脾胃同属后天之本、气血生化之源，二者互为表里，经络相通。

脾气升清以上升为宜，胃气降浊以下降为宜，中焦脾胃气机的一升一降是全身气机升降的枢纽，脾胃气机升降正常，全身气机升降才能正常。在治疗方面，要考虑脾胃同治。胃为受盛之官，接受食糜而腐熟之，若胃气不能正常下降，则食积于胃。调理胃的气机，应该注意消食导滞。积蓄在胃内的食物向下消导，胃气升降才能恢复正常。脾喜燥恶湿，易被湿困而不能运化水谷和水液，脾气的升降亦失常。恢复脾的气机，应该注意祛湿健脾。湿去则脾气健运，脾气能正常向上升清。《临证指南医案》曰："故治之之法，当以燥湿运脾为主，辅之行气和胃，使气行而湿化。"脾胃同治时，消食和祛湿是最主要的治法。

3. 寒热并施，斡旋升降　胃脘痛的成因复杂，临床表现各异，寒热证候都有，而且最易寒热夹杂，治疗时也要寒热并施。

寒热并施，升降同调的代表方是张仲景的半夏泻心汤。半夏泻心汤里的辛开苦降法成为解决脾胃疾病寒热互结，升降失常的最常用治法。辛热的药物，如干姜，向上、向外升发气机；苦寒的药物，如黄芩、黄连，向下通降气机。相互配合，寒热平调，斡旋升降。清代叶天士在《临证指南医案》中明确提出："微苦以清降，微辛以宣通。"治疗胃脘痛贵在寒热并施，斡旋升降，平衡阴阳，恢复脾胃气机。

综上所述，治疗肝气犯胃型胃脘痛的主导理念为肝胃同调、脾胃同治、寒热并施，注重理气消导。笔者临床中应用自拟"疏肝平胃汤"治疗本病，获得较好疗效。方用柴胡、白芍、枳壳、枳实、香附、木香、陈皮、豆蔻、法半夏、茯苓、薏苡仁、滑石、黄连、焦山楂、神曲、莱菔子、竹茹、甘草。大便不畅加杏仁，大便秘结加酒大黄。水煎服，1日1剂。

方中柴胡、白芍疏肝柔肝；枳壳、枳实、陈皮、香附、木香均属理气药。枳壳治疗胃胀气有较好效果，枳实主治积滞，陈皮理气祛湿化痰，木香能够促进胃肠蠕动，楂曲、莱菔子帮助消食，黄连清热，薏苡仁祛湿，法半夏燥湿，竹茹止呕。

养

（1）有规律地生活，养成良好的饮食习惯，忌暴饮暴食、饥饱不匀。适量运动，注意保暖。

（2）保持乐观的情绪，避免大的情绪波动。少生气，避免过度劳累与紧张。

（3）胃脘痛频繁者尤需注意饮食调护，进流质或半流质饮食，少食多餐，以清淡易消化的食物为宜，避免辛辣刺激、煎炸、寒凉之品。

（4）若胃脘痛衍生变证，如合并呕血或便血者，应绝对卧床休息，密切观察其神志、肌肤温度等情况，以防病证急变。

（5）忌粗糙多纤维饮食，尽量避免浓茶、咖啡、酒。进食宜细嚼慢咽。慎用水杨酸、肾上腺皮质激素等药。

医案

刘某，女，43岁。2021年5月15初诊

主诉：反复胃脘疼痛1年，加重2个月，伴两胁疼痛、口干口苦。

病史：患者1年前因与家人吵架生气而出现胃脘部疼痛，时有嗳气，喜叹息，两侧乳房胀痛。近2个月加重，伴两胁疼痛，痛引背部，口干口苦，食欲不振，大便尚可，睡眠较差。舌质淡，舌苔白微黄，脉弦细。

中医诊断：胃脘痛（肝气犯胃型）。

【治法】疏肝理气，和胃止痛。

【方药】

柴胡20g　白芍20g　枳壳15g　枳实15g　法半夏15g　神曲15g　莱菔

子15g　木香15g　川芎15g　陈皮12g　香附12g　苏叶10g　藿香10g　黄连10g　木通10g　甘草10g

5剂，水煎服，每日1剂，分3次服，每次服200毫升。嘱患者调畅情志，平静心情，不发脾气，不生闷气，饮食起居规律。

服药5剂后，患者症状明显减轻，继服上药5剂，病愈。

（龚致平，主任中医师，重庆市长寿区中医院
董彩凤，副主任中医师，重庆市长寿区中医院）

慢性胃炎

概述

慢性胃炎是西医病名，属于中医胃脘痛范畴。

病机多由饮食失节、饥饱不当、暴饮暴食，或过食辛辣刺激、过硬不消化食物，或服用伤胃药物，致使肝气郁结，气机不畅；或性情急躁，肝气横逆犯胃，肝胃不和，气机上逆；或脾胃素虚，过食生冷寒凉致使脾虚胃寒。

胃炎有急、慢性之分，慢性胃炎临床最为常见。

防

（1）饮食有节，按时吃饭，不过饥过饱。

（2）保持心情愉快舒畅，避免肝气郁结不舒。肝气郁结容易导致横逆犯胃，肝胃不和。肝气郁结日久，可引起气滞血瘀，胃络瘀滞，胃脘疼痛。

（3）不过食甜品、辛辣食物，不过食生冷、寒凉食物，不食过硬不易消化的食物。

（4）不抽烟、饮酒，注意日常保暖。

（5）幽门螺杆菌会产生交叉感染，饮食方面要讲究卫生，使用公筷，降低幽门螺杆菌交叉感染的风险。

（6）慎服西医止痛药。患有慢性胃炎的人常因服用止痛药刺激伤胃而出现胃痛。

治

慢性胃炎是消化系统常见病、多发病，本病最常见的证型有肝胃不和、胃气上逆、脾胃虚寒三种，治疗当以疏肝理气，和胃降逆，健脾温胃为法。

1.肝胃不和

【证候】上腹部胀满疼痛，或空腹、食后胀痛，两肋胀痛，烧心，口干或苦。舌红苔白，脉弦。

【治法】疏肝和胃，理气止痛。

【方药】四逆散加味。

柴胡15g　白芍20g　枳壳15g　佛手15g　延胡索20g　木香12g　乌贼骨15g　败酱草30g　甘草10g

上腹部胀痛伴口苦，合小陷胸汤（瓜蒌皮12g、法半夏10g、黄连6g）。舌苔白腻，大便稀溏，日2~3次者，合平胃散去甘草（苍术15g、厚朴15g、陈皮15g）。胃痛日久，痛甚者，合丹参饮（丹参15g、檀香6g、砂仁6g），另加醋延胡索20g。烧心泛酸者加乌贼骨15g、败酱草30g。

2.胃气上逆

【证候】胃脘胀满，嗳气，恶心呕吐，或冒酸水，两胁胀痛，情志抑郁，口苦咽干，舌红苔白，脉弦数。

【治法】疏肝理气，和胃降逆。

【方药】旋覆代赭石汤合四逆散、橘皮竹茹汤加减。

柴胡15g　旋覆花15g（包煎）　代赭石30g（包煎）　香附20g　白芍

20g　枳壳15g　炒栀子15g　丹皮10g　陈皮20g　竹茹15g　炒莱菔子15g　大枣12g　甘草10g　生姜5片

3.脾胃虚寒

【证候】上腹隐痛，喜温喜按，纳差，气短乏力，大便稀溏，四肢不温，口淡无味。舌淡苔白，脉缓弱。

【治法】健脾温胃，益气止痛。

【方药】香砂六君子汤加味。

党参20g　白术15g　茯苓20g　陈皮12g　木香6g　砂仁10g（冲，后下）桂枝15g　干姜12g　炙甘草10g

养

慢性胃炎重在养，俗话说"胃病三分治疗，七分保养"。

（1）治疗慢性胃炎忌口很重要。忌口主要忌辛辣、过甜、过酸、生冷、烟酒和不易消化的食物，辛辣主要是辣椒，甜酸生冷如水果，不易消化食物如红薯、芋头、糯米。忌服浓茶、浓咖啡等刺激性饮料。

（2）饮食按时定量，不宜过饱，宜七八分饱。要细嚼慢咽，使食物与唾液充分混合，有利于消化。饮食营养要丰富，多吃含维生素A、B、C的食物。

（3）调控情志很重要，关键要保持心情舒畅愉快。精神抑郁或过度紧张容易造成幽门括约肌功能紊乱，胆汁反流而发生慢性胃炎。

（4）慎用、忌用对胃黏膜有损伤的药物。此类药物滥用会损伤胃黏膜，引起慢性胃炎及溃疡。

（5）积极治疗口咽部感染灶，勿将痰液、鼻涕等带菌分泌物吞咽入胃，导致慢性胃炎。

医案

杨某，女，53岁。初诊

主诉：上腹部胀痛10余日。胃镜确诊慢性非萎缩性胃炎。服荆花胃康胶丸、硫糖铝混悬凝胶、盐酸雷尼替丁胶囊治疗效果不明显，前来就诊。

现症：上腹部胀痛，嗳气，乏力，口干，舌质红，苔白，脉弦。

诊断：慢性胃炎。

辨证：肝胃不和，胃气上逆。

【治法】疏肝和胃，降逆止逆。

【方药】四逆散合橘皮竹茹汤、百合乌药汤加减。

北柴胡12g　白芍20g　麸炒枳壳15g　蒲公英30g　佛手15g　陈皮20g　竹茹15g　百合30g　乌药10g　党参20g　炙甘草10g

3剂，水煎服，2日1剂，1日3次。

6月28日复诊　自述服上方后呃逆、腹胀痛明显减轻，上腹仍胀。

效不更方，仍用上方，加炒莱菔子15g，3剂。

7月5号三诊　服上方后诸症已消除，唯牙龈热胀微痛。

仍用上方，加地骨皮20g，巩固疗效。

按：该患者以上腹部胀痛、呃逆为主症，故予四逆散合橘皮竹茹汤、百合乌药汤，加佛手、蒲公英治疗。四逆散疏肝和胃，橘皮竹茹汤降逆止呃，百合乌药汤治疗气滞胃痛，加佛手、蒲公英增强疗效。服上方3剂后胃胀痛、呃逆大减，唯上腹仍胀，故效不更方，用原方加炒莱菔子行气消胀。三诊诸症已除，牙龈热胀微痛，守方加地骨皮20g，清胃中浮火，巩固疗效。

（刘世峰，副主任中医师，重庆市荣昌区人民医院）

呃 逆

概述

呃逆是以喉间呃呃连声，声短而频，难以自止为主症的病证。健康者可因吞咽过快、突然吞气或腹内压骤然增高而引起呃逆，多可自行消退。但有的可持续较长时间而成为顽固性呃逆。

西医学称为膈肌痉挛，是膈肌痉挛收缩导致空气快速进入呼吸道，声门或气管上端的声带迅急关闭，产生急而短促的声音。

呃逆的发生，《素问·至真要大论》说阳明之复，呕吐咳哕；太阳之复，唾出清水，及为哕噫。诸逆冲上，皆属于火。《三部九候论》说若有七诊之病，其脉候亦败者死矣，必发哕噫。中医经典指出呃逆病性有虚有实。明代张景岳更进一步指出："虽其中寒热虚实亦有不同，然致呃之由，总由气逆直冲于上，无气则无呃，无阳亦无呃，此谓呃之源，所以必由气也。"从上可知，呃逆之由虽有寒热虚实不同，但主要病机为气机不畅，气逆于下，上冲喉咙。对于治疗方法，张景岳指出："但察其因治其气，自无不愈。若轻易之呃，或偶然之呃，气顺则已，本不必治。惟屡呃为患及呃之甚者，必其气有大逆，或脾肾元气有亏竭而然。然实呃不难治，而惟元气败竭者，乃最危候也。"说明胃气上逆，冲于喉咙而致呃。故呃逆治疗当和胃降逆。而重病之后突发呃逆，应慎之又慎，对证治疗。

❀ 防 ❀

1.饮食适度 进食的速度要适中，细嚼慢咽，不可过快。

2.调控情志 情绪的变化影响肝的疏泄，进而影响脾胃的运化。脾胃的运化功能失调，中焦气机不畅，容易导致呃逆发生。因此，应保持好的心情，预防呃逆发生。

3.适量运动 "饭后百步走，能活九十九"。饭后适度运动有助于食物的消化，切忌饭后久坐久卧。在睡前可进行揉腹运动，顺时针及逆时针交替揉腹，有助于脾胃消化食物且疏通中焦气机。

❀ 治 ❀

1.胃火上逆

【证候】呃声洪亮有力，冲逆而出，口臭烦渴，多喜饮冷，脘腹满闷，大便秘结，小便短赤，舌质红苔黄燥，脉滑数。

【治法】清热泻火，和胃降逆，通腑降气。

【方药】竹叶石膏汤加减。

生石膏30g 知母10g 北沙参30g 麦冬20g 姜半夏10g 柿蒂10g 竹茹15g 甘草5g

2.胃中寒实

【证候】呃声沉缓有力，胸膈及胃脘不舒，得热则减，遇寒则甚，进食减少，口淡不渴，舌淡苔白，脉迟缓。

【治法】温中散寒，降逆止呃。

【方药】丁香柿蒂汤加减。

丁香3g 柿蒂10g 干姜6g 党参10g 刀豆30g 姜半夏15g

3. 气机郁滞

【证候】呃逆连声，常因情志不畅而诱发或加重，胸胁满闷，脘腹胀满，纳减嗳气，肠鸣矢气，善太息，苔薄白，脉弦。

【治法】疏肝解郁，降逆止呃。

【方药】五磨饮子合旋覆花代赭石汤加减。

木香10g　沉香6g　槟榔15g　乌药12g　旋覆花10g（包煎）　代赭石30g　党参10g　莱菔子30g　厚朴15g　苏梗10g　炙甘草6g

4. 脾胃阳虚

【证候】呃声低长无力，气不得续，泛吐清水，脘腹不舒，喜温喜按，面色㿠白，手足不温，食少乏力，大便溏薄，舌质淡，苔薄白，脉细弱。

【治法】温补脾胃，和中降逆。

【方药】理中汤合小半夏汤加减。

人参12g　干姜10g　炒白术10g　吴茱萸5g　丁香3g　柿蒂10g　刀豆30g　姜半夏10g　茯苓15g　炙甘草10g

❖ 养 ❖

1. **饮食调养**　治疗期间应合理饮食，缓慢进食，不可过饥过饱。饮食寒热适宜，清淡为主，不可偏嗜。

2. **精神调养**　情绪与疾病相互影响，良好的情绪可以促进疾病的康复。

3. **穴位按摩**　按压耳穴交感、脾、胃、大肠、膈区可促进呃逆的恢复。

4. **食疗调养**

韭菜籽散：韭菜籽50g放入铁锅内炒熟，研成细末，每次服用6g。

柿蒂红糖汤：柿蒂30g，加水600毫升，水煎30分钟，过滤取汁，加入红糖30g，可分3次喝完，降逆止呃。

医案

夏某，男，71岁。2019年7月8日初诊

主诉：呃逆频频4天。

现症：频频打嗝，打嗝后恶心，吐出少许涎痰，口苦，右胁部胀痛，饮食尚可，二便正常，舌质红，苔白腻，脉弦。

中医诊断：呃逆（肝郁气滞，肝胃不和，痰湿阻滞，胃气上逆）。

【治法】疏肝理气，和胃降逆。

【方药】四逆散合平胃散加减。

竹叶15g　柴胡15g　麸炒枳实15g　白芍20g　炒莱菔子20g　姜厚朴15g　木香12g　麦芽30g　海螵蛸15g　陈皮15g　槟榔12g　炙甘草6g

3剂，水煎服。2日1剂，1日3次。

2021年8月15日，患者因又出现频频打嗝前来就诊。病人自述服上方3剂后打嗝止，右胁胀痛已愈。今日因饮食问题呃逆又作，仍用上方原方3剂。后电话随访，病已痊愈。

按：该患者呃逆急性发作，诊断为肝郁气滞实证且伴有中焦痰湿不通，方用四逆散合平胃散加减。患者呃逆同时伴有恶心呕吐，故方中重用莱菔子，降气消痰，加槟榔破气除胀满，再加木香、陈皮、厚朴理气和胃止痛。诸药合用，共奏疏肝行气，下气消痰、和胃止呃之功。

（刘运来，江苏省赣南医学院第一附属医院）

腹　痛

概述

腹痛是指胃脘以下、耻骨毛际以上部位发生的疼痛。

西医学中的急慢性胰腺炎、肠易激综合征、消化不良、胃肠痉挛、不全性肠梗阻、肠系膜和腹膜病变、腹型癫痫、腹型过敏性紫癜、肠道寄生虫、泌尿系结石等皆可见腹痛症状，可参本篇治疗。但淋证、泄泻、外科、妇科疾病等引起的腹痛应参照相关疾病进行治疗。

腹痛的原因，《素问·举痛论》认为"寒气客于肠胃之间，膜原之下，血不得散，小络急引故痛""热气留于小肠，肠中痛，瘅热焦渴，则坚干不得出，故痛而闭不通矣"。汉代张仲景《金匮要略》中提出了腹痛虚实的不同表现。宋代杨士瀛《仁斋直指方》说："气血、痰水、食积、风冷诸症之痛，每每停聚不散，惟虫病则乍作乍止，来去无定，又有呕吐清沫之可验。"将腹痛分为寒热、死血、食积、痰饮、虫等。其后金元时期的李东垣在《医学发明·泄可去闭葶苈大黄之属》中提出"痛则不通"，确立了腹痛的基本病机。从各大医家的论述可以发现，腹痛主要是由外邪所伤、饮食不节、情志失调、素体不足、跌扑损伤所致的脏腑气机壅滞或脏腑失于温煦导致的。脏腑则主要为脾、胃、肝、胆、肾、膀胱、大肠及小肠。

防

1.起居宜慎 寒凝血脉,暑、湿、热侵入导致的气机阻滞及脾胃升降失常均会引起腹痛。应注意腹部的保暖,暑湿天气应合理使用空调降温,有条件的还可以通过旅游避开极端的天气。适当活动,保持合适的体脂率,避免痰湿在体内聚集。劳逸结合,保持身体良好的状态,有助于抵御外邪的入侵。

2.情志需调 过喜会导致气血流动缓慢,过怒、过恐会导致气逆,过忧、过思会导致气机郁结,过悲、过惊会导致气的消散,最终都会致气机不畅而痛。故应做好情绪管理,避免情绪剧烈波动或长时间处于异常的情绪当中。应通过提升自己的能力解决导致情绪异常的问题,或改变对问题的认知,调整生活、学习等目标,逐步达到自身情绪平衡。

3.饮食适当 避免挑食、偏食,饮食温度应适宜,不暴饮暴食,不食过于粗糙和刺激性强的食物,减少对胃肠等脏腑直接或间接的损伤,避免腹痛的发生。新鲜、干净及熟制食物有利于避免秽浊之气及虫积导致的腹痛。

4.病后要养 泄泻、痢疾、黄疸等疾病恢复期及手术后应注意调养。根据损伤的情况,予以健脾和胃、健脾除湿及活血化瘀等治疗,避免遗留后遗症,引发腹痛。

治

1.肝郁气滞

【证候】腹痛胀闷,痛无定处,痛引少腹,或兼痛窜两胁,时作时止,得嗳气或矢气则舒,遇忧思恼怒则剧,善太息,舌质红,苔薄白,脉弦。

【治法】疏肝解郁,理气止痛。

【方药】柴胡疏肝散加减。

柴胡15g　枳实15g　白芍20g　炙甘草6g　川芎10g　香附10g　陈皮10g。

气滞重，胁肋胀痛者，加川楝子、郁金；痛引少腹睾丸者，加橘核、荔枝核、川楝子；肝郁日久化热者，加丹皮、栀子、川楝子，疏肝清热。

2.实热阻滞

【证候】腹痛拒按，烦渴引饮，大便秘结，或溏滞不爽，潮热汗出，小便短黄，舌质红，苔黄燥或黄腻，脉滑数。

【治法】泄热通腑，行气导滞。

【方药】大承气汤加减。

大黄12g　芒硝12g　枳实9g　厚朴15g

燥结不甚，湿热较重，大便不爽者，去芒硝，加栀子、黄芩、黄柏；气滞明显，两胁胀痛，大便秘结，可用大柴胡汤。

3.中虚脏寒

【证候】腹痛绵绵，时作时止，喜温喜按，畏寒怯冷，神疲乏力，气短懒言，纳食不佳，面色萎黄，大便溏薄，舌质淡，苔白，脉弱或沉缓。

【治法】温中补虚，缓急止痛。

【方药】小建中汤加减。

桂枝15g　芍药30g　生姜15g　炙甘草10g　大枣10g　饴糖60g

寒重者，重用桂枝、生姜；气虚重加黄芪，血虚重加当归。腹痛下利清水，脉微肢冷，脾肾阳虚，可用附子理中汤；若大肠虚，积冷便秘，可用温脾汤；中气大虚，少气懒言，可用补中益气汤。

笔者在治疗其他类型的腹痛方面，寒邪内阻的腹痛，除使用良附丸合正气天香散外，使用藿香正气散的效果亦不错；寒邪内阻损伤阳气重的，可使用理中汤、附子理中汤；饮食积滞的腹痛，轻者使用保和丸，重者使用枳实导滞丸；单纯瘀血内停的腹痛较少见，可使用少腹逐瘀汤加减，更多瘀血内停的腹痛兼夹于其他慢性腹痛当中，治疗时应注意活血化瘀法的使用。

在治疗腹痛的过程中，腹痛的不同阶段治疗的侧重有所不同。腹痛的初期，或腹痛加重的阶段，多数有诱因，或受寒，或暴饮暴食，或情绪波动，或有不洁饮食，应主要针对其诱因进行相应的治疗。腹痛的整个病程中，应该注意行气止痛法的使用。腹痛的后期，主要处理疾病初期导致的气虚、阴虚、湿阻、气滞、脾胃受纳功能受损等病况。注意根据患者病情阶段的变化及时调整处方，避免药过病所，造成医源性损伤。

❧ 养 ❧

1.腹痛剧烈时，应卧床休息　禁食，或少量进食流质、半流质饮食。缓解后，饮食宜清淡、易消化之品，忌生冷、辛辣、肥甘厚腻之品。

2.生活调养　注意避免外感邪气的侵袭造成再次损害，避免过劳，合理膳食，规律作息，按时复诊，避免各种诱发腹痛的因素。

3.精神调养　避免各种极端情绪，保持心情舒畅，以防情绪不畅导致气机郁滞，加重病情。

4.药物调养　病后应根据辨证及患者的病情，适当予以较平和方药调养。

5.针灸调养　针灸对部分急性疼痛有较好的效果，可选用内关、支沟、照海、巨阙、足三里等；寒性、虚性腹痛可以灸神阙。

6.食疗调养

薏苡仁红枣粥：薏苡仁20g、红枣7个、粳米50g，白糖少许。红枣洗净，温水浸泡15分钟，加入薏苡仁、粳米，大火煮沸10分钟后加入白糖，改为中火煮半小时以上。如薏苡仁未烂，还可加水再煮。作早餐或下午加餐食用。功能补脾胃，利湿热，养心气。适用于湿热导致的腹痛。

莲子粥：莲子50g、糯米或粳米50g，红糖或蜂蜜1匙。莲子开水泡胀，剥皮去芯后冷水小火煮半小时，至熟而不烂时盛起。糯米或粳米洗净，冷水适量，大火烧开10分钟后加入莲子及汤，加糖，再改用小火慢炖半小时。作早餐或下午加餐。

医案

梁某，女，60岁。2020年1月14日初诊

主诉：腹痛21天。

刻下症：21天前患者进食较多生鱼片后出现腹痛，以脐周痛为主，同时有上腹及下腹疼痛，无恶心、呕吐、腹泻等。纳可，眠差，大便难解，小便正常。腹平软，脐周明显压痛，剑突下轻压痛，下腹耻骨上附近压痛，无反跳痛及肌紧张。舌淡红，苔白厚，脉滑。

中医诊断：腹痛（寒邪内阻，饮食积滞）。

西医诊断：急性胃肠炎。

【治法】散寒止痛，消食导滞。

【方药】正气天香散加减。

乌药15g　醋香15g　陈皮15g　紫苏叶15g　干姜15g　广藿香15g　佩兰15g　山楂30g　红曲6g　炒火麻仁20g　炒稻芽30g

4剂，每日1剂，水煎服。忌生冷油腻食物。

2020年1月18日二诊　患者诉腹痛明显减轻，大便改善，舌淡红，苔花剥，脉滑。

原方加太子参20g，2剂。

2020年1月20日三诊　腹痛缓解，守方5剂。

后随访，腹痛未再发作，但服药稍感口干，嘱其减量服用后未诉不适，腹痛未再复发。

按： 本例为复合型腹痛，在气温较低的季节进食生冷而发，考虑为寒邪内阻，可疑不洁饮食及暴饮暴食，故考虑食滞，同时还有"鱼蟹之毒"的损伤。结合舌脉，支持本证。故选用正气天香散散寒，加藿香、佩兰芳香去浊，红曲、山楂、炒稻芽消食和胃。另用火麻仁辅助排便。全案方药对症，使内寒得除，食滞得消，故收效甚佳。

（张雪锋，主治医师，重庆市九龙坡区中医院）

泄 泻

概述

泄泻是指排便次数增多，粪便清稀或呈水样，并伴有腹胀、腹痛、肠鸣等表现的病证。

西医学中的急慢性肠炎、结肠炎、肠结核、消化不良、胃肠神经功能紊乱等疾病出现的腹泻均可参考本病辨证论治，中医均称为"泄泻"。

泄泻的病因病机正如《素问·阴阳应象大论》所说："清气在下，则生飧泄，浊气在上，则生䐜胀……湿胜则濡泻……春伤于风，夏生飧泄。"《素问·举痛论》也说："寒气客于小肠，小肠不得成聚，故后泄腹痛矣。"其后，李东垣专论"胃虚泄泻"之说。张景岳更进一步指出："泄泻之本，无不由于脾胃……若饮食失节，起居不时，以致脾胃受伤，则水反为湿，谷反为滞，精华之气不得输化，乃致合污下降，而泄痢作矣。"从古今医家所论得知，泄泻的病因病机主要是外邪所伤、寒热失调、湿邪所胜致胃肠功能障碍；亦有因五脏功能异常，影响胃肠而发病的。本病症一年四季均可发生，以夏、秋季节较为多见。

防

1.饮食有节 饮食有节制、有规律。提倡饮食定时定量，不过饥过饱，不过冷过热，不暴饮暴食，不偏嗜生冷、辛辣、油腻食品。讲究饮食卫生，饭前洗手，饭后漱口，不食腐败变质、污染的食物。

2.寒温得宜 中医认为饮食有寒、热、温、凉四种属性和酸、苦、甘、辛、咸五种味道。而人的体质又有寒、热、虚、实与常体的不同，只有适其寒温，和其五味，才能使人骨正筋柔，气血流通，腠理密固，脾胃康泰。如果寒热过胜，五味过偏，极易造成胃肠功能障碍而发生泄泻。因此饮食应合理搭配，既要营养全面均衡，又要生活起居亦寒温得宜。贪凉嗜冷，腹部受凉，容易导致腹痛腹泻，也应尽量避免。

3.情志宜畅 脾胃功能正常有赖肝气的条达。忧思恼怒，精神紧张，以致肝气郁结，横逆犯脾，运化失常，可成泄泻。因此，保持乐观豁达的情绪，也是预防泄泻的方法之一。

4.适量运动 久坐少动，气滞纳呆，不利于食物消化。齿宜常叩，腹宜常摩，适时运动，可防止食滞肠胃泄泻的发生。

❧ 治 ❧

1.寒湿或风寒泄泻

【证候】泄泻清稀，甚至水样，肠鸣腹痛，脘闷食少，或兼恶寒发热，鼻塞头痛，肢体酸痛等症，苔薄白或白腻，脉濡缓。

【治法】解表散寒，芳香化浊。

【方药】藿香正气散为主方，湿邪偏重用胃苓汤。

藿香15g 法半夏15g 茯苓15g 陈皮15g 白术15g 白芷15g 紫苏15g 桔梗15g 厚朴15g 大腹皮15g 生姜15g 甘草6g

2.湿热或暑湿泄泻

【证候】泄泻腹痛，泻下急迫或泻而不爽，肛门灼热，粪色黄褐而臭，烦热口渴，尿黄短少，舌苔黄腻，脉濡数或滑数。

【治法】清热化湿。

【方药】葛根芩连汤加味。

葛根20g　黄连10g　黄芩15g　甘草6g

湿重加藿香15g、苍术12g、厚朴15g，夹食加神曲20g、山楂20g、麦芽20g，夏暑时节酌加藿香、香薷、荷叶。

3.脾胃虚弱泄泻

【证候】大便时溏时泄，水谷不化，纳差食少，不耐油腻，脘腹胀满，面色萎黄，肢倦乏力，舌淡苔白，脉细弱。

【治法】健脾益气。

【方药】参苓白术散加减。

人参10g　茯苓15g　白术15g　山药20g　莲子20g　桔梗15g　薏苡仁20g　砂仁12g　扁豆20g　甘草6g　炮姜12g

气虚不摄可合用补中益气汤，阴寒内盛加附子、吴茱萸、肉桂。

除以上证型外，笔者还常以保和丸为主消食导滞，治疗食滞肠胃的泄泻；以痛泻要方为主抑肝扶脾，治疗肝气乘脾的泄泻；以四神丸加附片、炮姜、人参、白术、黄芪等温肾健脾、固涩止泻，治疗脾肾阳虚的五更泻。均能收到满意的临术疗效。

因上述各型泄泻有时独见，有时相兼并见，而且又可以相互转化，所以各种治法应随证配合使用。一般而言，实证以祛邪为主，风寒外束宜疏解，暑热宜清化，伤食宜消导，湿盛应分利；虚证以扶正为主，脾肾阳虚宜温补，中气下陷宜升提，久泄不止宜固涩，七情不和宜疏理。泄泻初起不可骤用补涩，以免闭门留寇；久泻不止又不可分利太过，以免耗伤阴液。

❀ **养** ❀

1.**饮食有节**　治疗期间应注意饮食调养，做到饥饱适宜，寒温相适，以清淡易消化食品为主，切忌暴饮暴食和生冷、油腻、辛辣及不易消化之物。对于急性泄泻，必要时还须短暂禁食，仅喝米汤或糖盐开水，还胃肠以休养之机。

2.生活调养 应适寒温，慎起居，避免外感和腹部受凉。

3.精神调养 保持乐观情绪，避免无端生气，使肝气舒达，脾气健运，有利泄泻康复并减少复发。

4.针灸理疗 对慢性泄泻脾虚者，艾灸太白、足三里、脾俞；肾虚者，艾灸关元、命门。

5.食疗调养

莲子羹：莲子150g（去心）、芡实150g、山药300g。诸药炒熟焙干，研为细末。每日2次，每次20~30g，加水熬至成羹食之。或用药粉15~20g加入米粥中煮食亦可。功能健脾养胃，实脾止泻，适用于久病脾胃虚弱之泄泻。

黄芪茯苓粥：黄芪90g、茯苓60g、山药60g、干姜30g，大米或糯米50~100g。诸药烘干为细末，装瓶备用。煮粥将成时加药末15~20g同煮，早晚作主食或为佐餐。功能益气健脾，温中止泻。适用于久病脾胃气虚，虚寒泄泻。

医案

陈某，男，52岁。2020年11月12日初诊

主诉：腹痛腹泻，再发1周。

刻下症：自两年前胆囊摘除后即反复发生腹痛腹泻，常因恼怒或情绪紧张，或多食油腻而发。本次发作已逾一周，大便黏滞稀溏，或有黏液，每日3~4次，伴腹胀腹痛，痛则欲便，泻后方舒。同时伴纳差脘痞，呃逆，口苦，口干不饮，性情急躁，舌尖边红，苔微黄稍厚腻，脉弦滑。

中医诊断：泄泻（肝气乘脾，脾虚湿滞）。

西医诊断：慢性肠炎。

【治法】抑肝扶脾，清热化湿。

【方药】痛泻要方、柴芍六君汤合平胃散加减。

柴胡15g　白芍15g　陈皮15g　防风15g　党参30g　白术15g　法半夏15g　茯苓15g　黄连10g　木香15g　砂仁12g　苍术15g　厚朴15g　藿香15g　枳壳15g　茵陈15g　炒麦芽30g　甘草6g

6剂，每日1剂，水煎服。忌食油腻辛辣刺激食物。

2020年11月19日二诊　腹痛腹胀减轻，大便次数减少，粪便较前变干。

原方减防风、陈皮，加葛根。6剂。

2020年12月3日三诊　泄泻已止，大便基本成形，腹痛脘痞消失，纳食增加。

19日处方加山楂、神曲，6剂。

后随访，恢复正常，腹痛腹泻至今未见复发。

按：本例为复合型泄泻，既有肝逆犯脾的见证，又有脾虚湿滞化热之舌脉。故选用痛泻要方抑肝扶脾，柴芍六君汤疏肝和胃健脾，平胃散加藿香芳香化湿，黄连清热，茵陈蒿清热利胆，方药对症，使肝气条达，脾气得健，邪有去路，气机调畅，故收效甚佳。

（黄兴谷，主任中医师，重庆市名中医，

重庆市渝中区中医院原院长）

便　秘

概述

便秘是以大便排出困难，排便周期延长为主要表现的病证。

现将马有度教授治疗便秘的独到见解和临床经验归纳总结如下。

防

1. **足量饮水**　保证充足的液体摄入量，晨起空腹饮温热白开水200毫升。

2. **合理膳食**　五谷蔬果要多吃，饮食均衡不偏食，少吃肥甘厚腻。

3. **定时排便**　起居要有常，生活要规律，排便要定时。

4. **运动调护**　每天坚持运动有助于排便。

治

马有度教授强调，治疗便秘分清虚实最为关键。实证便秘，一是热秘，二是气秘。虚证便秘则分气虚、血虚、阴虚、阳虚4种类型。

1. **热秘**　常用麻子仁丸，以大黄、麻子仁泄热润肠通便为主，辅以杏仁降气润肠，白芍养阴舒肠，厚朴、枳实行气除满，再加白蜜辅助润肠。

如果热秘特甚，酌加玄明粉则奏效更捷。

2. 气秘　常用六磨汤，以乌药、木香行气，沉香降气，枳实、槟榔下气，再加大黄通下。

3. 气虚秘　常用补中益气汤加麻子仁、肉苁蓉、白蜜。也可用黄芪汤，以黄芪峻补脾肺之气为主，辅以麻子仁、白蜜润肠，陈皮理气。

4. 血虚秘　常用润肠丸，以当归、生地补血养阴为主，辅以麻仁、桃仁润肠通便，辅以枳壳破气下行。

5. 阴虚秘　常用六味地黄汤加玄参、麦冬、麻子仁、白蜜。

6. 阳虚冷秘　常用桂附地黄汤加肉苁蓉、锁阳、当归、白蜜。也可用济川煎，以肉苁蓉温肾润肠为主，辅以牛膝补肾下行，再以升麻、枳壳、泽泻升清降浊。

马有度教授治疗功能性便秘、习惯性便秘总结出加味枳术通便汤（生白术、枳壳、生地、肉苁蓉、郁李仁、决明子、当归），屡用屡验。

马老强调，各方药剂量要足够，临床首先重用生白术、生地各30g，肉苁蓉、郁李仁、决明子各20g，枳壳、当归各10g。

养

1. 饮食调养　足量喝水，排便可畅，一日三餐定时定量。

2. 食材选择　多吃富含膳食纤维的蔬菜水果，利于排便。

3. 食疗调养

木耳萝卜汤：黑木耳20g、白萝卜250g水煎，佐餐食用，每日2次。

五仁粥：芝麻、松子仁、胡桃仁、桃仁、甜杏仁各10g，粳米50g。共煮稀粥。加蜂蜜适量，每日早、晚服用。

医案

王某，女，86岁。2020年11月8日初诊

主诉：大便不畅，少气懒言，时有自汗7个月。

现症：大便四五日一次，排便困难，虽有便意，无力排出，气短倦怠，自汗，舌淡红，苔薄白，脉虚。

中医诊断：气虚便秘。

西医诊断：功能性便秘。

【治法】益气润肠。

【方药】加味枳术通便汤加减。

生白术30g　枳壳15g　郁李仁20g　决明子20g　焦山楂15g　神曲10g　鸡内金10g　炒二芽各10g　炒莱菔子12g　炙黄芪30g　防风10g　甘草6g　大枣10g

七剂，每日一剂，水煎服，一日三次温服。忌食油腻辛辣刺激食物，同时指导患者做腹部穴位推拿，按揉天枢、中脘、足三里等穴位。

2020年11月14日二诊　服药后大便每日一次，汗出减，仍感神疲乏力。

黄芪加量为50g，其他药物不变，继续7剂。

2020年11月21日三诊　自诉大便畅快，排便有力，食量增加，气短乏力明显减轻。

守方，继续配合食疗，穴位按摩。

后随访，未再出现便秘。

杨莉，女，64岁。2021年5月15日初诊

主诉：大便难二月余，伴饮食欠佳，寐不安，头痛2周。

现症：大便难，五六日一次，近来饮食不佳，消化不良，睡眠差，易醒，舌淡红，苔薄白，脉细。

中医诊断：便秘失眠，心脾两虚。

西医诊断：功能性便秘。

【治法】健脾通便，养心安神。

【方药】加味枳术通便汤合酸枣仁汤加减。

生白术50g　枳壳15g　郁李仁30g　决明子30g　当归15g　炒枣仁30g　知母30g　川芎12g　茯神30g　夜交藤30g　延胡索15g　白芷12g　焦山楂30g　龙眼肉10g　甘草6g　大枣10g

7剂，每日1剂，水煎服，一日3次温服。

2021年5月22日二诊　自诉大便通畅，睡眠好转，舌淡红，苔薄白，脉细。

效不更方，再进7剂，每日1剂，水煎服。忌食油腻辛辣刺激食物。

后随访患者，患者诉口服7剂后便秘、头痛、失眠诸症消失。

刘某，女，50岁。2018年6月22日初诊

现症：平素饮食不规律，近两年来反复便秘，时有大便干结如羊屎，常三四日一解。2013年查体发现慢性胃窦炎、血脂偏高。现大便干结难解，伴有胃脘胀满，食欲不振，少气懒言，神疲乏力，头晕眼花，面色少华，失眠多梦，舌淡苔白，脉细弱。服其他通便药可暂时通便，现求中医从本而治。

中医诊断：便秘（气血不足）。

【方药】补中益气汤合加味枳术通便汤加减。

生晒参12g　黄芪30g　生白术30g　当归15g　陈皮10g　升麻10g　柴胡10g　枳壳15g　肉苁蓉30g　郁李仁30g　决明子30g　炒酸枣仁30g　焦山楂15g　神曲10g　鸡内金10g　炙甘草6g

7剂，每日1剂，水煎服。

2018年6月29日二诊　服药7剂，便秘、胃脘胀满明显好转，少气懒言、神疲乏力、失眠多梦减轻，食欲增加。

方药对症，效不更方。因前来门诊不便，原方再进10剂，每日1剂，

水煎服。嘱其大便正常或稍稀软时可两日进服1剂。忌辛辣燥烈之品。

后电话随访，便秘已愈，仅偶有乏力，他症全无。

按：本案因平素饮食不规律，损伤脾胃，导致脾失健运，脾胃气机升降失调，故见胃脘胀满、食欲不振等症。而脾失健运也会导致气血生化乏源，其中脾气不足，土不生金，可致大肠传导无力，或阴血生成不足，不能下润大肠，肠道干涩，均可导致便秘发生，故见时有大便干结如羊屎，常三四日一解等症状。气虚则推动激发无力，脏腑功能活动减退，形神失养，故见少气懒言，神疲乏力；脾虚血液生成不足，不能濡养头目，则见头晕眼花，面色少华；心神失养则见失眠多梦。而舌淡苔白，脉细弱，均为气血不足之征。方中补中益气汤补益中气，培土生金，助力大肠传导，合用加味枳术通便汤健脾益肾、行气消痞、润肠通便，且方中当归配黄芪，寓当归补血汤之义，益气生血，共奏通便之效。方中酸枣仁养血安神、焦山楂、神曲、鸡内金消食和胃，乃针对失眠多梦、食欲不振而设。本案虽辨为气血不足之便秘，脏腑辨证当属心脾两虚证，因此可运用。

（黄腾，中医师，重庆市合道堂名医馆，师承马有度教授）

胁　痛

概述

　　胁痛是指以一侧或两侧胁肋部疼痛为主要表现的病证，古代又称"胠胁痛""季肋痛""胁下痛"等。肝脏居于胁下，其经脉布于两胁，肝胆相表里，故本病主要与肝胆有关。西医学急慢性肝炎、胆囊炎、胆结石、肋间神经痛等以胁痛为主要表现者，均可参考本篇辨治。

防

　　1.调摄情志　本病和情绪有很大关系。中医认为，肝主疏泄而性喜条达，若情志失调，暴怒伤肝，抑郁忧思，可致肝失条达，疏泄不利，气机郁结，发为肝郁胁痛。清代尤怡《金匮翼》说："肝郁胁痛者，悲哀恼怒，郁伤肝气。"气行则血行，气滞则血瘀，若气郁经久不解，可致血瘀，出现瘀血胁痛。《临证指南医案》说："久病在络，气血皆窒。"气滞和血瘀常先后出现或同时存在。因此应注意调摄情志，保持情绪稳定，心情愉快，减少不良的精神刺激，如过怒、过悲及过度紧张。

　　2.慎防跌仆　跌仆外伤或强力负重使胁络受伤，瘀血阻塞可发为胁痛，如《金匮翼》说："凡跌仆损伤，污血必归胁下故也。"

3.**饮食节制** 饮食不节，过食肥甘，脾失健运，湿热内生，进而致肝胆失于疏泄，可发为胁痛。饮食宜清淡，少吃辛辣、油腻、甜食等助湿生热的食物。

4.**避免外邪** 湿热之邪外袭，郁结少阳，枢机不利，肝胆经气失于疏泄，可致胁痛。《素问·缪刺论》说："邪客于足少阳之络，令人胁痛不得息。"

此外，久病耗伤或劳欲过度导致精血亏虚，肝阴不足，血虚不能养肝，也会出现胁痛。《景岳全书·胁痛》指出："凡房劳过度，肾虚羸弱之人，多有胸胁间隐隐作痛，此肝肾精虚。"因此，要注意调养，避免房劳过度。

治

胁痛多为"不通则痛"和"不荣则痛"。其中，气滞、血瘀属于不通则痛，气滞胁痛多为胀痛，血瘀胁痛多为刺痛；血虚、阴虚属于不荣则痛，其疼痛多为隐痛。

1.肝郁气滞

【证候】胁肋胀痛，走窜不定，甚则引及胸背肩臂，疼痛每因情志变化而增减，得嗳气而胀痛稍舒，胸闷腹胀，纳少口苦，舌苔薄白，脉弦。

【治法】疏肝理气。

【方药】逍遥散、柴胡疏肝散加减。

柴胡6g　当归10g　白芍10g　白术10g　茯苓10g　制香附10g　青皮6g　郁金6g　延胡索10g　薄荷3g　甘草3g

方中柴胡疏肝解郁，配香附、青皮、郁金、延胡索加强疏肝理气作用；当归、白芍养血柔肝；白术、茯苓、甘草健脾和胃；薄荷可增强柴胡的疏肝条达之功。

气郁化火，症见胁肋掣痛，口干口苦，烦躁易怒，溲黄便秘，舌红苔黄，脉弦数者，加丹皮、栀子、黄芩、夏枯草；气滞兼见血瘀者，加丹参、赤芍、五灵脂；胃失和降，恶心呕吐者，加半夏、陈皮、生姜、竹茹。

2.瘀血阻络

【证候】胁肋刺痛，痛有定处，痛处拒按，入夜痛甚，胁肋下或见有癥块，舌质紫暗，脉沉涩。

【治法】活血化瘀，疏肝通络。

【方药】膈下逐瘀汤加减。

桃仁10g　赤芍10g　乌药6g　延胡索10g　当归10g　川芎6g　五灵脂10g　红花6g　香附10g　枳壳6g

方中桃仁、红花、当归、川芎、五灵脂、赤芍等活血化瘀；香附、乌药、延胡索、枳壳行气止痛，气行则血行，以助祛瘀之力。

瘀血较重，或有明显外伤史者，以逐瘀为主，选用复元活血汤，酌加三七、乳香、没药等以加强化瘀止痛之功。可加三七粉或云南白药另服。

3.肝阴不足

【证候】胁肋持续隐痛，遇劳加重，口干咽燥，心中烦热，头晕目眩，舌红少苔，脉细弦而数。

【治法】养阴柔肝，和络止痛。

【方药】一贯煎加味。

沙参12g　麦冬10g　当归10g　生地15g　枸杞子10g　川楝子10g　白芍6g　知母10g　黄柏6g

方中沙参、麦冬、生地、枸杞子滋养肝肾，养阴生津；知母、黄柏滋阴清热；当归、白芍养血柔肝和络；川楝子疏肝理气止痛。

阴亏过甚，舌红而干，口渴多饮者，可加石斛、玉竹、天花粉、玄参、天冬；心神不宁，心烦不寐者，可加酸枣仁、五味子、炒栀子、合欢皮；肝肾阴虚，头目失养，见头晕目眩、视物昏花者，可加女贞子、墨旱莲、黄精、熟地黄、桑椹、菊花。

在临床上，气郁、血瘀、湿热、阴虚等证型往往相互兼夹，治疗上要分清主次才能取得较好疗效。

※ 养 ※

本病的精神调护非常重要，可通过倾诉、唱歌减少疼痛带来的情绪波动；或通过安慰、鼓励振奋患者精神，缓解和消除躯体疼痛感。注意劳逸结合，起居有常，顺应四时变化。

以下食疗和按摩方法可在药物治疗的同时配合应用。

1.食疗 平素宜多吃一些能够理气、行气的食物，如黄花菜、萝卜、丝瓜、佛手、金橘、玫瑰花等，忌食肥甘辛辣、生冷不洁的食物，勿嗜酒。

玫瑰花茶：玫瑰花10g，沸水浸泡后代茶饮。可根据个人口味，调入冰糖或蜂蜜改善口味。本方理气解郁，活血散瘀，适用于肝郁气滞，两胁胀痛，急躁易怒，月经不调等症。

萝卜粥：白萝卜100g、粳米100g。将白萝卜洗净切碎，与粳米加水如常法煮成稀粥。或将萝卜捣汁，每次取100毫升左右，待粥将成时加入煮沸即可。早晚温热服食，一周为一疗程。本方理气解郁，消食化痰，适用于肝郁气滞，横犯脾胃，脘腹胀满，不思饮食等症。

2.按摩 推擦胸胁：将双手对搓至发热，然后将掌心贴在两胁肋处，稍用力搓。搓至两胁肋发烫，仿佛有一股热流通过，可促进肝气舒畅。

乳头直下第六肋间隙中，是期门穴。本穴为肝经位置最高的穴，可疏肝健脾、理气活血，主治胸胁胀满疼痛、呕吐、呃逆、吞酸、腹胀等症。按摩时用手从后向前推该穴位，每次推36下，每天3次。也可用拇指按揉期门穴 100~200 次，每天坚持，可改善胸胁痛。

医案

李某，女，52 岁。2012 年 3 月 6 日初诊

主诉：右胁胀痛加重 3 天，因生气引起，查肝胆彩超未见明显异常。

刻诊：右胁胀痛，嗳气，纳减，有时乳房胀痛，舌红苔薄白，脉弦。

中医诊断：胁痛（肝气郁结证）。

【治法】疏肝解郁。

【方药】逍遥散加减。

柴胡 10g　炒枳壳 15g　炒白芍 15g　当归 10g　炒白术 10g　炒枳实 15g　厚朴 15g　香橼 10g　佛手 10g　三棱 6g　莪术 6g　醋香附 15g　青皮 15g　郁金 15g　川楝子 6g　炙甘草 6g

3 剂水煎服，日 1 剂。

二诊　右胁胀痛减轻，嗳气减，饮食增加，舌红苔薄白，脉象较前柔和。

继予原方 3 剂，症状消除。

按：本患者因生气导致胁肋胀痛，属于典型的肝郁胁痛。本方以逍遥散为主，疏肝健脾，并加入香橼、佛手、三棱、莪术等理气活血之品，肝郁得解，气血顺畅，故诸症消除。

（谭洪福，中医师，山东省淄博市淄川区东关社区卫生服务站）

脂肪肝

概述

脂肪肝又称为脂肪性肝病，分为酒精性脂肪肝和非酒精性脂肪肝，是脂质代谢异常的临床病理综合征，是常见的慢性肝病之一。

中医治疗脂肪肝针对不同患者的症状、性格、体型等，抓住同病异治、异病同治的证治原则，给予中药汤剂、颗粒剂、膏方、针、灸、浴足、康复保健等多种疗法，对机体的多靶点作用，与西医治疗脂肪肝整体化、综合化、个体化原则不谋而合。笔者运用"三辨理论"（即辨病、辨体质、辨证）治疗脂肪肝，收到良好效果。

防

中医治疗讲究治未病，这是精髓。运用中医治未病理论指导脂肪肝的防治，是降低发病率、提升治愈率的有效途径。在中医治未病思想指导下，提倡健康的生活方式，合理饮食，适度运动，戒酒限烟以预防脂肪肝。

1. 欲病救萌，防微杜渐　加强锻炼，饮食适宜，劳逸结合，积极治疗原发病，控制体重，降低血脂，控制糖尿病、高血压、高脂血症。

2.伏病调治，防其发作 积极辨证调治，针对痰、湿、瘀、热之邪实和肝、脾、肾三脏功能失调进行施治，防止病邪在一定条件下发作而致病。

3.辨识体质，养生防病 主要从生活起居、饮食、情绪等方面进行调理。

4.已病早治，防其传变 通过中医理论综合干预治疗，既病防变，掌握脂肪肝的发展趋势，辨证施治，防止其向肝硬化、肝癌转化。

5.病后调摄，防其复发 劳逸结合，合理饮食，保证睡眠，适当运动，保持良好心态，以防止疾病复发。

❖ 治

脂肪肝是脾失健运，痰湿内阻，气滞血瘀，瘀滞不通，郁久化热，热毒内蕴而成。笔者针对病因病性提出"三辨理论"，重点是辨病，与辨证相结合，兼顾辨体质。笔者运用"三辨理论"门诊治疗共计1500余位脂肪肝患者，有效率达到71%。

1.脂肪肝合并转氨酶偏高

蒲黄15g　当归5g　丹参30g　赤芍10g　决明子30g　三七5g　山楂30g　茵陈30g　魔芋粉15g　大黄6g　青黛6g　郁金10g　枸杞子16g　五味子15g　薏苡仁30g　泽泻12g　荷叶30g　厚朴15g　大腹皮15g　知母9g

水煎服，一日3次，每次150毫升。3个月为一疗程。

2.脂肪肝合并胆囊炎

广藿香9g　苍术12g　白豆蔻9g　生甘草3g　山楂15g　决明子30g　生牡蛎15g　茵陈15g　青皮9g　厚朴9g　浙贝9g　炒麦芽15g　鸡内金30g　猪苓15g　金钱草30g　海金沙30g　威灵仙30g　金铃子15g

水煎服，一日3次，每次150毫升。3个月为一疗程。

3.脂肪肝合并乙肝病毒携带

广藿香9g　厚朴9g　大豆黄卷15g　浙贝9g　芦根15g　冬瓜仁15g　白

豆蔻9g　薏苡仁15g　滑石12g　山楂15g　决明子15g　香橼6g　半枝莲30g　白花蛇舌草30g　黄芪30g　灵芝30g　忍冬藤30g　太子参18g　三七粉3g

水煎服，一日3次，每次150毫升，3个月为一疗程。

4.耳针疗法

选足三里、中脘、关元、天枢、丰隆、脾俞、胃俞、肾俞、三焦俞等穴，用王不留行籽贴压。每周1次，连贴1~3个月，为一疗程。

5.重度脂肪肝浴足方（颗粒剂）

艾叶15g　黄芪10g　桂枝10g　干姜5g　石菖蒲5g　细辛5g　淫羊藿15g　巴戟天10g　玫瑰花5g　红花5g　广藿香10g

每晚浸泡半小时，以微微出汗为度。

6.茶饮

黄芪10g　六神曲10g　山楂10g　枳壳6g　决明子15g　陈皮6g　荷叶15g　银杏叶10g

煮茶代茶饮，一日1剂，频服。

❧ 养 ❧

酒精性脂肪肝患者须戒酒。如果是乙肝后的脂肪肝要与治疗原发病相结合，所以调养是脂肪肝治疗的重要环节。

1.迈开腿，管住嘴，戒烟限酒，泡脚　每天行走1万步左右。三餐饮食合理搭配，少吃高油脂、高热量食品，多吃酸味水果。戒烟限酒。每天晚上泡脚。

2.营养支持　脂肪肝病程长，会导致维生素B_1、B_6、B_{12}、A缺乏，因此应补充优质蛋白，如鱼、虾、贝类和瘦肉、蛋、奶、豆类、坚果等。低脂、低胆固醇饮食，选用橄榄油、玉米油、大豆油或花生油、芝麻油等。

微量元素主要来源于五谷杂粮、坚果、豆类等含优质蛋白质的食物，宜多食。

医案

肖某，男，29岁。2020年12月16日初诊

主诉：形体肥胖，行走困难5年余。

现症：患者由于学习紧张，长期吃外卖，目前体重147kg。各项肝功能指标、血脂均异常。多次减肥，效果不理想。饮食紊乱，睡眠差，行走困难，大便不成形。B超示中至重度脂肪肝。腹部脂肪厚度5厘米，身高175厘米，时常手足冷。

诊断：脂肪肝（中度）、肥胖症。

【治法】健脾化湿，降脂减肥，活血行气。

【方药】降脂减肥方加减。

忍冬藤30g　荷叶30g　野菊花30g　红花12g　三七10g　莪术15g　丹参30g　山楂30g　薏苡仁20g　决明子30g　车前草30g　茯苓30g　鸡内金30g

制成颗粒剂，一日3次。另服酸枣仁粉30g，每晚1次。浴足方2每晚泡脚半个小时。降脂减肥膏一料，早、晚各服一包。

2021年1月5日复诊　服药20天体重减轻7.5kg，饮食恢复正常，夜尿偶尔一次，但仍睡眠差，嘱上方再进。

2021年2月4日三诊　服药48天，体重已减18.5kg，大便有时不成形，晚上喜饮水，肝功能指标基本正常，嘱再进上方法治疗。

2021年4月12日四诊　患者体重已减22kg，各项指标正常。

2021年5月17日五诊　患者体重已减26.5kg，B超示脂肪肝现象已不明显，可排除。

按：患者为高血脂性肥胖症引起的脂肪肝，减肥多次反弹，已丧失信心，且肝功能已出现异常，伴睡眠严重障碍，致内分泌紊乱。中医认为患者嗜食肥甘厚味，饮食运化失调，气机不畅，水停湿阻，气机紊乱。针对病因，运用"三辨理论"，一是辨病为高脂血症、肥胖症、脂肪肝，二是辨病为体质阳气虚，运化水湿功能失调，水饮内停，三是辨证为湿浊内阻、气滞不畅、邪毒内停。故用降脂减肥方治疗收到满意疗效。

（邓晓舫，主任中医师，四川省名中医，

成都泰坤堂国医馆院长）

脂
肪
肝

非酒精性脂肪性肝病

概述

非酒精性脂肪性肝病是一种无过量饮酒史和其他明确肝损因素的，以弥漫性肝细胞大泡性脂肪变性和脂肪蓄积为主要特征的临床病理综合征。按病程和组织学改变，本病可分为单纯性脂肪肝、脂肪性肝炎、脂肪性肝纤维化和肝硬化。大多数非酒精性脂肪性肝病患者无明显的特征性症状，往往在常规体检中发现肝功能异常，或在超声、CT、MRI等检查时提示存在脂肪肝，部分患者有肝区疼痛、腹胀、乏力、纳差等临床表现。普通成人发病率为20%~30%，肥胖症患者患病率高达60%~90%。非酒精性脂肪性肝病属于中医"胁痛""肝癖""肝积""肝着"等范畴。

中医认为本病的发生与多种因素有关，先天禀赋不足、情志失调、饮食不节、久坐少动、年老肾亏等因素可使脏腑功能失调，湿、痰、浊、瘀、热等聚集肝脏，发为本病。肝的生理特点为"体阴而用阳"，主疏泄是其主要的生理功能。在病理情况下，肝体受损，肝用无能，则无法疏泄调达，并影响脾的运化，使痰浊、血瘀等病理产物产生，不能及时代谢并排出体外，最终蕴结于肝络，损害肝体而发病。所以肝郁脾虚、痰湿瘀阻为本病的主要病机，本虚标实为病性。

❖ 防 ❖

1. 预测易发对象，及早调节干预

（1）体质特征：痰湿质与气虚质人群好发此病，其中痰湿质兼气虚质者和形体肥胖者易患本病。脂肪性肝炎多见于中心性肥胖及腹型肥胖者。从外形的观察较易推测脂肪肝的潜在发病对象。

（2）性格情志特征：情志失调是非酒精性脂肪性肝病常见的发病诱因。还有一些患者受到情绪刺激，通过毫无节制地摄入高热量食物缓解压力，进而引起肥胖及脂肪肝。

（3）年龄与性别特征：流行病学调查显示，不同年龄组男女均可发病，45岁以上和45岁以下患者约各占一半。50岁以下的男性患病率明显高于女性，50岁以上的男女患病率无明显差异。绝经后女性的患病率明显升高。发病年龄逐年低龄化。

（4）生活方式特征：非酒精性脂肪性肝病的发生与不良的生活方式密切相关。在饮食习惯上，本病患者普遍存在喜食肥甘厚味、少食蔬菜、偏咸饮食、偏食油荤、进食过饱等现象。经常熬夜，长期休息不足，会影响肝脏代谢和肝细胞的修复，易致本病。此外，吸烟、久坐少动、缺乏锻炼等也是本病的危险因素。

（5）职业与工作习惯特征：久坐少动者易患本病，城市居民发病率高于农村居民，脑力劳动者发病率高于体力劳动者。

（6）并发疾病特征：肝硬化是其主要并发症。合并症方面，非酒精性脂肪肝常常与肥胖、代谢综合征相伴而生，常见高血脂、高血糖、高血压等"三高"表现。在非酒精性脂肪性肝病的基础上，肝脏解毒能力受损，对药物的耐受性下降，更易导致药物性肝损害。

（7）家族遗传特征：本病具有明显的家族聚集性和遗传性，患有家庭性高脂血症、糖原贮积症、遗传性果糖耐量低下等家族遗传病者，一般易患本病。

对于易发对象，要高度关注，嘱其及时调整生活方式，加强养生，进行中医治未病或中西医结合调治。

2.预防相关原发病症 一防胰岛素抵抗（IR）。胰岛素抵抗是非酒精性脂肪性肝病病理生理学及发生、发展的重要因素。二防2型糖尿病。非酒精性脂肪性肝病是2型糖尿病的常见并发症之一，两者互为因果。三防高脂血症。高脂血症亦属于本病的独立危险因素之一。

因此，积极防治胰岛素抵抗、2型糖尿病、高脂血症，对预防非酒精性脂肪肝十分重要。

3.养成健康生活习惯，预防肥胖 肥胖是引起非酒精性脂肪性肝病的一个重要危险因素，会增加本病的患病率。相对于健康人群，肥胖症患者能量摄入总量（碳水化合物、脂肪、蛋白）高于消耗总量。睡眠少，加班较多人群易患肥胖症。因此加强健康知识宣传教育、纠正不良生活方式、调整饮食结构、加强体育运动对于肥胖的预防有重要意义。

4.定期检查身体，预防病情发生发展 对于有肥胖症、高脂血症、糖尿病和脂肪肝家族史的个体，每3个月检查一次肝功能、血常规，每半年检查一次血脂、血糖及腹部彩超，每年做一次腹部CT。已患糖尿病、高脂血症、胰岛素抵抗的人更应定期监测血糖、血压等指标，及时发现并控制病情。

❖ **治** ❖

（一）药物治疗

本病的中医治疗以"调肝理脾"为原则，应当分期论治。临床上，本病虽有多个证型，但因本病多以标实为主，故常见证型主要有肝郁脾虚证、湿热蕴结证、痰瘀互结证，证型之间部分症状有时互相兼夹，辨治时不可拘泥。治疗当以疏肝健脾、清利湿热、化痰祛瘀为大法。

1.肝郁脾虚

【证候】右胁肋胀满，或走窜作痛，易因烦恼郁怒诱发，舌质淡，苔薄白腻，脉弦滑或弦细涩。多见于女性，老年人居多。

【治法】疏肝健脾。

【方药】逍遥散为代表方，药用当归、白芍、柴胡、茯苓、白术、炙甘草、生姜、薄荷。

腹胀明显者，加枳壳、大腹皮；乏力气短者，加黄芪、党参。大便溏薄者，加焦山楂、炒六曲。

2.湿热蕴结

【证候】右胁肋胀痛，面黄，恶心呕吐，食后胃胀，食欲不佳，口黏，口干口苦，目赤或目涩，睡眠多梦，小便黄赤，大便黏滞，舌质红，苔黄腻，脉濡数或滑数。多见于男性。

【治法】清利湿热。

【方药】三仁汤合茵陈五苓散加减，药用苦杏仁、滑石、通草、白蔻仁、竹叶、厚朴、薏苡仁、半夏、茵陈、茯苓、泽泻、猪苓、桂枝、白术。

恶心呕吐者，加枳实、姜半夏、竹茹、藿香；黄疸明显者，加虎杖；胸脘痞满、周身困重等湿邪较重者，加车前草、通草、苍术。

3.痰瘀互结

【证候】右胁下痞块或右胁肋刺痛，纳呆，胸脘痞闷，面色晦暗，唇暗，舌质淡暗，或有瘀斑，苔白腻，脉弦滑或涩。

【治法】化痰祛瘀。

【方药】膈下逐瘀汤合二陈汤加减，药用桃仁、牡丹皮、赤芍、乌药、延胡索、川芎、当归、五灵脂、红花、枳壳、香附、陈皮、半夏、茯苓、乌梅、生姜、炙甘草。

右胁肋刺痛者，加川楝子、丹参；面色晦暗，瘀血明显者，加莪术、郁金。

（二）针灸疗法

中医针灸疗法防治本病具有独特的优势和良好的应用前景，常用针灸疗法如下。

1.针刺　针刺足厥阴肝经及少阳胆经诸穴，如丰隆、足三里、三阴交、阳陵泉、内关、肝俞、肾俞等腧穴，每次留针20~30分钟。

2.艾灸　选用温和灸，主穴包括肝俞、三阴交以及肝区，可交替选穴；还可根据临床证候辨证选取配穴，每穴灸5~10分钟，每次共灸40分钟。

3.梅花针　可选取背俞穴及足三里，以手持方式轻叩穴位，每日一次，每次25分钟，20日为一疗程。

（三）其他疗法

1.埋线　辨证取穴埋线，每次1~3穴，每2~4周一次，3~5次为一疗程。

2.耳针　耳针有抑制食欲、减少热量摄取、祛脂减脂的功效。选穴以脾、胃、口、食管、肾上腺为主。每次选穴3~5个，隔日一次，20日为一疗程。

总之，本病的病性属本虚标实，治疗既要辨别痰瘀互结之标实，又要重视脾气虚弱之本虚，应根据疾病的本末主次和病情轻重缓急，按照"急则治其标，缓则治其本"的基本原则进行。抓住主要病机，就能取得良好效果。

❖ 养 ❖

1.动静调养　运动是本病病后调养的有效手段，中医学认为"动以养形"，应根据自身情况，合理安排运动强度。如每天坚持中等量有氧运动

（快走、慢跑、游泳、划船、自行车、太极拳）30分钟；或隔天进行1次高强度有氧运动（竞走、羽毛球、跳绳），每次20分钟。同时每周2次做8~10组阻抗训练（平板支撑、静蹲、站桩）。运动时心率维持在100~200次/分钟，运动后疲劳感于10~20分钟消失为宜。运动后宜根据身体状况适当静养调神，做到动静结合。

2.饮食调养　合理分配三餐，建立以高维生素、高蛋白、高纤维素及低脂、低糖为主的饮食结构，平衡膳食，并且在进食过程中增加食物咀嚼次数以促进消化。避免过度进食，严格控制热量的摄入。忌烟酒、肥腻、高盐、辛辣、甜食，多吃蔬菜，饮淡茶，减少脂类、糖类的摄取，优化能量供给。存在高盐饮食习惯者应减少盐的摄入。盐会导致血压升高，加重肝内脂肪沉积。肥胖者还要施行低果糖、低胆固醇饮食，控制体重，缩减腰围，避免不良饮食习惯，如不吃早饭、常吃夜宵等。

枸杞菊花茶：枸杞子、菊花各10g，泡茶饮用。可消脂、清肝，尤其适用于秋季，可长期饮用。山楂花椒水：花椒5~10g，山楂干15g，加水煮沸后服用，尤适用于腹型肥胖型脂肪肝患者，可长期饮用。香菇降脂汤：香菇90g，植物油适量，食盐少许，加水煮沸后饮用，可化痰降脂、健脾开胃。桑白皮茶：桑白皮30g，切丝备用，每日煎汤代茶。赤小豆薏米粥：赤小豆、薏米各50g，加水共煮成粥食用，可健脾利湿解毒。调脂茶：山楂10g、枸杞子15g、决明子20g、丹参30g，沸水冲泡10分钟后频服，代茶饮，长期服用。理气降脂饮：红参、陈皮、槟榔、荷叶、泽泻、枳实各适量，泡茶饮，适用于脾虚气滞湿阻型患者。三花减肥茶：玫瑰花、代代花、茉莉花、川芎、荷叶各适量，泡茶饮，适用于脾虚气滞湿阻的脂肪肝患者。

3.起居调养　包括对饮食、生活习惯、工作、运动等多方面的调养。减轻体重和减小腰围是调养本病及其并发症最重要的治疗措施。对于超重、肥胖以及近期体重增加和隐性肥胖患者，建议通过健康饮食和加强锻炼，并纠正不良生活方式等措施减肥。应改掉久坐、不喜运动的不良习惯；减轻压力，避免熬夜，保持充足睡眠，规律工作、休息；戒烟酒，加强锻炼，以中等量有氧运动为主。

4.情志调养 情志调养对本病的防治和康复都很重要，保持心情舒畅，情绪稳定，避免长期的不良情绪刺激，如抑郁、忧思、暴怒等。在感到自身受到不良情绪影响时，应主动纾解负性情绪，可向亲近的人倾诉，积极化解情绪带来的困扰或转移注意力，如外出旅行，培养多种兴趣爱好等，移情以调志，达到疏肝解郁的目的。

5.相关病症调养 非酒精性脂肪性肝病与肥胖、糖尿病、高脂血症等密切相关。因此需注意筛查并积极治疗糖尿病、高脂血症等原发病，控制代谢综合征，改善胰岛素抵抗，纠正代谢紊乱。肝硬化阶段，积极处理并发症，禁酒，日常以高蛋白、高维生素、易消化的食物为主，脂肪摄入不宜过多。

6.谨慎用药，防止药物性肝损伤 药物应用不当可能产生药物性肝损伤，必须在医生指导下用药，如发现肝损伤要及时停药和处理。

医案

戴某，男，21岁。2015年5月6日初诊

患者右胁胀痛，脱发，头顶多油，舌质红，苔黄腻，脉细弦。体重85kg，身高1.72米，B超检查提示脂肪肝，谷丙转氨酶/谷草转氨酶64/37，谷氨酰转移酶49U/L，总胆红素/直接胆红素23.0/8.1，尿酸583μmol/L，总胆固醇3.82mmol/L，甘油三酯0.69mmol/L。

辨证：肝胆湿热。

【方药】

焦栀子10g　黄芩15g　龙胆草6g　夏枯草15g　黄连5g　土茯苓

40g　金钱草45g　生山楂15g　海藻20g　玉米须30g　五味子粉10g　橹豆衣10g　粉萆薢15g　茵陈15g　丝瓜络10g　僵蚕10g

28剂，水煎服。

2015年6月2日复诊　患者右胁时有胀痛，头发多油，舌质红，苔薄黄腻，脉细弦。谷丙转氨酶/谷草转氨酶30/20，谷氨酰转移酶30U/L，总胆红素/直接胆红素22.8/7.4，尿酸471μmol/L，总胆固醇3.26mmol/L，甘油三酯0.65mmol/L。

原方加桑叶15g。28剂，水煎服。

2015年7月2日三诊　患者右侧胁下痛减，跳跃、活动时疼痛，时有嗳气，体重下降10kg，舌质红，苔微黄厚腻，脉濡滑。谷丙转氨酶/谷草转氨酶33/24，谷氨酰转移酶33U/L，总胆红素/直接胆红素21.6/6.7，尿酸456μmol/L，总胆固醇3.23mmol/L，甘油三酯0.62mmol/L。

效不更方。8剂，水煎服。

患者后未再复诊，半年后电话告知已无明显症状，各项体检指标基本正常。

（陈涤平，主任中医师，南京中医药大学教授、

博士研究生导师、中医养生学科带头人、

世界中医药学会联合会中医治未病专业委员会会长）

肝硬化

概述

肝硬化是西医病名，属于中医学"鼓胀"范畴。西医学认为肝硬化是由病毒性肝炎、酒精性肝炎、胆汁淤积性肝病等各种慢性肝病进展至肝脏出现弥漫性、进行性和纤维性变化的疾病。临床多表现为腹水，重者腹部胀大如鼓，腹壁青筋暴露，并伴有胁肋疼痛、黄疸、皮肤瘀斑等表现。

关于鼓胀的发生，《素问·阴阳应象大论》认为是"浊气在上"。《素问·腹中论》说："鼓胀……此饮食不节，故时有病。"后世医家朱丹溪在《丹溪心法·鼓胀》中说："七情内伤，六淫内侵，饮食不节，房劳致虚……清浊相混，隧道壅塞，郁而为热，热留为湿，湿热相生，遂成胀满。"因此，肝硬化的发生多因长期情志所伤，或湿热疫毒内侵，或酒食不节，或劳欲过度，损伤正气，致使气机不利，肝郁乘脾，脾失健运，水湿内停。若失治误治，水湿不去，土壅而侮木，肝郁更著，久则气血凝滞，隧道壅塞。另外，肝脾日虚，病延及肾，肾火虚衰，阳虚水停，更甚者阳伤及阴，或湿热内盛，耗伤阴津，阴虚水停，最终导致气滞、水停、血瘀。

肝硬化有代偿期和失代偿期之分。代偿期时，经过适当调治，腹水可以消失，病情缓解；如果是失代偿期，则预后较差。

❧ 防 ❧

1.调畅情志 抑郁恼怒，精神紧张，情志失畅，肝气郁结，横逆乘犯脾胃，脾胃运化失司，水液代谢障碍，水湿内停，水瘀互结，鼓胀乃成。因此，保持情志舒畅，使肝气条达，脾胃运化正常，可预防本病。

2.加强锻炼 中医认为"正气存内，邪不可干"，人体正气不足，机体的抵抗能力较弱，容易受到外邪侵袭，损伤脏腑，脉络血瘀，水湿内停，久成鼓胀。因此平时应选择适当的锻炼方式，增强体质，预防本病。

3.饮食有节 生冷寒凉食物易损伤脾阳，辛辣油腻食物易蕴生湿热，故应少食。饮酒过度，损伤脾胃、肝脏；食盐有凝涩水湿之弊，故肝硬化患者应禁酒、低盐饮食。另外，应讲究饮食卫生，饭前洗手，饭后漱口，不食腐败变质、污染食物。

4.劳逸结合 劳累过度，损伤脾肾，脾伤不能运化水谷，肾虚不能温化水液，均可导致水湿内停，气血凝滞。因此应避免过劳，房室有度。

5.接种疫苗 乙型肝炎肝硬化在肝硬化患者中占比较高，接种乙型肝炎疫苗是预防乙型肝炎的最有效方法。因此，应做到乙肝疫苗应接尽接。

❧ 治 ❧

1.气滞血瘀

【证候】腹部膨大，两胁胀满，胁肋刺痛，痛处不移或走窜不定，或面颈胸臂有丝状血痣，肌肤甲错，渴不欲饮，饮食减少，食后腹胀，嗳气频作，小便短少，舌质紫红或有瘀斑，苔白，脉弦涩。

【治法】疏肝理气，活血散结。

【方药】柴胡疏肝散合鳖甲煎丸加减。

柴胡12g　炒枳壳12g　香附9g　川芎6g　郁金9g　黄芩12g　僵蚕

12g 姜黄6g 大黄6g 鳖甲12g 土鳖虫6g 生牡蛎30g 桃仁6g 莪术12g 白芍15g 当归15g 白术15g 党参15g

2. 湿热中阻

【证候】腹大坚满，口干，口苦，渴不欲饮，身目发黄，小便短黄，大便秘结或稀溏，舌质红，苔黄腻，脉弦滑或数。

【治法】清热利湿，行气消积。

【方药】茵陈蒿汤加减。

茵陈15g 栀子12g 大黄6g 土茯苓30g 炒苍术12g 木香6g 藿香6g 佩兰6g 黄连9g 猪苓15g 泽泻15g 滑石15g 大腹皮15g 党参20g 白术12g

3. 脾肾阳虚

【证候】腹大胀满，形似蛙腹，早轻暮重，腹中冷痛，形寒肢冷，肢体浮肿，面色㿠白，腰膝酸软，舌质淡胖，或有齿痕，苔薄白润，脉沉弦。

【治法】温肾健脾，益气消胀。

【方药】补天大造丸加减。

制附片6g（先煎） 紫河车12g 淫羊藿15g 仙茅15g 白芍15g 当归15g 熟地黄15g 枸杞子15g 山萸肉30g 黄芪30g 党参20g 白术12g 山药30g 茯苓15g 泽泻15g 丹皮12g

养

1. 调畅情志 病程较长者情绪低落，悲观失望，加重病情，应保持心情舒畅，乐观向上，振奋精神，消除顾虑，积极治疗，以利于病情改善。

2. 饮食调养 治疗期间应注意饮食调养，宜进食清淡、富有营养且易于消化的食物；有腹水的患者，粗硬食物易损络动血，也禁止食用；注意水电解质平衡，低盐饮食；切忌暴饮暴食和进食生冷、油腻、辛辣刺激之物。

3.**辨证食疗** 根据中医证型，水湿内阻证宜温中化湿，忌食生冷油腻之品，可选赤豆薏仁红枣汤；湿热蕴结证，饮食宜清淡，忌辛辣之品，可选西瓜、藕及冬瓜赤豆汤等；脾肾阳虚证饮食以温热为宜，忌生冷瓜果，可选鲤鱼赤小豆汤；肝肾阴虚证，适量进食新鲜水果，可用山药、枸杞炖甲鱼。

4.**生活调摄** 注意天气寒温变化，加强护理，避免外感；保证充足睡眠，保持大便通畅；可适当做些慢节奏的运动，如散步、保健操、太极拳、气功，增强体质；避免过劳，减轻身体负担；戒烟忌酒，以利康复，防止病情加重。

医案

李某，男，68岁。2019年5月8日初诊

主症：腹胀、纳差5年余，加重2周。既往明确诊断为慢性乙型病毒性肝炎、肝硬化。

现病史：腹部胀大，食欲不振，无恶心、呕吐，平素急躁易怒，时有胁肋部胀痛，双下肢水肿，无腹痛、腹泻，无发热、恶寒，小便量少，大便正常。

查体：面色暗青，双手肝掌，胁下硬，双下肢浮肿，舌质暗，苔薄黄腻，舌下脉络迂曲，脉弦细。

中医诊断：鼓胀（气滞血瘀证）。

西医诊断：慢性乙型病毒性肝炎、肝炎后肝硬化。

【治法】活血化瘀，行气利水。

【方药】柴胡疏肝散合鳖甲煎丸加减。

柴胡12g　黄芩12g　炒枳壳12g　香附9g　川芎6g　僵蚕12g　姜黄6g　大黄6g　鳖甲12g　土鳖虫6g　牡蛎30g　桃仁6g　莪术12g　生白芍

15g　当归15g　白术15g　党参20g　茯苓15g　泽泻15g　大腹皮12g

14剂，每日1剂，水煎服。忌食油腻辛辣刺激食物，调畅情志。

2019年5月22日二诊　腹胀较前减轻，双下肢肿胀较前减退，纳差改善，效不更方，原方继服14剂，每日一剂，水煎服。

2019年6月5日三诊　已无明显腹胀，双下肢无肿胀，饮食增多。22日处方去土鳖虫、大腹皮，莪术减为6g，加陈皮6g、焦麦芽6g、焦山楂6g，14剂，每日1剂，水煎服。

后定期随诊，已无腹胀、纳差症状。

按：该患者以腹胀、胁肋部胀痛为主症，兼见急躁易怒、纳差、下肢浮肿之征，故辨证属气滞血瘀之证，方选柴胡疏肝散合鳖甲煎丸加减。方中柴胡疏肝理气开结，黄芩苦寒清热利胆，与柴胡配伍清解肝胆瘀热；炒枳壳、香附、川芎行气消胀；僵蚕、姜黄、大黄平调升降，燮理阴阳气血；鳖甲、牡蛎、土鳖虫咸寒软坚以散瘀结；桃仁、莪术活血化瘀；白芍、当归补肝阴，养肝体；白术、党参、茯苓健脾气，补肝气，助肝用；泽泻、大腹皮利水消肿。二诊时腹胀、水肿、纳差改善，效不更方，守方取效。三诊时诸症进一步好转，去破血之土鳖虫，减莪术剂量，去利水之大腹皮，加用陈皮、焦麦芽、焦山楂理气健脾。共奏理气、活血、健脾、利水之功，且祛邪不伤正，体现了中医的"见肝之病，知肝传脾"的未病先防、既病防变的治未病思想，故获良效。

（张荣华，教授，主任中医师，重庆市名中医，

陆军军医大学第一附属医院

陈成顺，中医师，陆军军医大学第一附属医院）

原发性肝癌

概述

原发性肝癌是指发生于肝细胞或肝内胆管上皮细胞的癌变，大多发生于中老年人群，男性显著多于女性，起病隐匿，发展迅速，患者生存期短。主要与乙肝病毒、丙肝病毒、黄曲霉素、酗酒等因素有关。

肝癌属于中医的"肝积""黄疸""鼓胀""胁痛""癥瘕"等范畴。

防

1.防乙肝 我国肝癌患者85%以上与慢性乙肝病毒感染有关，接种乙肝疫苗是最简单、经济、有效的预防乙肝病毒感染的方法，老幼妇儿均可接种。儿童感染乙肝病毒后95%会转成慢性，因此新生儿出生24小时内必需接种乙肝疫苗。若产妇患有乙肝，新生儿只需联合接种一针乙肝高效价免疫球蛋白，即可达到阻断母婴传播的效果。

2.防酗酒 酒精中的乙醇在体内转化为乙醛，能使肝细胞发生变性和坏死，酗酒容易导致酒精性脂肪肝、酒精性肝炎，甚至肝硬化。有慢性肝病的患者饮酒会加速肝硬化、肝癌的发生。

3.防黄曲霉素 变质的大米、黄豆、花生、瓜子等食物中含有大量的黄曲霉素，是诱发肝癌的重要因素之一，因此一定要注意防止"病从口入"。

4. 防AFP升高　肝癌细胞能分泌合成较多的AFP（甲胎蛋白）释放入血，当B超、CT等影像学检查尚不能有效发现肝癌时，约有30%的患者已经出现明显的AFP增高，因此体检发现AFP升高则要高度提防肝癌发生的可能。

❧ 治 ❧

肝癌的发生，与湿热疫毒、七情失调、饮食不节、劳欲过度、素禀亏虚等多种病因酿生"癌毒"有关。邪盛生毒，毒必附邪，故肝癌的基本病机为"癌毒阻滞，湿热痰瘀互结，肝、脾、肾功能失司"。癌毒既可致胁痛、黄疸、泄泻、积聚、鼓胀、虚劳等不同病证表现，亦可致血证、眩晕、昏厥等变证。病理性质早期实多虚少，中期虚实夹杂，晚期虚多实少。

肝癌的辨证包括辨病位、虚实、湿热、危重症。病位在肝，与胆、脾、胃、肾密切相关。症见右侧胁肋疼痛、黄疸、口苦为主，病位在肝胆；以纳差腹胀、肠鸣泄泻为主，病位在肝脾；以腰膝酸软、口干、舌红少苔、面部丹丝赤缕为主，病位在肝肾。胁肋胀痛、性情急躁、大便干结，舌质红苔黄腻，脉弦滑为实；胁肋隐痛、疲劳乏力、大便溏烂，舌质淡红苔薄腻，脉弦细为虚实夹杂；形体消瘦、双目无神、言语低微、面黄暗黑、纳呆，舌质暗红苔少花剥，脉细微为虚证。身热不扬、苔白厚腻、大便黏滞、周身酸重为湿重于热；面多痤疮、口干口黏、汗多色黄、舌质红、苔黄腻为热重于湿。出现吐血或便血、高热不退、神昏谵语、疸色如金，脉微细数或沉细，均是病情危重表现。

肝癌的治疗以"消癌扶正"为原则，一般早期以清利肝胆，中期以疏肝健脾，后期以滋养肝肾为要，结合脉证，参以利湿、化痰、软坚、活血、解毒、益气、养阴诸法。

胁肋窜痛时重时轻，性情不乐，胸闷喜叹息，失眠，纳谷不香，肠鸣多矢气，舌苔薄白，舌质淡，脉弦，属于肝郁气滞证，当予疏肝理气法，方选四逆散为代表方，药用醋柴胡、炒白芍、枳壳、黄芩、百合、制香附、佛手、合欢皮、白花蛇舌草、刀豆壳、生甘草。

胁肋胀痛，急躁易怒，面红目赤，或身目黄染，面多痤疮，口苦口黏，大便黏滞不爽，尿黄赤，舌苔厚腻，舌质红，脉弦滑数，属于肝胆湿热证，当清利湿热，疏肝利胆，消癌解毒法施治，以龙胆泻肝汤为代表方，药用龙胆草、黄芩、夏枯草、白芍、生地、山栀、醋柴胡、金钱草、郁金、五味子、垂盆草、泽兰、半枝莲、半边莲、虎杖、生甘草。

胁肋时痛，胸闷不舒，善叹息，纳呆食少，脘胀噫气，大便溏烂，肠鸣腹痛，疲劳乏力，寐差，面黄不华，舌苔白腻，舌质淡白，脉细弦，属于肝郁脾虚证，法当疏肝健脾，和胃助运，清热利湿，消癌解毒，选柴胡疏肝散为代表方，药用醋柴胡、炒白术、炒白芍、黄芩、夏枯草、金钱草、郁金、鸡内金、垂盆草、黄连、法半夏、陈皮、浙贝母、党参、黄芪、焦山楂、神曲、炒薏苡仁、泽泻、制白附子、胆南星、僵蚕、炙甘草。

胁痛隐隐，夜间身热，两颧暗红，手足心热，面多丹丝，鱼际红赤，唇赤如珠，齿鼻衄血，皮肤干痒，舌质红绛，苔少，脉细数，属于营血伏毒证，法当凉血化瘀，清热解毒，方选犀角地黄汤合茵陈蒿汤，药用水牛角、赤芍、丹皮、丹参、生地、茵陈、制大黄、金钱草、郁金、五味子、垂盆草、田基黄、黛蛤散、紫草、白花蛇舌草、白鲜皮。

右胁隐痛，腰膝酸软，两目干涩，口干多饮，大便秘结，舌质红有裂纹，舌苔少，脉细数，属于肝肾阴虚证，法当滋养肝肾，清热解毒，软坚散结，选鳖甲煎丸为代表方，药用醋柴胡、炙鳖甲、生牡蛎、赤芍、生地、黄芩、夏枯草、胆南星、丹参、金钱草、郁金、五味子、垂盆草、合欢皮。

必要时亦可加用蜈蚣、全蝎、露蜂房、蟾皮等"以毒攻毒"之品，但服用剂量需遵循从小到大的原则。部分患者服用蟾皮后有恶心呕吐反应，除控制剂量外可加砂仁化湿护胃，减轻药物的副反应。

❧ 养 ❧

1.合理营养 肝癌消耗人体大量营养，只要患者食欲尚可，营养供应应充足。食欲不振者，可少食多餐，以清淡易消化食物为主，如米粥、鱼汤、蒸鸡蛋。肝癌术后，宜进食牛奶、鸡蛋、猪肝、香蕉、西瓜。腹水者要严格限制食盐的摄入，黄疸时忌油腻及辛辣食物；伴有食道胃底静脉曲张者，不宜食用芹菜、油条、花生等粗糙、质硬的食物，以防出血。

2.舒畅情绪 肝主疏泄，肝为将军之官，体阴而用阳，患肝癌后要注意情绪的舒畅，怨天尤人，悲观失望，可加重肝气郁结，导致胁肋疼痛加重、胃口不香、心烦不安。"既来之，则安之"，好好配合医生治疗和加强调养才是正道。

3.防寒保暖 肝癌患者免疫力低下，容易发生上呼吸道感染和腹泻。细菌产生的内毒素与原有的乙肝病毒等会对肝脏造成双重打击，加重肝脏的损伤，甚则导致肝功能衰竭等。因此，防寒保暖十分重要，宁暖忽寒。

医案

孟某，男，80岁。2018年7月23初诊

患者近日因腰椎间盘突出，腰痛难以活动、行走，进一步行MR检查

中医百病防治养

确诊"肝内多发肝癌病灶"。因高龄被介入科婉拒，遂求中医医治。来时腹胀，肝区不痛，纳可，大便日一行，舌质暗红，苔薄黄腻，脉细弦。肝功能检查异常。

诊断：原发性肝癌。

辨证：湿热瘀毒互结，肝脾肾失调。

【治法】清热化痰散结，疏肝补脾益肾。

【方药】

醋柴胡6g　炒白术12g　炒白芍12g　茯苓皮15g　法半夏20g　陈皮6g　浙贝母15g　泽兰15g　制白附子15g　胆南星15g　僵蚕10g　金狗脊20g　桑寄生15g　怀牛膝15g　鸡血藤15g　土鳖虫5g　全蝎5g　白茅根30g　金钱草45g　郁金15g　垂盆草45g　木瓜15g

每日1剂，常法煎服。

患者连续服用上方，2018年10月9日复诊时诉腰痛明显好转，纳寐可，大便正常，体重正常，精神良好，舌质暗红，苔薄黄腻。药已中的，继续针对腰痛与肝癌两病合治。拟下方。

醋龟甲15g　黄柏15g　知母10g　生地黄20g　续断20g　桑寄生15g　杜仲15g　全蝎6g　土鳖虫9g　生牡蛎90g（先煎）　制白附子20g　胆南星20g　僵蚕10g　泽兰15g　金钱草45g　郁金15g　垂盆草30g　怀牛膝15g　海螵蛸30g　凤仙透骨草15g　黄连5g

之后继予上方随症加减，2019年4月2日三诊，患诸症明显好转，已可下床活动行走。

继续服药，2021年7月四诊，肝区病灶较前有所增大，但肝功能基本正常，肝区不痛，体重未降，家属要求继续中药治疗。

按：患者肝癌晚期，年已八旬，又患腰椎间盘突出疼痛，辨证论治，两病合治。在健脾补肝滋肾的同时，予清利湿热、软坚散结、化痰活血、祛风通络等复法大方治之。药用大剂量生牡蛎、制白附子、胆南星、僵蚕祛风通络，化痰散结；金钱草、郁金、垂盆草、黄柏、黄连清利肝胆湿热；全蝎息风止痉、攻毒散结；醋龟甲、知母、生地黄滋补肝肾；续断、桑寄生、杜仲、怀牛膝补肝肾、强筋骨；海螵蛸制酸护胃。配伍复法合用，诸药共奏，患者"带瘤生存"已近4年，且精神良好，体重不降，彰显了中医辨证论治、多病合治的优势。

（陈四清，主任中医师，硕士研究生导师，南京中医药大学

医案学教研室副主任，师承国医大师周仲瑛教授）

腰 痛

概述

腰痛，是指腰部一侧或两侧发生的疼痛。西医学的腰椎骨质增生、腰椎间盘病变、腰肌劳损、腰肌纤维炎、强直性脊柱炎等以腰痛为主症者皆属此范畴。

中医学对腰痛早有认识，《素问·脉要精微论》载："腰者，肾之府，转摇不能，肾将惫矣。"首先提出肾与腰部疾病的关系密切。《医学心悟》也认为"大抵腰痛悉属肾虚"。恩师马有度教授提出腰痛病大多病程日久，久病伤及正气，且易外感风寒湿邪，病机多属正气亏虚、肝肾不足。针对此证型，马老临床以独活寄生汤随证加减治疗，疗效显著，现将其独到见解及临床经验分享如下。

❀ 防 ❀

1.预防腰痛 应注意在日常生活中保持正确的坐、卧、行体位。劳逸适度，勿长期久坐。久坐导致腰部承受压力过大，会加速腰椎退变。勿长期弯腰。长期弯腰腰痛发病率高。卧床休息可使腰部肌肉放松，减轻肌肉紧张，但勿长时间卧床。

2. 不可强力负重 避免腰部跌仆闪挫。急性腰痛应及时治疗，愈后注意休息调养，巩固疗效。

3. 避免坐卧湿地 暑季湿热郁蒸时应避免夜宿室外，贪冷喜凉。涉水冒雨或汗出后即应换衣擦身，服用生姜红糖茶，以发散风寒湿邪。

4. 注意腰部保暖 在疼痛明显时加用腰托固护，避免腰部损伤。在疼痛缓解后避免劳欲太过，防止感受外邪，经常活动腰部，或进行腰部自我按摩、打太极拳等活动，有助于腰痛康复。

❦ 治 ❦

清代李用粹《证治汇补·腰痛》指出："治惟补肾为先，而后随邪之所见者以施治，标急则治标，本急则治本，初痛宜疏邪滞，理经隧，久痛宜补真元，养血气。"阐述腰痛治疗分清标本先后缓急具有重要指导意义。

1. 肝肾亏虚型腰痛中药内服治疗 马有度教授多以独活寄生汤治疗肝肾两亏型的腰痛。独活寄生汤源自"药王"孙思邈的《备急千金要方》，其功效为祛风湿、止痹痛、益肝肾、补气血。主要治疗肝肾两亏，气血不足，风寒湿邪外侵，腰膝冷痛，酸重无力，屈伸不利，或麻木偏枯，冷痹日久不愈之证。

独活寄生汤由15味中药组成。

独活12g 桑寄生30g 秦艽12g 防风10g 细辛3g 当归10g 白芍10g 川芎10g 生地15g 杜仲12g 牛膝12g 党参12g 茯苓10g 甘草6g 桂枝6g

方中独活、细辛入足少阴肾经，祛风寒、通血脉；秦艽、防风祛风化湿；桑寄生补肝肾、益气血、祛风冷；杜仲、牛膝壮肾健骨，强筋固下；归、芍、芎、地活血补阴；参、桂、苓、草益气补阳。全方主旨是辛温以散之，甘温以补之，使肝肾强，气血足，风湿除，筋骨壮而腰膝痹痛自愈。

马有度教授根据病人临床表现加减药物如下：风寒湿兼见热象者加苍术、黄柏、薏苡仁；气虚明显者加生晒参、黄芪；疼痛剧烈者加延胡索、五灵脂；筋脉拘急者加伸筋草、舒筋草；腰膝酸软明显者加续断、菟丝子；关节肿胀明显者加汉防己、泽泻、茯苓。

马有度教授治疗腰痛常以独活寄生汤与其他方剂合用。肝肾亏虚夹杂湿热证合四妙散；失眠者合酸枣仁汤、柴芍龙骨牡蛎汤；遗精者合三才封髓丹；肝肾阴虚重者合六味地黄汤；肾阳偏虚者合用右归丸。

笔者在2017年申请的重庆市卫生计生委中医药科技项目《独活寄生汤治疗肝肾阴虚型骨质疏松疗效研究的科研》中，收集了80例肝肾阴虚型骨质疏松患者，主要临床表现为腰脊疼痛或全身疼痛，次症表现为椎体叩痛或压痛，尤以腰背疼痛表现最为突出。对照组40例采用西药治疗，并在日常饮食中选择富含磷、钙、蛋白质等的食物；观察组40例在对照组的基础上加用独活寄生汤，中药煎制成汤口服，每日一剂，水煎服，每次服用200毫升，每日2次。两组均连续服用5个疗程（1个疗程为5周）。对照组总有效率为72.50%，观察组总有效率为90.00%，表明独活寄生汤能改善腰脊疼痛或全身疼痛证属肝肾亏虚型患者的症状。

2.其他外治疗法　针对此证型可在中医内治法基础上配合中医外治法，外治法以补肝肾、强腰筋为主，可选用熨法、针灸（选择足太阳膀胱经，疏通腰背部经脉之气）、督灸、针刀、推拿（以补肝肾的手法为主）。

❖ **养** ❖

1.习惯调养　选用对腰部有支撑力的床垫对腰痛有很好的缓解效果。有支撑力的床垫可以减少椎间盘承受的压力，保持腰椎正常的曲度，以缓解腰痛。

2.锻炼调养　坚持锻炼，特别注意加强腰背肌力量练习，腰背肌力量强则腰椎稳定性好，能起到保护腰椎的作用。

3.冷暖调养　腰痛患者要注意防寒保暖，特别是秋冬季节，更要避免腰部受风、寒、湿、冷刺激，可经常做腰部热敷、热浴等温热性物理治疗。

医案

李某，男，28岁。2021年6月12日初诊

主症：双侧腰部疼痛不适3月余。

现症：双侧腰部胀痛，膝软，怕冷，夜尿一行，睡眠差，饮食可，大便调，舌淡红，苔薄白，脉缓。

中医诊断：腰痛（肝肾亏虚证）。

西医诊断：腰肌筋膜综合征。

【治法】祛风除湿，滋补肝肾。

【方药】独活寄生汤加味。

独活15g　桑寄生30g　川牛膝15g　防风10g　熟地黄15g　白芍15g　川芎10g　续断15g　杜仲15g　黄芪30g　苍术12g　炒枣仁30g　秦艽12g　威灵仙12g　炙草10g　大枣10g

7剂，每日1剂，水煎服，忌食油腻辛辣刺激食物，同时指导患者加强腰部肌肉锻炼。

2021年6月19日二诊　患者诉腰痛、膝软改善，遗精3次，饮食差，大便稀溏，舌淡红，苔薄白，脉沉。独活寄生汤合三才封髓丹加味。

党参30g　天冬15g　熟地黄20g　黄柏10g　砂仁12g　独活15g　桑寄生30g　炒白术15g　延胡索15g　酸枣仁30g　金樱子30g　芡实30g　白芍30g　炙草6g　大枣10g

7剂，每日1剂，水煎服，忌食油腻辛辣刺激食物，同时加强腰背肌锻炼。

2021年6月26日三诊 双侧腰痛好转，腰酸，怕冷，遗精1次，睡眠梦多，食差，大便稀溏，舌淡红，苔薄白，脉沉。继续守方调整药量。

天冬12g 独活12g 桑寄生20g 金樱子20g 芡实20g 酸枣仁20g 杜仲12g 续断12g

7剂，每日1剂，水煎服，忌食油腻辛辣刺激食物，同时加强锻炼。

2021年7月17日四诊 诸证减，但睡眠差，梦多，夜尿一行，舌淡红苔薄黄，脉弦。用酸枣仁汤合柴芍龙牡汤。

炒枣仁30g 知母30g 川芎12g 茯神30g 独活12g 桑寄生30g 延胡索15g 白芍30g 柴胡15g 龙骨30g 牡蛎30g 麦冬15g 五味子10g 甘草6g 大枣10g

7剂，每日1剂，水煎服，忌食油腻辛辣刺激食物，同时加强锻炼。

后随访，腰痛已愈，怕冷改善，未诉遗精，至今未复发。

（邓秀琴，主治中医师，马派传承工作室弟子，重庆市第三届优秀青年中医，重庆市民政中西医结合医院）

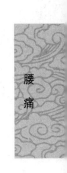

腰
痛

肾 风

概述

肾风是指肾受风邪所致的疾患，颜面、下肢，甚至全身浮肿，伴有头晕、腰痛、血尿。目前中医学中仍未有规范的诊治共识，常常将其归与水肿、腰痛、血尿等范畴。西医学的急性肾小球肾炎、慢性肾小球肾炎、隐匿性肾小球肾炎，以及相关继发性肾小球肾炎，如狼疮性肾炎、过敏性紫癜性肾炎、糖尿病肾病、肾病综合征等均可归于肾风类。

肾风早在《素问·风论》中提到："以冬壬癸中于邪者为肾风……肾风之状，面庞然浮肿，脊痛不能正立，其色炲，隐曲不利，诊在肌上，其色黑。"指出由于外受风邪，中于肾，风水相激，而致颜面浮肿、脊痛、面色黑。汉代张仲景在《金匮要略》中提到"寸口脉沉滑者，中有水气，面目肿大……视人之目窠上微拥，如蚕新卧起状……按其手足上，陷而不起者，风水"。张仲景还提到"肾水者，其腹大，脐肿腰痛，不得溺，阴下湿如牛鼻上汗，其足逆冷，面反瘦"。此处的"风水""肾水"都与肾风的表现十分相近。仲景还提出"有水者，腰以下肿，当利小便，腰以上肿，当发汗乃愈"的治疗原则。

防

肾风的预防要点在于"避感外邪"。从外部来说，所谓"正气内存，邪不可干"，要避免感受外邪，应当从提升自身正气和寒温得宜两个方面来加强。通过适当运动，锻炼身体，强健体魄，营卫调和，腠理密固，增强抵抗力，外邪不能轻易侵扰；同时，顺应四季温凉，季节变换时注意保暖，也可以抵抗邪气入侵。从内部来说，肾脏精微内固，则邪气不可扰，通过有规律、有节制的三餐，不过饥过饱，不过冷过热，不暴饮暴食，不偏嗜生冷、辛辣、油腻等损伤脾胃之品，脾能健运，升清降浊，滋养先天，则精微归于肾脏，不至流失。此外，起居有常、劳逸有度、保持心情舒畅也是平素调理内脏气机的方法。

治

常言道"虚证难治，实证易"，治疗肾风的难点在于补虚。虚证一般病程久，由机体长期阴阳失调引起，常常与实证相杂。肾风以本虚标实为主要病机。本虚多因肾、脾二脏虚损，与肝、肺二脏相关。标实多由湿、热、浊、瘀多种因素引起。

1.脾肾气虚 常以疲倦乏力、腰脊酸痛、浮肿、纳差、腹胀、大便溏薄、夜尿频多为主要表现。治疗以补益脾肾为主要原则，异功散合六味地黄汤加减。异功散，人参为君药，大补中焦脾气，佐以术、苓、甘草助君药药力，共健脾气，加用陈皮，取健脾行气之功，使补而不滞。六味地黄汤是滋养肾阴、补益肾气之千古良方，其中"三补""三泻"协同作用，使得全方以清补为妙，以防止滋腻太过。

2.肺肾气虚 多以外感后出现颜面浮肿或肢体肿胀、疲倦乏力、少气懒言、腰脊酸痛为主要表现。患者多为体质虚弱，容易感冒的儿童、妇女。对于此种证型，选玉屏风散合用六味地黄汤。玉屏风散组方简单、功效极佳，防风、黄芪、白术三药合用，可使表得固而外有所卫，里得健而内有所据。肺卫得固，则正气内守，外邪勿扰，风邪不能侵犯，是治疗虚人受邪而致肾风的良方。

3.气阴两虚 常见面色无华、少气乏力，或易感冒，午后低热，或手足心热，腰痛或浮肿，口干咽燥或咽部暗红，咽痛。多选用参芪地黄汤加减治之。对于"参"的选择，多选太子参，以达健脾益气、滋阴生津的目的。

湿热重者，多选黄连、黄芩、黄柏清热燥湿，配以陈皮、半夏、苍术、厚朴燥湿行气；兼有湿热困阻中焦者，加用砂仁、藿香、佩兰、木香醒脾行气；水肿甚者，合用五苓散，或加大腹皮、桑白皮、葶苈子等利水消肿；瘀血明显者，选用当归、鸡血藤、牛膝等兼有补益功效的药物；对于瘀水相结的，则选泽兰、益母草、红花、桃仁等活血化瘀之品；对于久病入络，瘀血严重者，加用三棱、莪术、姜黄破血消瘀；对于尿血者，一般合用小蓟饮子，或加用侧柏叶、白茅根、三七等化瘀止血之品；对于浊毒壅盛者，加用虎杖、大黄、蝉花、黄蜀葵花、白花蛇舌草、蒲公英之类排毒降浊。

除了中医药治疗以外，中医相关理疗对于治疗肾风有积极的辅助作用。对于容易感冒，体虚之人，辅助用隔物灸，选肺俞、肾俞、命门、腰阳关等穴位，增强体质，扶助正气，抵御外邪；对于脾胃虚弱，饮食不佳，疲倦乏力者，可选择穴位贴敷，选关元、气海、中脘、天枢、足三里等穴位，补中益气；针对肢体肿甚者，可以外用芒硝封包，利水消肿；针对肾风后期，浊毒内盛者，临床上多选择中医药灌肠疗法，使体内浊毒从肠道排出。这些各具特色的中医理疗项目安全性高，临床疗效显著，是对药物治疗的补充及延伸，也体现了中医治疗疾病的多样思路与方法。

❧ 养 ❧

在疾病的诊治过程中，有两部分是必不可少的，一是医疗，一是调养。相对医疗来说，调养更要求患者发挥自身的主观能动性，在日常生活中实现对自身身体和疾病的初步控制。肾风患者日常需要注意从以下几个方面调养自身。

1.生活起居 每一次外感都会引起肾风的复发或加重。所以在日常生活中，患者需要严格自我防护，避免感受外邪；气候交替时节更应注意。免疫力过于低下者，可以定期补充免疫球蛋白等物质增强免疫力。

2.饮食 肾风患者的饮食有着极高的要求。首先，每日必需的能量及蛋白质摄入目标必需达成，而且尽量以优质的、少油脂的动物蛋白为主，如鱼肉、鸡蛋、牛奶等；其次，饮食需要清淡易消化，切忌辛辣刺激、油腻、生冷食品损伤脾胃；最后，饮食需干净卫生，饥饱适宜。

3.运动 肾风患者还需每日坚持适量运动，选择快走、慢跑、爬山等有氧运动，加快新陈代谢，增强体质。

4.精神 保持乐观情绪，避免无端生气，使肝气舒达，脾气健运，肾气稳固，减少复发。

5.饮食食谱

莲子羹：莲子150g（去心）、芡实150g、山药300g、薏苡仁150g。诸药炒熟焙干，研为细末，每日2次，每次50g，加水熬至成羹食之。或将之研磨成药粉15~20g加入米粥中煮食亦可。健脾养胃，适用于久病脾胃虚弱、疲倦乏力、少食纳呆之人。

黄芪茯苓粥：黄芪90g、茯苓60g、山药60g、核桃仁60g、大米或糯米100g。诸药烘干为细末，装瓶备用。煮粥将成时加药末15~20g同煮，早、晚作主食或佐餐。健脾益肾。适用于脾肾气虚，倦怠乏力，腰膝酸软之人。

医案

周某，女，47岁。2020年6月4日初诊

主诉：反复颜面及双下肢浮肿1年余。

现症：1年余前患者无明显诱因反复出现颜面及双下肢浮肿，伴少尿，头晕不适，遂在当地医院行肾脏穿刺活检，结果提示肾病综合征伴局灶阶段系膜增生型肾小球肾炎，予以甲泼尼龙等治疗。患者目前诉双下肢中度水肿，眼睑浮肿，头晕，腰部酸痛，小便清长，泡沫尿多，夜尿每日3~4次，无口干口苦，纳眠可，大便调，舌暗红，中有裂纹，苔黄，脉细滑。

中医诊断：慢肾风（脾肾气虚夹瘀证）。

西医诊断：慢性肾小球肾炎。

【治法】健脾益肾，补气化瘀。

【方药】异功散合六味地黄汤加减。

生地黄15g　重楼10g　山萸肉15g　牡丹皮15g　茯苓15g　盐泽泻15g　太子参15g　黄芪30g　当归15g　酒川芎15g　牛膝15g　姜黄10g　芡实30g　金樱子15g　海风藤15g　穿山龙15g　莲须15g　升麻15g　白茅根15g　益智仁15g

共14剂，煎服。一次150ml，每日1剂，每日3次。

2020年6月18日复诊　双下肢轻度水肿，下午明显，双下肢酸软无力，晨起眼睑浮肿，至中午消散。腰痛减轻，纳眠可，小便淡黄，夜尿2次，大便正常。舌质暗红，中有裂纹，苔薄黄，脉细滑。

原方黄芪改60g，去泽泻、穿山龙、升麻，加车前子、桑枝、灵芝。共14剂。

2021年7月2日三诊　双下肢稍有酸软，无水肿，腰痛止，无颜面、眼睑浮肿，双侧手心反复湿疹伴瘙痒，纳可，偶有入睡困难，小便淡黄，夜尿1次。舌暗红，中有裂纹，苔薄白，脉滑。

18日方去车前子、灵芝、桑枝、益智仁，加炒白术、云芝、菟丝子、地骨皮，14剂。

嘱患者避风寒、适冷暖、调情志。门诊随访，未再复见发颜面及下肢水肿。

（熊维建，主任中医师，重庆市中医院）

水　肿

概述

　　水肿是指体内水液停留，泛滥肌肤，引起头面、眼睑、四肢、腹背甚至全身浮肿。病因是由外感风邪、水湿内侵，或内伤饮食、劳倦，以致肺失通调，脾失转输，肾失开合，膀胱气化不利，水液的正常运行发生障碍，泛滥而为水肿。初起大多从眼睑开始，继则延及头面、四肢及全身，也有从下肢开始，然后遍及全身者。如果病势严重，可兼见腹满胸闷，气喘不能平卧，辨证以阴阳为纲。证见表、热、实证者，为阳水，治疗以祛邪为主，可用发汗、利尿、攻逐等法；证见里、虚、寒证者，为阴水，多属本虚表实，治当扶正祛邪，采用健脾温肾、通阳利水之法。如阳水由实转虚，应以扶正；阴水复感外邪，暂从标治。

防

　　（1）水肿轻者，应低盐饮食，严重者，忌食盐。

　　（2）加强营养，宜清淡饮食，吃易消化食物。

　　（3）注意精神调养，心情愉快，节制房室。

　　（4）注意锻炼身体，保暖，避免着凉，防止水湿内侵。注意天气变化，避免外邪内侵。

❖ 治 ❖

1.脾虚水湿

【证候】全身浮肿，按之没指，凹陷不易恢复，小便短少，身体困重，胸闷腹胀，食欲差，恶心，舌苔白腻，脉沉缓。

【治法】健脾化湿，利水消肿。

【方药】五皮饮合胃苓汤加减。

桑白皮15g 陈皮10g 大腹皮15g 茯苓皮15g 白术15g 苍术15g 厚朴10g 猪苓15g 泽泻10g 桂枝5g

2.肾虚水泛

【证候】面浮身肿，腰以下严重，按之凹陷不起，心悸，气短，腰部冷痛酸重，尿少，四肢厥冷，怕冷神疲，面色晦暗或淡白，舌质淡胖，苔白，脉沉细或沉迟无力。

【治法】温肾助阳，化气行水。

【方药】济生肾气丸合真武汤加减。

熟地30g 山药15g 山萸肉15g 茯苓15g 泽泻15g 丹皮10g 制附子10g（先煎） 肉桂5g 牛膝15g 车前子15g 白芍15g

❖ 养 ❖

1.单方

（1）益母草30g，加水800毫升，煎至300毫升，去渣，分4次服。

（2）黄芪30~60g，水煎服，每日1剂。

（3）黑豆500g，水煮去皮，烘干粉成末，每次15g，米汤送服，每日

3次。

（4）赤小豆500g，煎水服。

2.食疗

（1）鳝鱼汤：鲜鳝鱼500g，鲜韭菜120g，炖汤不放盐，喝汤吃鳝鱼。

（2）薏苡仁大米粥：薏米60g，大米100g，将薏米淘洗干净，放入锅内，加1500毫升清水，以旺火烧开，盖上盖子转入慢火煎煮，八成熟时把大米放入锅内，熬成粥，即可食用。

（3）鲤鱼黄豆汤：鲤鱼一条，黄豆50g，冬瓜200g，葱白、食盐适量。将鱼洗净，与冬瓜、黄豆一起煮汤，加葱，放盐调味食用。

（4）山药粳米粥：鲜山药100g，扁豆50g，将山药洗净切片，与扁豆、粳米一起煮粥，至烂熟，早晚吃。

医案

高某，男，65。2015年11月10日初诊

主诉：水肿一月余，近日加重。

现症：全身浮肿，腹满按之软，大便溏，小便短少色黄，手足冷，不渴，偶尔想喝热水，食欲差，舌苔白润，脉沉迟。昨晚微咳，流清涕。

诊断：水肿。

【方药】真武汤加减。

附子30g（先煎）　茯苓20g　白术20g　生姜15g　炙甘草10g

服药5剂，病好转，再服5剂病痊愈。

按：患者水湿内阻，阳气不升，水湿浸淫于外而全身浮肿，水湿渍于内而大便溏。阳气被郁而不化膀胱之气，则小便短少色黄；不能达于四肢，则手足冷；不能正常运行气血，则脉沉迟；不能温暖脾胃，则食欲差。舌苔白润为湿盛阳郁之象。其湿邪内盛于中焦，所以出现腹部膨

满，腹满为湿气内滞所致，非燥热实邪，所以腹部虽满但按之仍软。阳气被郁，失其主外之能，稍遇风寒即感而加病，微咳且流清鼻涕。治疗以真武汤温阳化气，利水去湿。脾虚便溏，所以去偏寒的白芍，加补中的炙甘草。服后水湿去，阳气正复，水肿消，外感寒气也散。

李某，男，46岁。2016年6月8日初诊

主诉：患者20余年前患腰痛，浮肿，头昏等症，反复发作，多次住院治疗。

现症：面色苍白，恶心呕吐，腰疼痛，浮肿。舌苔白腻，脉沉缓。

西医诊断：慢性肾炎、尿毒症。

辨证：肾阳虚，湿浊不化。

【治法】补肾固本，降浊治标。

【方药】济生肾气汤加减。

熟地15g　茯苓20g　泽泻15g　山萸肉15g　山药20g　白术15g　白茅根50g　车前子15g　肉桂5g　半夏15g　陈皮15g

二诊　连服5剂，恶心、呕吐消失，水肿仍重。拟下方。

黄芪25g　熟地15g　茯苓15g　泽泻15g　山药15g　益母草15g　补骨脂15g　白茅根25g　桂枝15g　附子5g　白鲜皮15g

三诊　服药10剂后，水肿渐消，腰痛减轻，但觉咽干，口燥，心烦，舌稍红，脉转弦细，此属温热伤阴之故，去桂枝、附子，加枸杞子15g、女贞子15g、菟丝子10g，以补阴。

以上方为基础，随证加减，治疗一个多月，头晕、水肿、腰痛均好转，继用归脾丸合六味地黄丸巩固疗效。

按：本例患者标本兼治，降逆和胃，利水消肿，继则温补共用，注意阴阳二者的互相转化，随时调整阴阳药物比例，待症状基本消除再健脾补肾，从而收到较好效果。

（赵鹏举，主任中医师，辽宁省盘锦市兴隆台区赵氏中医诊所）

尿 血

概述

尿血是指血自小便而出，甚或伴有血块、血丝夹杂而下，尿出通畅而不痛的病症。因出血量不同而使小便呈淡红色、鲜红色或茶褐色。古代所谓尿血，一般均指肉眼血尿而言。但随着医学检测技术的发展，出血量微少，用肉眼不能观察到，仅在显微镜下才能发现的"镜下血尿"，也包括在中医学所言的尿血范畴之中。

尿血是一种比较常见的病症。西医学所称的尿路感染、肾结核、肾小球肾炎、泌尿系肿瘤，以及全身性疾病，如血液病、结缔组织疾病等出现的血尿，均可参考中医学的尿血进行辨证论治。

早在《内经》中，就有尿血一病的记载，《素问》称之为"溲血""溺血"。"尿血"一词始见于《金匮要略》，《金匮要略·五脏风寒积聚病脉证并治》说："热在下焦者，则尿血，亦令淋秘不通。"《诸病源候论·血病诸候》："心主于血，与小肠合。若心家有热，结于小肠，故小便血也。"《太平圣惠方·治尿血诸方》说："小便出血皆因心脏积邪，毒流于小肠。"明代王肯堂《证治准绳·溲血》云："所尿之血，岂拘于心肾气结哉？推之五脏，凡有损伤妄行之血，皆得之心下崩者，渗于胞中；五脏之热，皆得如膀胱之移热者，传于下焦。"清代沈金鳌《杂病源流犀烛》鉴别尿血与血淋："以痛不痛为断，盖痛则血淋，不痛则为尿血也。"清代唐宗海从心、肝、肺、脾、肾五脏虚证、实证论治血尿，如《血证论·尿血》："尿血，治心与肝不愈者，当兼治其肺。肺为水上之源，金清则水清，水宁则血宁。盖此证原是水病累血，故治水即是治血，人参泻肺汤去大黄加苦参治之，清燥救肺汤加藕节、蒲黄亦治之。"

综上而言，尿血分实证、虚证，实证尿血多因外感火热邪气，或心、肝、肺、脾、肾等脏有热，移热小肠，火热蓄积下焦，损伤脉络，血溢脉外所致。虚证尿血多因脾肾亏虚，脾不统血，肾气不固，或肺肾阴虚，阴虚火旺，导致血溢脉外所致。另有尿血日久，瘀血阻滞，血液不循常道而致瘀血尿血迁延不愈者。

❧ 防 ❧

1. 饮食有节 宜进食清淡、富有营养的食物，如新鲜蔬菜、水果、瘦肉等，忌食辛辣、香燥、油腻之品，戒除烟酒。

2. 起居有常 起居作息要有规律，避免熬夜，适度运动，强身健体，注意四时养生。

3. 调畅情志 注意精神调摄，保持情绪稳定，避免生气、恼怒、忧虑等不良情绪。

4. 预防外感 外感是尿血的常见病因，因此要注意锻炼身体，增强抵抗力，保暖防寒，增减衣服，避免感冒。

❧ 治 ❧

1. 外邪郁热

【证候】常先有咽痛、咳嗽、发热等外感症状，逐渐出现尿血，或伴恶风、神疲、咽痛、咽干、咽痒、咳嗽等，舌质红，苔薄白，脉弦数，或见脉浮。

【治法】解表疏风止血。

【方药】小柴胡汤加减。

柴胡12g　黄芩10g　法半夏10g　党参6g　大枣10g　炙甘草6g　荆芥12g　防风10g　桔梗12g　仙鹤草30g　鹿衔草20g　炒地榆12g

偏风热重者，可合银翘散加减；偏风寒重者，可用荆防败毒散加减。

2.下焦热盛

【证候】小便黄赤灼热，尿血鲜红，心烦不寐，面赤烦热，或口苦耳聋，舌咽作痛，口舌生疮，渴喜冷饮，舌质红，脉数。

【治法】清热泻火，凉血止血。

【方药】小蓟饮子加减。

小蓟20g　生地15g　藕节20g　生蒲黄12g　焦栀子10g　川木通10g　竹叶6g　滑石20g　生甘草6g　当归10g　白茅根30g　瞿麦20g

心经有热，可用清肠汤、导赤散；下焦湿热，可合四妙散；兼脾胃积热者，可用泻黄散加减；兼肝胆郁热者，可用丹栀逍遥散加减；兼阴虚火旺者，可用知柏地黄汤加减。

3.脾肾两虚

【证候】久病尿血，血色淡红，甚或兼见齿衄、肌衄，食少，体倦乏力，腰脊酸痛，气短声低，面色不华，舌质淡，脉细弱。

【治法】补脾益肾，固摄止血。

【方药】补中益气汤合五子衍宗丸加减。

黄芪30g　炒白术15g　陈皮12g　升麻6g　柴胡12g　党参20g　炙甘草6g　当归身12g　仙鹤草30g　北五味子10g　菟丝子15g　枸杞12g　车前子15g　鹿衔草30g

尿血日久，气血两虚者，可用归脾汤加减；肾气不固为主者，可用寿胎丸加减；舌紫黯，小便夹血丝，瘀血出血者，可合桃红四物汤加减。

⊰ 养 ⊱

1.饮食调养 宜进食清淡、富有营养的食物。实热证尿血尤其不宜偏嗜辛辣、油腻上火食品，以防助生火热邪气。虚证尿血要注意清淡营养，饮食定时定量，避免过饥过饱。

2.生活调养 应该注意作息有时、劳逸适度。避免熬夜，起居作息要有规律，避免劳累或运动过度，注意休息。

3.情志调养 患者常常因尿血症状持续不缓解，而心生恐惧，伴有紧张、忧虑等不良情绪，所以尿血患者要进行心理疏导，增强治疗信心，保持情绪稳定。

4.防治感冒 外感邪气常常会加重尿血，因此尿血患者应注意保暖防寒，增减衣服，积极防治感冒。流感季节在人群密集地应戴口罩，防传染，避免病情加重或复发。

5.食疗方

藕节茅根茶：藕节15g、白茅根15g、竹叶3g。诸药水煎，取汁，加冰糖少许，代茶频饮。功能清热利尿止血，适用于实热证尿血。

藕粉桂圆羹：藕粉50g、桂圆干10个、大枣5枚、枸杞6g、仙鹤草15g。先煮桂圆干、大枣、枸杞、仙鹤草，取汁冲泡藕粉食用。功能益气养血止血，适用于虚证尿血。

医案

茹某，女，30岁。2018年3月9日初诊

主症：尿血一个半月。

现症：患者为昆明市某三甲医院ICU医生。一个半月前不明原因出现血尿，为全程肉眼血尿，持续一个半月，每小便必尿血。在其工作医院行尿常规、肾功能、膀胱镜检查，诊断不清，治疗无效。病情迁延不愈，影响工作，以致解小便前即感焦虑畏惧。患者大学同学为笔者本校同事，经介绍，遂找笔者诊治。刻下症见面白少华，精神略差。细问患者，得知其发病之前曾有感冒，感冒虽愈，而血尿不断。舌淡红，苔白腻，脉弦数有力。

中医诊断：尿血。气虚风邪外感，少阳枢机不利，郁而化热，损伤血络。

西医诊断：血尿待查。

【治法】调和枢机，祛风止血。

【方药】小柴胡汤加减。

柴胡12g　黄芩10g　法半夏12g　党参10g　炙甘草6g　杏仁12g　前胡12g　陈皮12g　茯苓15g　麻黄8g　桔梗12g　厚朴15g　荆芥12g　防风12g　仙鹤草30g　炒地榆12g

2剂，水煎服，1日1剂。

2018年3月12日二诊　患者诉服药不到2天，昨日早上尿血即停止，小便开始变清。今日来诊之前，在本院查尿常规完全正常。再以前方加减，以图巩固。

柴胡12g　黄芩10g　法半夏12g　党参10g　炙甘草6g　瞿麦15g　前胡12g　陈皮12g　茯苓15g　苏叶12g　桔梗12g　藿香15g　荆芥12g　防风12g　仙鹤草30g　炒地榆12g

3剂，水煎服，1日1剂。

2018年3月16日三诊　患者病情稳定，血尿未复发，脉已平和，未有浮象，以补中益气汤加减善后。

黄芪30g　太子参30g　炒白术15g　炙甘草6g　柴胡12g　升麻6g　陈

皮12g　荆芥12g　防风12g　仙鹤草30g　炒地榆12g　瞿麦15g　黄芩10g　桔梗12g　藿香15g　法半夏12g。

3剂，水煎服，两日1剂。

嘱患者不可过于劳累，工作繁忙可服补中益气丸。后随访2年，患者病情稳定，未复发。

按：本案患者工作繁忙劳累，压力过大。高强度工作，日久则耗伤脾胃中气，中气不足不能抵御外邪，故受邪则病。

此次于春节前不慎感冒后而发生尿血。其病虽经历一个半月，而脉仍见弦数之象，中气虽虚，而外邪未去，风邪纠缠于少阳一经，郁而化热，迫血妄行。治疗上先以祛邪、清解、解郁为主，本有气虚，小柴胡汤中用党参正堪其用。故以小柴胡汤去大枣清解少阳以解郁，党参固护中气。麻黄、荆芥、防风、前胡、杏仁、苏叶以祛散风邪而解郁，以风药止血。仙鹤草止血，又能补虚；炒地榆善治下焦出血，又能清热除湿。邪郁而生湿热，苔白腻，以藿香、陈皮理气化湿，茯苓、瞿麦利湿。诸药合用，邪郁得解，故服中药不到两日，1个半月尿血即止。

外邪祛后，以补中益气汤固护中气，益气摄血，脾胃元气充足则不受邪。

（汪剑，教授，云南中医药大学中医医史文献教研室）

尿血

147

淋　证

概述

淋证是以小便频急，淋沥不尽，尿道涩痛，小腹拘急，痛引腰腹为主要临床表现的病证。

外感湿热，犯及膀胱；脏腑热邪，传入膀胱；饮食不节，内生湿热，下注膀胱；情志失调，气郁化火，郁于膀胱；劳伤久病、禀赋不足，以致湿热蕴结下焦，膀胱气化不利，肾脏气化无权而发病。

西医学的泌尿系急慢性感染、结石、结核、肿瘤、急慢性前列腺炎、前列腺肥大、乳糜尿及尿道综合征见有淋证特征者，均可参考本篇辨证论治。

防

要减少淋证发病，一要调节情志，保持平和心态，避免生气动怒而伤肝；二要养成良好生活习惯，少食辛热肥甘之品，适当饮水，避免脾胃受损；三要增强体质，适当锻炼，避免纵欲过劳而损肾；四要保持下阴清洁，养成良好的排尿习惯。

治

淋证是肾系病症中的常见病、多发病，最常见有膀胱湿热、肝郁化火、脾肾两虚三类证型，治以清热利湿、利气疏导、补益脾肾为大法，佐以排石止血之法。

1.膀胱湿热

【证候】小便频急短涩，尿道灼热刺痛，尿色黄赤，少腹拘急胀痛，或腰痛拒按，苔黄腻，脉滑数。

【治法】清热解毒，利湿通淋。

【方药】八正散。木通、萹蓄、瞿麦、车前子、滑石、大黄、山栀子、甘草。

大便秘结，小腹胀者，加枳实、厚朴、川楝子、白芍。伴寒热、口苦、呕恶者，可合用小柴胡汤。尿中夹砂石，尿道窘迫疼痛，少腹拘急，或腰腹绞痛难忍，痛引少腹，合石韦散加金钱草、海金沙、鸡内金、白芍。尿色深红，或夹有血块，加小蓟、生地、藕节、川牛膝、赤芍、当归。

2.肝郁化火

【证候】小便涩痛，淋沥不尽，小腹胀满疼痛，苔薄白，脉沉弦。

【治法】利气疏导。

【方药】沉香散。沉香、橘皮、当归、白芍、石韦、冬葵子、滑石、王不留行、甘草。

胸闷胁胀者，加青皮、乌药、小茴香。日久气滞血瘀者，加红花、赤芍、川牛膝。伴口干、口苦、口臭、外阴瘙痒、大便黏腻等肝经湿热者，合用龙胆泻肝汤。

3.脾肾两虚

【证候】小便不甚赤涩，但淋沥不已，时作时止，遇劳即发，腰酸膝软，神疲乏力，舌质淡，脉细弱。

【治法】健脾益肾。

【方药】无比山药丸。山药、茯苓、泽泻、熟地、山茱萸、巴戟天、菟丝子、杜仲、牛膝、五味子、肉苁蓉、赤石脂。

脾虚气陷，小腹坠胀，小便点滴而出者，合补中益气汤。肾阴亏虚，面色潮红，五心烦热，舌红少苔，脉细数者，合知柏地黄丸。肾阳虚衰，面色少华，畏寒怯冷，四肢欠温，舌淡，苔薄白，脉沉细者，合右归丸。淋出如脂，小便涩痛，日渐消瘦，头昏无力，加用党参、芡实、龙骨、牡蛎。

❧ 养 ❧

病要治，亦要养。淋证在药物治疗的同时更应该注重保养。

1.要养肝 调节情志，保持平和心态。避免生气动怒，恼怒伤肝，气郁化火，郁结下焦，导致膀胱气化不利。

2.要养脾 养成良好生活习惯，适当饮水。少食辛热肥甘之品，以防脾之运化失常，内生湿热，下注膀胱，影响膀胱气化功能。

3.要养肾 增强体质，适当锻炼。避免纵欲过劳，以防耗肾阳、伤肾阴，导致气化失权。

4.要保持下阴清洁，养成良好的排尿习惯 清洁下阴、避免忍尿，以防秽浊之邪上犯膀胱，导致膀胱气化不利。

医案

赵某，女，46岁。2021年6月10日初诊

主诉：右侧腰部胀痛半月，加重伴尿频、血尿2小时。

现病史：患者于半月前不明原因出现右侧腰部发作性胀痛，可自行缓

解，故未重视。2小时前，右侧腰部疼痛加重，累及下腹部，伴尿频、尿急，尿色淡红，口干口苦，于我院门诊行彩超示右侧输尿管扩张，下段见一3mm×5mm大小的强光点，后伴声影。

刻下症：右侧腰腹疼痛，小便频急短涩，尿色淡红，口干口苦，舌质淡，苔黄腻，脉滑数。

中医诊断：淋证，湿热蕴结，结为砂石。

西医诊断：输尿管结石（右侧）。

【治法】清热利湿，通淋排石。

【方药】八正散合石韦散加减。

木通10g　萹蓄15g　瞿麦15g　车前子15g　滑石15g（包煎）　石韦10g　冬葵子15g　山栀子10g　金钱草30g　海金沙30g（包煎）　鸡内金粉15g（兑服）　白芍15g　当归10g　小蓟10g　生地15g　甘草5g

3剂，水煎服，1日1剂，1日3次。进清淡饮食，服药30分钟后饮水1000~1500毫升，后进行跳阶梯运动10~15分钟。

2021年6月14日二诊　诉右侧腰部偶有胀痛，口干口苦减轻，稍尿频，尿色稍黄，大便黏腻，二阴稍有瘙痒。舌质淡，苔微黄腻，脉滑。拟下方。

龙胆草15g　黄芩10g　山栀子10g　木通10g　车前子15g　滑石15g（包煎）　当归10g　生地15g　柴胡15g　石韦10g　冬葵子15g　金钱草30g　海金沙30g（包煎）　鸡内金粉15g（兑服）　白芍15g　苦参10g　甘草5g

7剂，水煎服，1日1剂，1日3次。进清淡饮食，保持二阴清洁干燥。

2021年6月21日三诊　患者诉上述症状均消失，大小便正常，饮食可。复查彩超示肾输尿管未见明显异常。养成良好生活习惯，适当饮水，少食辛热肥甘之品。保持二阴清洁干燥，养成良好的排尿习惯。

按：患者初诊经检查已明确为输尿管结石，证属中医淋证之石淋。其小便频急短涩，尿色淡红，口干口苦，舌质淡，苔黄腻，脉滑数。辨证为湿热蕴结，结为砂石，予以清热利湿、通淋排石为法，方选八正散合石韦散加减。方中木通、萹蓄、瞿麦、车前子、滑石、石韦、冬葵子、山栀子清热利湿通淋；金钱草、海金沙、鸡内金粉排石消坚，白芍、当归缓急止痛；生地、小蓟凉血止血。二诊患者疼痛明显减轻，但仍感口干口苦，稍尿频，尿色稍黄，大便黏腻，二阴稍有瘙痒，为肝经湿热之症状，故予以龙胆泻肝汤加石韦、冬葵子清利湿热，加苦参清热燥湿，杀虫止痒。嘱患者进清淡饮食以养脾胃，足量饮水，保持二阴清洁干燥以防秽浊之邪上犯膀胱，导致淋证复发。

（张华忠，副主任中医师，忠县中医院）

慢性前列腺炎

概述

中医把前列腺、精囊腺、尿道球腺这一套男性内生殖器官统称为"精室"，与其相关联的还有精道、精窍等。慢性前列腺炎的病位在精室，主要症状为会阴部、肛门、后尿道疼痛不适，尿频、尿急、尿痛、尿有余沥、尿道有烧灼感、排尿困难，排尿终末或大便时常有乳白色分泌物。通过肛门指诊按摩前列腺挤出的前列腺液可出现较多的白细胞，部分病人可伴有失眠、忧郁等症状。

依据其病证特点，古代医家多以精浊、白浊、白淫等命名并进行辨证施治。

对前列腺炎一病虽然中医命名不同，但对该病的病因病机的认识十分准确。清代林珮琴《类证治裁·淋浊》明确指出："肾有两窍，一溺窍，一精窍，淋在溺窍，病在肝脾；浊在精窍，病在心肾。"病因方面的论述，《素问·痿论》说："思想无穷，所愿不得，意淫于外，入房太甚，宗筋弛纵，发为筋痿，为白淫。"症状鉴别方面的描述，清代吴谦《医宗金鉴·杂病心法要诀》说："浊在精窍溺自清，秽物如脓，阴内痛，赤热精竭不及化，白寒湿热败精成。"

本病多发于青春期至老年期，与嗜好烟酒、性生活不节、久坐少动、相火偏旺有密切关系。

前列腺炎之所以变成慢性，是由于精室长年受累，湿热之邪久郁不清，致腺体脉络瘀阻，腺管排泄不畅，呈现瘀浊阻滞的病理改变。病位在任督二脉交接之处，湿热日久不仅阻滞经络，还会伤及脏腑，累及膀胱、尿道和心脾，出现阴阳失调、寒热错杂、虚实并见的复杂病情。治疗应当以祛瘀排浊为根本，或佐以清热解毒、利水渗湿，或佐以行气导滞、疏肝通络，或佐以养阴、温阳，辨病之轻、重、缓、急，灵活处置。

❧ 防 ❧

前列腺炎的预防至少要做到以下五点。

（1）长期坚持适当的体育锻炼，增强体质，并促进前列腺的健康。选择能促进盆腔血液循环的运动项目，如慢跑、游泳、工间操等。伏案工作者要多动、少坐、不熬夜。

（2）部分慢性前列腺炎是由急性前列腺炎和其他相关疾病迁延而成，所以要及时、彻底治愈急性前列腺炎等疾病。

（3）戒烟限酒，少吃辛辣。饮食不节，嗜食辛辣和烟酒太过既可以造成胃肠积热太重，又致脾胃运化失常，瘀久成毒。湿热瘀毒积沉于下而致本病形成和加重。

（4）重视个人性健康，不纵欲，同房不要忍精不射。在外要洁身自好。

❧ 治 ❧

1.湿热证

【证候】尿频、尿急、尿痛、排尿不畅，尿有余沥，小便有灼热感，尿黄赤，会阴部、肛门、后尿道坠胀不适或疼痛，排尿终末或大便时尿道口有乳白色分泌物，可伴有口苦口干。肛门指诊前列腺略肿大，有压痛，前列腺液在显微镜下可见白细胞增多，有成堆现象；或白细胞满视野，卵磷脂小体减少可不明显。舌红，苔黄腻，脉弦滑稍数。

湿热之邪留滞前列腺，前列腺液分泌较多且排泄不畅，故症见排尿终末或大便时尿道口有乳白色分泌物滴出。精道（前列腺导管）与后尿道相通，湿热波及尿道时可出现尿频、尿急、尿痛、尿道灼热及排尿不尽等尿路症状。前列腺与直肠毗邻，湿热波及直肠出现肛门坠胀不适或疼痛。湿热入络，阻碍气血，故见前列腺略肿大，伴压痛。而口苦口干，小便黄赤，大便或干或溏滞，舌苔黄腻，脉弦滑稍数，是湿热常见之象。

【治法】清热解毒，祛湿排浊。

【方药】自拟五龙消毒饮加减。本方以五味消毒饮与龙胆泻肝汤合并而成。

金银花15g　野菊花10g　蒲公英30g　紫花地丁15g　天葵子12g　柴胡12g　龙胆草10g　栀子10g　黄芩12g　川牛膝15g　川木通15g　车前子15g

方中五味消毒饮清热解毒，龙胆泻肝汤除湿通瘀。会阴部疼痛加三棱、莪术各15g，尿道滴白用萆薢30g、石菖蒲12g，小便刺痛加赤芍15g、甘草6g，脾虚腹泻加芡实30g、马齿苋30g。每日一剂，水煎分3次服。

2.瘀滞证

【证候】除有以上慢性前列腺炎湿热证的症状外，本证主要表现为会阴部或小腹部，或腹股沟，或腰骶部，或肛门和前阴有明显的胀痛、刺痛、隐痛及无可言状的不适。多数病人可伴有失眠、焦虑、烦躁等精神症状。肛门直肠指诊前列腺较硬，有触痛，前列腺中间沟变浅或消失，前列腺液较难按出，镜检白细胞可出现成堆，但不似湿热型大量成堆，亦可见红细胞，卵磷脂小体明显少。舌质偏暗，脉弦涩。

【治法】祛瘀排浊，通络止痛。

【方药】前列逐瘀汤。

忍冬藤30g　蒲公英30g　益母草30g　败酱草30g　川牛膝15g　川木通12g　三棱15g　莪术15g　桃仁12g　红花10g　薏苡仁30g　天花粉15g　石菖蒲12g　延胡索15g　车前子15g

便秘加生大黄6~10g（后下），局部发热加丹皮15g、栀子10g，小便刺痛加赤芍15g，腹泻加芡实30g、木香10g，气虚乏力加黄芪30g。方中忍冬藤、蒲公英、败酱草清热排毒；川牛膝、川木通、石菖蒲通关开窍，三棱、莪术、桃仁、红花、益母草活血通瘀；延胡索祛瘀止痛；薏苡仁、车前子除湿，逐邪毒由小便而去。用药剂量宜大，此所谓治下焦如权，非重不沉。需要说明的是，此时已是病邪入络，成为慢性疾病，必须戒烟戒酒、多动少坐、治养结合、持之以恒才能痊愈。

3.寒热错杂证

【证候】本证型的特点是病程长，常达数月、数年甚至数十年。患者在罹患此病症期间往往经历过前列腺炎的湿热或瘀滞阶段，有的人病至年老而同时患有前列腺增生、慢阻肺等慢性疾病。久病及肾，病久致虚，阴阳失调。患者除了尿频、尿急、尿短、尿不尽的症状外，还有会阴部和睾丸的不舒或疼痛，疼痛有时游走不定，或在小腹，或在腰背、骶部，可伴有腰膝酸软，也可以出现下腹部及会阴、睾丸发冷，或手足心发热、潮热盗汗、口干、遗精、性欲减退、阳痿、早泄、神疲乏力、忧愁苦闷、烦躁不安、失眠多梦、健忘，甚则恐惧、自卑、偏激等。大便或干或溏，小便时清时黄。前列腺触诊偏硬，前列腺液不易按出，镜检卵磷脂小体明显减少，白细胞时多时少，反复不定。舌质偏暗，脉细数。

【治法】寒热并用，祛瘀排浊。

【方药】本型症状复杂，阴虚阳虚并存，寒证热证互见，临证应把握病机，明辨虚实，以稳求效。同时注意语言安抚，鼓励患者配合医疗。可根据病情选用薏苡附子败酱散加减，方用薏苡仁利湿排浊，附子通阳化气，败酱草清热解毒、祛瘀排浊。加金银花、蒲公英、茯苓、丹参、赤芍、当归、鸡血藤清热解毒、养血活血，冬瓜仁、三棱、莪术祛瘀排浊。阴虚者合二至丸；阳虚者，加桂枝助附子温补命门以通血脉；疼痛明显者合复元活血汤，或加三七粉；精神抑郁严重者，急则治其标，酌用柴胡加龙骨牡蛎汤、百合地黄汤、厚朴半夏汤、甘麦大枣汤、四逆散等辨证化裁，待精神抑郁缓解后，再治前列腺。

❧ 养 ❧

无论是否患有前列腺炎，都要注重前列腺的保养。

（1）多饮水，多吃西红柿、南瓜子、油菜花粉等对前列腺有益的食物。

（2）热水坐浴。在一个直径35cm左右的盆里倒入小半盆43℃左右的温水，提起阴囊坐在盆里，每天两次，每次20~30分钟。水凉了可以添加热水，最好将水温保持在40~43℃。一般坐浴后人会感觉到很轻松，如果感觉到不舒服就说明不适用这种方法，应立即停止。

（3）前列腺定期按摩，可以借助器械，每周1次。人工按摩要注意力度不宜太大。前列腺按摩有助于腺液排泄，以利于疾病的康复。要注意的是，肛门直肠做过手术或肛门直肠有炎症者不适用本法。

（4）已婚者不忌房室，保持规律的性生活。未婚者可以用前列腺定期按摩来保持前列腺导管畅通。

医案

李某，男，36岁。2019年9月10日初诊

主诉：尿频、尿急、尿痛，伴会阴部不适2年，加重3天。

现病史：长期坐办公室工作，经常接待客人，两年前开始出现尿频、尿无力症状，偶尔有尿痛。在西医院诊断为前列腺炎，服用抗生素后可缓解几天，停药后症状又复发。一周前连续熬夜、饮酒3天，第4天开始尿频、尿急、尿痛加重，尿道有灼热感，肛门前面的部位胀痛，坐下更难受，口干口苦，每晚夜尿4~5次，尿黄，排尿无力，每次尿量不多。

既往史：1年前查体发现有轻微脂肪肝，血脂高，余无异常。

查体：舌红苔黄厚，脉弦滑。尿常规检查有少量白细胞。肛门指诊前列腺稍大，质中等，中间沟存在，有轻微压痛。前列腺液可随按摩而出，镜检白细胞++，磷脂小体++。

中医诊断：精浊（下焦湿热证）。

西医诊断：慢性前列腺炎。

治则：清热解毒，祛湿排浊。

【方药】自拟五龙消毒饮加减。

金银花15g　野菊花10g　蒲公英30g　紫花地丁15g　天葵子12g　柴胡12g　龙胆草10g　栀子10g　黄芩12g　川牛膝15g　川木通15g　车前子15g　三棱15g　莪术15g　赤芍15g　甘草6g

7剂，每日一剂，水煎两次分早、中、晚3次服。嘱服药期间忌辛辣烟酒。

2019年9月16日二诊　尿频、尿急、尿痛症状在服药第3天起就开始减轻，晚上起夜两次，小便通畅，会阴部已不胀痛。舌红苔薄黄干，脉滑。

前方去赤芍加花粉15g。7剂，服法同前。

2019年9月23日三诊　患者述服中药14天后已经没有明显不适，唯有久坐后肛门周围酸胀不适，口干口苦。此为余邪未清，脉络不畅。嘱长期戒烟戒酒，少吃辛辣厚味，避免久坐，多运动。再拟处方如下。

忍冬藤30g　野菊花10g　蒲公英30g　紫花地丁15g　天葵子12g　栀

子10g　牡丹皮15g　川牛膝15g　川木通15g　三棱15g　莪术15g　白术15g　车前子15g

12剂，服法同前。

随访2个月，小便正常，无任何不适。拒做前列腺液复查。告知已经辞去了接待工作，今后不用陪酒了。

按：慢性前列腺炎在青壮年男性中患病率较高。该病具有病因不单一、症状复杂、病程长、治愈后易复发4个特点，抗生素治疗往往效果不佳，中医中药对该病有明显治疗优势。但是需要注意的是，要想取得好的疗效，必须防、治、养三结合；这就是无病时重预防，得了病既要重治疗又要重保养。无论是预防和保养都要持之以恒。

（靖安玲，主任中医师，重庆市中医院）

早　泄

概述

　　早泄是一种较常见的男性性功能障碍。是指成年男性经常在性交时过早射精。早泄在青年和中年人群中发病率较高。

　　早泄虽然是西医学诊断名词，但古代中医文献对此症状早有记载，如清初康熙年间新安名医叶天士在《秘本种子金丹》中说："男子玉茎包皮柔嫩，少一挨，痒不可当，故每次交欢，阳精已泄，阴精未流，名曰鸡精。"他以鸡的交媾取象命名，形容时间短暂。现代中医学对早泄的描述是"乍交即泄"，为早泄下了一个准确而形象的定义。

　　早泄是一种功能性疾病，其病因和病机比较复杂，至今还不完全清楚，可能与龟头的敏感性太高和射精神经功能亢进、精神心理因素、体质因素、疲劳因素、疾病因素、不良生活习惯等功能性致病因素有关。在此主要介绍男性功能性早泄的防、治、养。

防

　　1.纠正生活习惯　规范作息时间，注意休息，避免疲劳，不熬夜，不吸烟，少喝酒。

2.注意饮食 饮食要以清淡为主，忌生冷、寒凉、油腻等，免受寒湿。

3.伴侣支持鼓励 伴侣要积极支持、鼓励丈夫，坚持治疗。不要责怪，不要道听途说，不要轻信广告。伴侣的支持、鼓励、配合是防止早泄发生的关键。

4.患者自己防范 患者要放松心情，不要紧张，不要害怕，减少焦虑等不良情绪。特别是在性交时要充满信心，全力以赴！

总之，要认真做好以上防护，防止出现阴阳失衡而发生早泄。

❧ 治 ❧

中药治疗男性功能性早泄有一定的疗效，但疗程较长，一般需要2~3个月。为了使患者少花钱治好病，我们采用"中药治疗＋心理治疗＋生活治疗＋技巧训练"的特色疗法，疗效较好。医生和患者伴侣的支持鼓励就是心理治疗；患者的防、养措施就是生活治疗。现将几种常见的男性功能性早泄证治介绍如下。

1.肾气不固

【证候】少气懒言，体倦肢软，形寒肢冷，腰膝酸软，勃而不坚，乍交即泄，舌质淡，苔薄白，脉细弱。

【治法】补气温阳，固肾涩精。

【方药】补气温阳固肾汤加减。红参片、炙黄芪、炒白术、酒当归、北柴胡、升麻、巴戟天、锁阳、鹿角霜、盐杜仲、桑螵蛸、北五味子。

2.心脾两虚

【证候】体倦乏力，心悸健忘，失眠多梦，大便稀软，勃而不坚，乍交即泄，舌质淡，舌边有齿痕，苔薄白，脉细弱。

【治法】补益心脾，固肾涩精。

【方药】补益心脾固肾汤加减。红参片、炒山药、炒白术、白茯苓、盐泽泻、杵砂仁、锁阳、鹿角霜、茯神、制远志、炒酸枣仁、金樱子。

3.阴虚火旺

【证候】阴虚口干，或燥热盗汗，或便秘，或阳亢易勃，乍交即泄，舌质红，苔薄黄，脉细数。

【治法】滋阴降火，固肾涩精。

【方药】滋阴降火固肾汤加减。生地黄、玄参、麦冬、酒萸肉、白茯苓、盐泽泻、牡丹皮、知母、炒黄柏、桑螵蛸、金樱子、北五味子。

除以上几种常见证型外，还有湿热下注或寒热虚实夹杂的复合病证，在临证时还要认真进行辨体、辨病、辨证，分类、分证型治疗。

❧ 养 ❧

1.**精神心理养护** 要减少烦恼，减轻压力，消除顾虑，防止肝气郁结。

2.**生活起居养护** 要生活规律，不熬夜，不过劳，避免寒湿，防止脾肾两虚。

3.**饮食养护** 要饮食清淡，忌生冷、寒凉、油腻等饮食，防止痰湿瘀阻。

4.**伴侣鼓励养护** 患者伴侣要支持、鼓励患者坚持规范治疗，防止病情复发。

认真做好以上养护方法是巩固疗效、防止复发的关键。

医案

汪某，42岁，已婚已育。2021年11月7日初诊

主诉：早泄5年余。

现症：患者婚后性生活过频，而且工作很累，很辛苦，以致身体越来越虚弱，少气懒言、体倦肢软、形寒肢冷、腰膝酸软，性交时阴茎勃而不坚，未交自流，不能完成正常的性交活动，舌质淡，苔薄白，脉细弱。

中医诊断：早泄（肾气虚弱型）。

西医诊断：功能性早泄。

【治法】补气温阳，固肾涩精。

【方药】补气温阳固肾汤加减。

红参片6g　炙黄芪15g　炒白术15g　酒当归10g　北柴胡10g　升麻6g　巴戟天15g　锁阳15g　鹿角霜10g　盐杜仲10g　桑螵蛸10g　北五味子6g。

每日1剂，煎水2次，早、晚服用。

服药半个月后自觉症状基本消失，性生活基本正常。再服丸药巩固治疗3个月。

方某，36岁，已婚已育。2021年8月13日初诊

主诉：早泄10年余。

现症：患者婚后夜间性生活频繁，白天开车疲劳，以致身体虚弱，体倦乏力，食少便溏，失眠多梦，健忘心悸，精神不振，腰膝酸软，勃而不坚，未进即泄。舌质淡，舌边有齿痕，苔薄白，脉细弱。

中医诊断：早泄（心脾两虚型）。

西医诊断：功能性早泄。

治则：补益心脾，固肾涩精。

【方药】补益心脾固肾汤加减。

红参片6g　炒山药15g　炒白术15g　白茯苓15g　盐泽泻10g　杵砂仁6g　锁阳15g　鹿角霜10g　茯神15g　制远志10g　炒酸枣仁15g　金樱子15g

每日1剂，煎水2次，早、晚服用。

服药半个月后自觉症状基本消失，性生活基本正常。再服丸药巩固治疗3个月。

（刘兴，博士研究生，师承北京中医药大学王琦院士，

现任职于屯溪刘茂松诊所

刘茂松，主治医师，甘肃中医药大学特聘"客座副教授"，

原任职于安徽省黄山市人民医院）

阳　痿

概述

阳痿是中医病名，《内经》称阳痿为阴痿、筋痿。阴器为宗筋所聚，阴茎体阴而用阳，阴茎痿软无用，故名"阴痿"。阳痿之"阳"是指阴茎功能与女子阴道功能相对而言属阳，功能减退致痿而命名。男子在青壮年时期由于虚损、惊恐或湿热等原因，导致宗筋失养而弛纵，引起阴茎痿软不能勃起进行性交，或阴茎在性刺激下虽能勃起但不能维持足够的时间和硬度，无法完成正常性生活，前者称完全性阳痿，后者称不完全阳痿。西医学称此病为性功能低下或性功能障碍、性神经衰弱，并认为多与疾病、药物及心理因素有关。如果平时性生活正常，偶尔由于疲劳，或因疾病、焦虑、醉酒等原因引起一过性阴茎痿软者，不属病态。

防

（1）伴侣关系要协调，要互相体贴和包容，同房切忌精神紧张。

（2）避免精神压力大或身体疲劳时同房，中年以后疲劳更为明显，防止精神疲劳和体力疲劳也可以防性疲劳。

（3）避免过度性刺激，房室过度，或手淫频繁，性神经常处于兴奋状态，性功能减退，可诱发阳痿。

（4）饮酒过度，进食过多，都可以导致性功能紊乱。

◆ 治 ◆

1. 肾气不足

【证候】阳痿不举，精薄清冷，头晕耳鸣，面色㿠白，精神萎靡，腰膝酸软，畏寒肢冷，舌淡胖嫩，脉沉细而弱。

【治法】温肾壮阳，温补命门。

【方药】右归丸加减

熟地30g　当归15g　枸杞子20　山萸肉20g　菟丝子15g　淫羊藿15g　肉苁蓉15g　韭菜籽15g　蛇床子15g　杜仲15g　附子10g（先煎）　肉桂5g　仙茅10g　鹿角胶15g　巴戟天15g

2. 肝郁气滞

【证候】阳事不兴，情绪抑郁或烦躁易怒，胸闷不适，胁肋胀痛，食少便溏，舌淡苔白，脉弦。

【治法】疏肝解郁。

【方药】逍遥散加减。

柴胡15g　当归15g　白芍20g　川楝子10g　香附10g　白术15g　茯苓20g　甘草5g　补骨脂15g　菟丝子15g　枸杞子15g　白蒺藜15g

3. 湿热下注

【证候】阴茎痿软，阴囊潮湿，瘙痒坠胀，或骚臭，肢体困倦，小便黄赤，舌苔黄，脉濡数。

【治法】清化湿热。

【方药】龙胆泻肝汤加减。

龙胆草15g　山栀子10g　黄芩10g　生地15g　车前子15g　泽泻15g　车

前子15g　木通10g　甘草梢5g　当归15g　赤芍10g　灯心草5g　滑石15g

❧ 养 ❧

阳痿的产生与身体健康程度有密切关系，饮食营养好，身体健康，则人的性事活动正常。如果营养失调，如微量元素锌缺乏，就会导致阳痿。中医学认为补肾益精的食物可维持和提高性功能，倡食者如下。

1.肉食、海鲜类　海马、鹿肉、鹿鞭、牛肉、羊肉、蚕蛾、虾、海参、鳗鱼、甲鱼、蛤蚧等。

2.蔬菜类　韭菜、芹菜、山药、海藻、黑木耳等。

3.干、鲜果类　核桃、龙眼肉、荔枝、白果、桑椹、红枣、莲子、芝麻、葡萄等。

医案

1.肝郁型阳痿案

李某，28岁，身体强壮，已婚3年，初次性生活失败受女方冷淡，肝失疏泄，阴茎不起，性欲随之减退，女方准备提出离婚，心情悲观，思想压力大，感到内疚，舌质淡红，脉细弦。

诊断：阳痿（肝气郁结，宗筋弛缓）。

【治法】疏肝解郁，开导情志。

【方药】四逆散加味。

柴胡15g　枳实10g　赤芍20g　蜈蚣2条　露蜂房10g　九香虫10g　远志10g　白蒺藜15g

服药7剂，性欲明显增强，阴茎勃起2~3分钟。再服7剂，同房可持续3~5分钟，出现婚后未曾有过的性生活满足。随访半年，夫妻性生活协调，女方怀孕。

按： 此例患者初次性生活失败，遭女方冷淡，有明显内疚心理，证属肝气郁结，给予心理治疗和药物治疗，获取良效。

2.湿热蕴结型阳痿案

王某，40岁。2018年4月5日初诊

现病史：平时嗜酒，经常冒雨干活，逐渐性欲淡漠，阳事举而不坚，以致不能勃起，经过3个月治疗无效。现胸闷不舒，饮食不佳，疲倦乏力，身体逐渐发胖，心慌，舌淡红，苔白腻，脉滑，精神苦闷，每夜借酒浇愁。

诊断：阳痿（湿热下注，损伤宗筋）。

【治法】燥湿化痰。

【方药】四妙散合平胃散加减。

方茯苓30g　牛膝20g　炒薏苡仁30g　苍术15g　半夏15g　枳壳15g　郁金15g　车前子15g　陈皮10g　胆南星10g　葛花10g　鱼腥草20g

7剂后，阴茎偶有勃起，但举而不坚，其他症状缓解。上方加白术15g，又服10剂，阳事如意，其他症状消失，继用参苓白术散善后。随访1年，房事正常。

按： 患者形体肥胖，倦怠嗜卧，则阳气少生，性欲淡漠或全无，胸闷嗜卧，头重，经常喝酒，导致湿痰下注，损伤宗筋，形成阳痿。治疗以四妙散合平胃散而获效。

3.肾气虚损型阳痿案

杨某，男，35岁。2019年8月15日初诊

现病史：1个月来感到头昏，疲倦乏力，腰酸腿软，性欲减退，每欲行房阴茎勃起不坚，并很快泻精。二便正常，苔薄白，脉沉细。

诊断：阳痿（肾气虚损，固摄无权）。

【治法】温肾纳气，固精涩精。

【方药】

鹿衔草30g　熟地30g　山药20g　巴戟天15g　茯苓15g　淫羊藿25g　肉桂5g　附子10g（先煎）　五味子10g　菟丝子15g　鹿角胶10g（烊化）

服药7剂，头昏、乏力、腰酸等症状减轻。复诊上方再服7剂，精神状态明显好转。此后在前方基础上加减用药，嘱节制房事，配合食疗乌龟炖鸡，调治3月余，性功能恢复正常。随访2年未发。

按： 阳痿在药物治疗的同时配合心理疗法和饮食调治也很重要。

（赵鹏举，主任中医师，辽宁省盘锦市兴隆台区赵氏中医诊所）

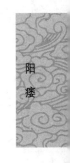

阳痿

男性不育

概述

男性不育不是一种独立的疾病，是由多种因素干扰男性生育功能的某个或多个环节而造成的结果。

男性不育可分为器质性与功能性两大类，以功能性居多。男性功能性不育的病因和病机比较复杂，至今还不完全清楚。可能与体质、心理、疲劳、疾病、药物、不良生活习惯等功能性致病因素有关。男性功能性不育又可以分为性功能障碍性不育和精液异常性不育。性功能障碍主要有重度阳痿、重度早泄、不射精、逆行射精等。精液异常主要有精液量少、精液不液化、无精子、少精子（精子密度低）、弱精子（精子活力低）、畸形精子等。

肾为先天之本，生殖之源。肾藏精而寓元阳，肾精足则肾阳盛，若肾阳虚，肾精则寒，精寒而凝，故无子。所以肾阳虚是男性功能性不育的主要病因。在此主要介绍男性功能性精液异常的防、治、养。

防

1.注意生活习惯 要规范作息时间，避免疲劳，不熬夜，不吸烟，少喝酒。

2. 注意饮食调养　饮食以清淡为主，忌生冷、寒凉、油腻饮食。

3. 家庭支持鼓励　妻子要积极支持、鼓励丈夫，不要责怪，不要道听途说、不要轻信广告，充满信心，坚持治疗。妻子的支持、鼓励、配合是防治男性不育的关键。

4. 精神心理防范　患者每天都要放松心情，不要紧张，不要害怕，减少焦虑等不良情绪，坚持规范治疗。

❧　治　❧

中医治疗男性功能性不育有一定的疗效，但疗程较长，需要3~6个月。中药治疗联合心理治疗、生活治疗的特色疗法效果较好。另外还需要患者妻子的支持、鼓励、配合。一般开始吃小剂量汤药治疗，待患者病情基本正常后改丸药巩固疗效。现将几种常见的男性功能性不育证治介绍如下。

1. 肾阳虚弱

【证候】久婚不育，精子数量少，精液不液化，精子浓度、活力较低。畏寒肢冷，腰膝酸软，全身乏力，夜不思室，阴器不举或举而不坚。舌质淡，苔薄白，脉细弱。

【治法】补肾温阳，化瘀通络。

【方药】补肾温阳助育汤加减。鹿角霜、淫羊藿、北柴胡、炒白芍、炒枳壳、紫丹参、盐杜仲、炒菟丝子、枸杞子、覆盆子、盐车前子、北五味子等。

2. 痰湿瘀阻

【证候】久婚不育，精子数量少，或精液不液化，或精子浓度与精子活力低。体形偏胖，腹部肥满，身重乏力，喜食肥甘甜腻，容易出汗，胸闷痰多，大便不实。舌体较胖或有齿印，舌苔白腻，脉濡而滑。

【治法】燥湿化痰，化瘀通络。

【方药】燥湿化痰助育汤加减。炒苍术、炙香附、姜厚朴、炒枳实、紫丹参、炒白术、白茯苓、盐泽泻、盐车前子、炒菟丝子、炒决明子、炙附片。

3.湿热瘀阻

【证候】久婚不育，精子数量少或精液不液化，或精子浓度与精子活力低。口苦，口臭，口干，阴囊湿黏，小便量少色黄，大便黏腻，舌质暗，苔黄腻，脉弦数。

【治法】清热利湿，疏肝通络。

【方药】清热利湿助育汤加减。龙胆草、茵陈、生苍术、姜厚朴、北柴胡、炙香附、知母、炒黄柏、白茯苓、炒菟丝子、覆盆子、盐车前子。

除以上几种常见证型外，还有心脾两虚、气血两虚、脾肾两虚、肝肾阴虚，故在临证时还要认真进行分析，分类、分证型治疗。

养

1.**精神心理养护**　要减少烦恼，减轻压力，消除顾虑，防止肝气郁结。

2.**生活起居养护**　要生活规律，不熬夜，不过劳，避免寒湿，防止脾肾两虚。

3.**饮食生活养护**　要饮食清淡，忌生冷、寒凉、油腻等饮食，防止痰湿瘀阻。

4.**家庭支持养护**　家庭成员要支持、鼓励患者坚持规范治疗，争取早日康复。

医案

刘某，32岁。2021年4月7日初诊

主症：婚后4年未育。

现症：性欲不强，偶有乏力，腰膝酸软，畏寒肢冷，临阵不坚，精液量少，舌质淡，苔薄白，脉细弱。

中医诊断：不育（肾阳虚弱型）。

西医诊断：功能性少弱精子症。

【治法】补肾温阳，化瘀通络。

【方药】

鹿角霜10g　淫羊藿10g　北柴胡10g　炒白芍15g　炒枳壳10g　紫丹参15g　盐杜仲10g　炒菟丝子20g　枸杞子10g　覆盆子10g　盐车前子10g　北五味子6g

每日1剂，煎水2次，早、晚服用。

服药半个月后自觉症状基本消失，精液质量明显提高。再服用丸药巩固治疗3个月，同时对其妻进行调经助孕治疗而孕。

鲍某，32岁。2021年4月6日初诊

主症：婚后4年未育。

现症：肥胖，性欲较低，精液量较少，身重乏力，大便稀软，舌质红，苔黄白而腻，脉弦滑。

中医诊断：不育（痰湿瘀阻型）。

西医诊断：功能性少弱精子症。

【治法】燥湿化痰，化瘀通络。

【方药】

炒苍术15g　炙香附10g　姜厚朴10g　炒枳实10g　紫丹参15g　炒白术15g　白茯苓15g　盐泽泻10g　盐车前子10g　炒菟丝子20g　炒决明子

15g　炙附片6g

每日1剂，煎水2次，早、晚服用。

服药半个月后自觉症状明显减轻，精液质量明显提高。再服用丸药巩固治疗3个月，同时对其妻进行调经助孕治疗而孕。

（刘兴，博士研究生，师承北京中医药大学王琦院士，

现任职于屯溪刘茂松诊所

刘茂松，主治医师，甘肃中医药大学特聘"客座副教授"，

原任职于安徽省黄山市人民医院）

冠心病

概述

冠状动脉粥样硬化性心脏病简称冠心病，是指冠状动脉粥样硬化使血管腔狭窄或阻塞，或（和）因冠状动脉功能性改变（痉挛）导致心肌缺血缺氧或坏死而引起的心脏病。根据其症状体征，归属于中医学"胸痹""心痛"范畴。主要症状为胸闷、胸痛、心前区刺痛、心悸、头晕，核心证候要素为血瘀、气虚、痰浊、阳虚，常用活血药、理气药、化痰药、补气药、补血药。

防

冠心病的危险因素包括年龄、性别、吸烟史、腹型肥胖、高血压、血脂异常、糖尿病、缺少体力活动、心血管病家族史等，其中年龄、性别、家族史无法改变，但是可以通过戒烟，减肥，控制血压、血糖，调节血脂，适度运动来预防冠心病的发生。

治

中医对冠心病的治疗多有建树，教材中的分证型辨治此处不再赘述，仅摘录部分近代名医、国医大师的论治经验，以飨读者。

焦树德：心痹辨治要点在辨明虚实。虚证应养血益气，助阳通脉，方用《备急千金要方》细辛散加减。实证宜宽胸开痹，活血通脉，方用《金匮》枳实薤白桂枝汤加减。

刘志明：冠心病本质属虚，以虚致实，故治疗原则应以补为主，通补兼施，补而不壅塞，通而不损正气。常用八方即瓜蒌薤白白酒汤、瓜蒌薤白半夏汤、枳实薤白桂枝汤、人参汤、茯苓杏仁甘草汤、橘枳姜汤、薏苡附子散、桂枝生姜枳实汤。

邓铁涛：冠心病多气虚痰瘀，治宜通补兼筹，不能一通到底而不予固本扶正。长期服用通窍祛瘀药，往往使气短、疲倦、乏力、眩晕等症状加重。临床常选用温胆汤加减进行治疗。

岳美中：卒心痛-急性心肌梗死，用回阳救逆法急救，选张仲景四逆汤；冠心病瘀血较重者，选用王肯堂《证治准绳·心痛门》化死血方；气滞血瘀者选用王清任《医林改错》血府逐瘀汤。

陈可冀：心绞痛之发作有偏热痛、偏寒痛、偏虚痛、偏实痛之不同。偏热痛者，以凉血活血合小陷胸汤较好；偏寒痛者选用温通类方药，如苏合香丸为宜；偏虚痛者，以生脉散、保元汤合活血药；偏实痛者，加平肝息风潜镇为妥。经验方冠心二号，活血行气，通络止痛，方用丹参30g，川芎、赤芍、红花、降香各12g。

张琪：本病以气虚血瘀者较多，益气活血为最常用治法，益气以人参、黄芪为主，辅以红花、川芎、丹参等活血化瘀之品。

路志正：冠心病病位在心，旁及各脏，以脾胃最为密切，故治疗冠心病应"论从脾胃，治求中焦"。而调理脾胃以升降为要。湿浊为患，阻碍气机者，选用藿香、葛根、荷叶、荷梗；脾虚气陷者，选用柴胡、升麻、白术；和胃降浊，多用枳实、厚朴、竹茹、旋覆花。治疗与脾胃失调相关的心痹，常收事半功倍之效。

李玉奇：冠心病以心阳虚为本为始，血脉瘀滞基于气虚，故以益气回阳为大法，自拟羊藿叶饮子治疗本病，疗效显著。方剂组成：淫羊藿、何首乌、玉竹、当归、瓜蒌皮、薤白、附子、肉桂、生地、麦冬、降香。

秦伯未：心绞痛的发作与心血不足有关，又与心阳衰弱有关，治疗必须兼顾，用仲景复脉汤为基本方，以养心血，扶心阳，益心气。疼痛明显者，加用活血祛瘀之品，常用丹参、红花、五灵脂、三七等，同时加用温通理气药，如檀香、桂心、乳香、没药、延胡索、细辛等。

蒲辅周：冠心病属虚证，不是实证，虚多实少。病因是心气不足，营气不周。治法原则是损其心者，调其营卫。以补为本，以通为用，通心气，调营卫，主张活血顺气，不主张破血攻气，设计"两合散"治疗冠心病。方剂组成：人参、丹参、鸡血藤、血竭、藏红花、琥珀、石菖蒲、炒没药、香附、远志、茯神。

纵观近代名家对冠心病的治法治则，各有特色，而多具共性。多以温阳、益气、活血为主，兼以理气通络、化痰除湿、滋阴、养血、开窍等。攻补兼施，以补为主，以通为用，同时注意顾护胃气，此为各家治疗本病之共识。

❧ 养 ❧

（1）低盐低脂饮食，控制体重，戒烟、限酒，定期检测血压、血糖等，适度运动。

（2）保持大便通畅，避免用力大便使腹压增高，增加心脏负荷。

（3）保持情绪舒畅，睡眠充足，避免情绪剧烈波动，避免熬夜。

（4）按时服药，冠心病患者应长期规律服用冠心病二级预防药物，并定期复查。

（5）康复运动，应尽力而为、量力而行。过低强度的运动无益于心脏功能恢复，过高强度的运动增加心律失常、心肌梗死、猝死风险。

医案

林某，男，52岁。2016年9月16日初诊

主诉：活动后胸闷痛半年余。

主症：行走200米左右即出现明显胸闷痛，伴喘息气促，休息数分钟可自行缓解。伴乏力、肢冷、失眠、纳少，进食后腹胀，阳痿，大便黏滞，小便少，双下肢轻度水肿，舌暗红，苔白腻，脉细涩。冠脉CTA示右冠中段70%~80%狭窄。西医诊断为冠心病，患者拒绝冠脉介入治疗，仅口服二级预防药物控制。

辅助检查：心电图示窦性心律，T波低平；心肌酶谱、心肌标志物均在正常范围；NT-proBNP：2491.62pg/ml；6分钟步行试验：295米。明尼苏达心功能不全生命质量量表（MLHFQ）评分77分。

西医诊断：冠心病，稳定劳力性心绞痛，慢性心力衰竭，心功能Ⅱ级。

中医诊断：胸痹（阳虚血瘀证）。

【方药】

附子12g（先煎1小时） 肉桂6g 生地30g 黄芪30g 当归9g 三七3g 红花12g 茯苓15g 泽泻12g 磁石15g 九香虫9g 巴戟天18g 淫羊藿18g 陈皮9g 木香9g 炒鸡内金12g 车前子18g。

10剂，水煎服，每日1剂。嘱患者低盐低脂饮食，戒烟，适度锻炼，锻炼强度以心绞痛不发作为度。

2016年9月30日二诊 患者服药后运动耐量有所增强，睡眠好转，性生活质量部分改善，双下肢水肿基本消退，进食增加。偶有进食后腹胀。

上方去磁石，加鸡内金30g、厚朴9g，10剂水煎服。后复诊均随证加减。患者运动耐量逐渐增强，可慢跑无心绞痛发作。

2016年10月21日三诊 双下肢无水肿，性生活基本恢复正常，腹胀明显缓解，复查NT-proBNP：1094.36pg/ml；6分钟步行试验：480米。MLHFQ评分41分。均较前明显改善。

（彭杰，副主任中医师，重庆市中医院）

不 寐

概述

不寐是以经常不能获得正常睡眠为特征的病证，主要表现为睡眠时间、深度不足，轻者入睡困难，或寐而不酣，时寐时醒，或醒后不能再寐；重则彻夜不寐。

古代书籍中有"不得卧""卧不安""不得眠""目不瞑"等名称。李中梓《医宗必读》指出不寐的病因有气虚、阴虚、水停、胃不和、痰滞5种。不寐的病机总属阳盛阴衰，阴阳失交。不寐的病位在心，与肝胆、脾胃、肾等脏腑功能关系密切。本病在辨证论治上首辨虚实，调整脏腑气血、阴阳的平衡。

西医学中的神经官能症、更年期综合征、慢性消化不良、贫血、动脉粥样硬化症等以不寐为主要临床表现时，都可以参考本篇论治。

防

1.**睡眠环境** 良好的睡眠环境有助于提高睡眠质量，卧室安静，隔音良好，窗帘冷色，湿度、温度相对稳定，睡前保持室内空气新鲜。

2.**睡眠用具** 人睡时头朝北，使身体不受地磁的干扰。床铺硬度适中，不过硬过软。防止枕头过高、过矮、过硬、过软。

3.睡眠姿势 不同人群选择不一样的姿势有助于安眠。健康的人可以随意而卧，常变换睡姿，以免醒后疲劳。有心脏疾患的人最好右侧卧，以免心脏受压。肺系病人除垫高枕外还要经常改换睡侧，以利痰涎排出。胃胀满和肝胆系疾病者，以右侧位睡眠为宜。四肢疼痛者应力避压迫痛处而卧。

4.睡眠时间 养成有规律的生活习惯，让生物钟保持正常的节律。睡前泡脚，喝热牛奶，听轻音乐，以助安眠。

5.情志 睡前避免激动、气恼等不良情绪，心情平和地安然入睡。

❈ 治 ❈

我的导师马有度教授行医60余年，治疗不寐，经验丰富，善用合方，疗效显著，现解析如下。

1.创立经验方双藤双粉方 马有度教授在长期临证过程中创立治疗失眠的双藤双粉方：炒枣仁粉、延胡索粉、鸡血藤、夜交藤。治疗不得眠，屡用屡验。方中酸枣仁养心安神，夜交藤养血安神，鸡血藤养血活血，延胡索取其止痛功效中蕴含的催眠、镇静、安眠之作用。四药合用，心神得养，阳能入阴，夜能安寐。对于各类失眠，在辨证处方中加入双藤双粉，疗效更佳。

2.善用酸枣仁汤治疗不寐 马有度教授善用酸枣仁汤加味治疗不寐证，疗效显著。《金匮要略》记载："虚劳虚烦不得眠，酸枣仁汤主之。"可见，酸枣仁汤是治疗虚烦所致失眠的基础方。中医认为"心藏神""肝藏魂"，各种原因导致神失所养或魂不守舍都可致失眠，故失眠与心肝二脏关系最为密切。肝藏血，若肝血不足，则易致虚热内生，上扰心神，加之血虚不能养心，神魂不宁，故见心烦不得眠。方中酸枣仁补血养肝、宁心安神，茯苓宁心安神，川芎活血行气，知母清热降火、滋阴除烦，甘草调和诸药。四药相配，共奏养血安神、清热除烦之效，用以治肝血不足、虚热内扰之失眠。

❖ 养 ❖

三分治疗七分养，养好体质，减少和防止复发，此为养。可从以下方面养。

1. 情志调养 保持乐观的良好心态，对社会竞争、个人得失有理性的认识，避免心理失衡影响睡眠。

2. 起居调养 养成良好的睡眠卫生习惯，避免睡觉前喝茶、喝咖啡、饮酒。控制白天睡眠时间，老年人白天可适当午睡或打盹片刻，时间不宜过长，以免影响晚上的睡眠。

3. 运动调养 白天适度进行体育锻炼，有助于晚上较快入睡。失眠者可坚持跑步、做操、练太极拳。体育运动对神经系统的兴奋和抑制过程起到良好的调节作用。可在有花草树木的山清水秀的地方进行户外运动，空气中的负离子含量高，利于神经的养护，可提高睡眠质量。

4. 睡前调养 睡前用微烫的热水泡脚，搓一搓脚心，促进血液循环，改善睡眠质量。

5. 食疗调养

百合粥：百合30g，粳米100g，红枣10粒，冰糖适量，文火煮粥，早晚服用。

龙眼莲子山药粥：莲子、龙眼肉各30g，百合、山药各20g，红枣6粒，粳米100g，文火煮粥，食时加红糖调味，早晚食用。

枸杞枣仁茶：枸杞30g、炒枣仁40g、五味子10g和匀，分成5份，每日取1份，放入茶杯中开水冲泡，代茶频饮。

医案

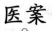

1.酸枣仁汤合柴芍龙牡汤验案

易某，女，54岁，已绝经

现症：失眠多梦2年，每晚仅睡1~2小时，伴口苦，口臭，恶心，头昏乏力，心烦易怒，眼圈黑，饮食、二便如常，舌淡红，苔白，脉弦细。

诊断：不寐（肝阳上亢，心神失养）。

【治法】疏肝理气，宁心安神。

【方药】酸枣仁汤合柴芍龙牡汤加减。

炒酸枣仁30g　知母30g　川芎12g　茯神30g　柴胡15g　白芍30g　煅龙牡各30g　法半夏12g　黄连10g　夜交藤30g　合欢皮30g　珍珠母30g　黄芪30g　白术15g　炙甘草6g

水煎服，14剂。随访，失眠已愈。

2.酸枣仁汤合六味地黄汤验案

刘某，女，40岁

现症：失眠多年，近几日每晚仅睡3小时，就诊时头晕目眩，夜尿三行，多梦，眼干涩，腰膝酸软，大便溏而不畅，月经提前量少，舌淡红，苔白，脉沉细。

诊断：不寐（肝肾不足）。

【治法】滋养肝肾，宁心安神。

【方药】酸枣仁汤合六味地黄汤加减。

熟地20g　丹皮10g　山茱萸15g　山药15g　茯神30g　泽泻15g　炒酸枣仁30g　知母30g　川芎10g　夜交藤30g　合欢皮30g　当归12g　煅龙牡各30g　炙甘草6g　大枣10g

水煎服，6剂。

二诊诉疗效甚好，效不更方，仍以原方治疗6剂而愈。

3.酸枣仁汤合黄连温胆汤验案

陈某，女，60岁

现症：失眠8年，入睡甚难，每晚仅睡2~3小时。平素性格急躁，就诊时心烦，夜梦纷纷，口干苦，恶心，夜尿二行，舌淡红，苔白腻，脉弦滑。

诊断：不寐（胆胃不和，痰热内扰）。

【治法】清热化痰，安神除烦。

【方药】酸枣仁汤合黄连温胆汤加减。

炒酸枣仁30g　知母30g　川芎12g　茯神30g　胆南星10g　黄连10g　法半夏12g　陈皮10g　竹茹12g　枳壳10g　炙远志10g　夜交藤30g　合欢皮30g　炙甘草6g　大枣10g　丹参30g

水煎服，7剂。

连续四诊，均以本方加减，后愈。

4.酸枣仁汤合归脾汤验案

蒋某，女，44岁

现症：长期熬夜上网，目前靠西药安眠入睡，就诊时失眠多梦，健忘，食少，腹胀，便溏，舌淡红苔白，脉细。

诊断：不寐（心脾两虚）。

【治法】益气健脾，养心安神。

【方药】酸枣仁汤合归脾汤加减。

生晒参10g　黄芪30g　白术15g　茯神30g　当归12g　木香10g　炒枣仁30g　知母30g　川芎12g　夜交藤30g　合欢皮30g　炙甘草6g　大枣10g　柴胡15g　白芍30g　龙牡各30g

水煎服，7剂。

连续三诊，均以本方加减，后愈。

按：《灵枢·口问》云："阳气尽，阴气盛，则目暝；阴气尽而阳气盛，则寤矣。"故阴阳失衡可引起失眠，治疗当调和阴阳。《景岳全书·不寐》云："无邪而不寐者，必营气之不足也，营主血，血虚则无以养心，心虚则神不守舍。"故以上四则医案均以酸枣仁汤为主方，养血安神，清热除烦。案一联合柴芍龙牡汤疏肝养肝，安神定志。案二联合六味地黄汤滋补肝肾、调和阴阳而安神定志。案三病机为肝胆疏泄失调，谨守病机以酸枣仁汤合黄连温胆汤清胆除烦，和胃安神。案四以肝血亏虚累及心脾两虚为主，合用归脾汤益气补血、健脾养心。

（何冠，主任中医师，重庆市民政中西医结合医院业务院长）

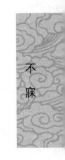

不寐

中 风

概述

中风，又称卒中，是以半身不遂、肌肤不仁、口舌㖞斜、言语不利，甚则突然昏仆，不省人事为主要表现的病证。因其发病骤然，变化迅速，有"风性善行而数变"的特点，故名"中风"。中风发病率高、病死率高、致残率高，严重危害中老年人的健康。西医学中的急性脑卒中属本病范畴。

春秋战国时期，本病始称"仆击""偏枯""薄厥""大厥"，认为本病发生与虚邪外袭、膏粱饮食、情绪失控有关。东汉时期，张仲景《金匮要略·中风历节病脉证并治》始有"中风"病名及专篇，对中风的病因病机、临床特征、诊断和治疗有了较深入的论述。

就病因学发展而言，唐宋以前多以"内虚邪中"立论；唐宋以后，尤其金元时期，以"内风"立论。延至明清，张介宾《景岳全书·非风》明确提出"中风非风"说，认为中风乃"内伤积损"所致。

本病一年四季均可发生，但与季节变化有关。入冬猝然变冷，寒邪入侵，可影响血脉运行。现代研究发现，寒冷等环境因素也是中风高发的诱因，即古人所谓中风之"外因"，但从临床看，本病以"内因"为主。中风的发生主要因内伤积损、情志过极、饮食不节、体态肥盛。

中风的主要病机有风、火（热）、痰、瘀、虚五端，在一定条件下相互影响，相互转化，引起内风旋动，气血逆乱，横窜经脉，直冲犯脑，导致血瘀脑脉或血溢脉外而发中风。

◆ 防 ◆

对中风的预防要做到未病先防。针对中风的危险因素采取预防性干预措施。

（1）避免内伤积损，情志过极。改变不良饮食习惯，控制体重，坚持适当运动。

（2）对于素有心悸、眩晕、消渴、头痛等病证者应积极治疗。

（3）患者出现眩晕、头痛、一过性视物不清、言语不利、手足麻木或无力、口角流涎等视为中风先兆，应及时诊治，以预防中风的发生。

（5）对中风病的预防还要做到既病防变。对已经罹患中风的人群，应当积极采取治疗性干预措施，以预防中风再次发生和中风后痴呆、抑郁、癫痫等继发病证，降低病残率和病死率。

◆ 治 ◆

根据病情程度，可分为中经络和中脏腑。

（一）中经络

1.风阳上扰

【证候】半身不遂，肌肤不仁，口舌㖞斜，言语謇涩，或舌强不语。急躁易怒，头痛，眩晕，面红目赤，口苦咽干，尿赤，便干，舌红少苔或苔黄，脉弦数。

【治法】清肝泻火，息风潜阳。

【方药】天麻钩藤饮加减。

天麻12g　钩藤15g　石决明30g　川牛膝15g　黄芩10g　栀子10g　益母草20g　杜仲15g　桑寄生20g　茯神20g　首乌藤20g

头晕头痛者，加菊花9g，以清利头目；心烦不寐者，加莲子心9g、炒酸枣仁10g，清心除烦；口干口渴者，加麦冬9g、生地黄15g，以养阴生津；苔黄腻者，加胆南星6g，清化痰热；便秘者，加大黄6~10g（后下），通腑泄热。

2.风痰阻络

【证候】肌肤不仁，甚则半身不遂，口舌㖞斜，言语不利，或謇涩或不语，头晕目眩，舌质暗淡，舌苔白腻，脉弦滑。

【治法】息风化痰，活血通络。

【方药】化痰通络汤加减。

法半夏9g　白术9g　天麻12g　胆南星6g　丹参15g　香附9g　酒大黄6g

急性期，病情变化较快或呈现进行性加重，风证表现较突出者，加钩藤15g、石决明30g、珍珠母30g以平肝息风；呕逆痰盛，舌苔厚腻者，可加茯苓9g、陈皮6g、桔梗9g，合用涤痰汤加减以祛痰燥湿；痰浊郁久化热，舌质红，苔黄腻者，加黄芩9g、栀子6g、瓜蒌30g、天竺黄6g以清热化痰；瘀血重，伴心悸胸闷，舌质紫暗或有瘀斑者，加桃仁9g、红花9g、赤芍9g以活血化瘀；头晕，头痛明显者，加菊花9g、夏枯草9g以平肝清热。

3.气虚血瘀

【证候】半身不遂，肌肤不仁，口舌㖞斜；言语不利，或謇涩或不语，面色无华，气短乏力，口角流涎，自汗，心悸，便溏，手足或偏身肿胀，舌质暗淡或瘀斑，舌苔薄白或腻，脉沉细，细缓或细弦。

【治法】益气扶正,活血化瘀。

【方药】补阳还五汤加减。

黄芪30g 当归9g 桃仁9g 红花9g 赤芍15g 川芎6g 地龙9g

气虚明显者,加党参15g或太子参15g以补益中气;言语不利者,加远志9g、石菖蒲9g、郁金9g以豁痰开窍;心悸喘息者,加桂枝6g、炙甘草6g以温阳通脉;肢体麻木者,加木瓜30g、伸筋草15g以通经活络;下肢瘫软无力者,加续断9g、桑寄生15g、杜仲9g、川牛膝9g以滋补肝肾;小便失禁者,加桑螵蛸9g、益智仁9g以固摄下焦。肢体拘挛疼痛属血瘀重者,加莪术9g、水蛭3g、鬼箭羽6g、鸡血藤30g以活血通络。

4.阴虚风动

【证候】半身不遂,一侧手足沉重麻木,口舌㖞斜,舌强语謇。平素头晕头痛,耳鸣目眩,双目干涩,腰酸腿软,急躁易怒,少眠多梦,舌质红绛或暗红,少苔或无苔,脉细弦或细弦数。

【治法】滋养肝肾,潜阳息风。

【方药】育阴通络汤加减。

生地黄15g 山茱萸9g 钩藤15g(后下) 天麻9g 丹参15g 白芍9g

夹有痰热,加天竺黄6g、胆南星6g以清化痰热;心烦失眠,加莲子心9g、夜交藤30g、珍珠母30g以清心安神;头痛头晕重者,加石决明30g、菊花9g以平肝清热;半身不遂而肢体拘急麻木,加当归15g、鸡血藤30g、水蛭3g以活血通络。

(二)中脏腑

1.阳闭

【证候】突然昏仆,不省人事;牙关紧闭,口噤不开,两手握固,大小便闭,肢体强痉,兼有面赤身热,气粗口臭,躁扰不宁;舌苔黄腻,脉弦滑而数。

【治法】清热化痰，开窍醒神。

【方药】羚羊角汤加减，配合灌服或鼻饲安宫牛黄丸。

水牛角粉2g（冲服） 珍珠母30g（先煎） 竹茹6g 天竺黄6g 石菖蒲9g 远志9g 夏枯草9g 牡丹皮9g

本证宜选安宫牛黄丸治疗，一般1次1丸，1日2次，温水送服或鼻饲。病情重者，可每6~8小时服1丸。神昏谵语，或肢体抽搐者，也可用黄连解毒汤送服局方至宝丹，1次1丸，每8小时服1丸。

2.阴闭

【证候】突然昏倒，不省人事；牙关紧闭，口噤不开，两手握固，大小便闭，肢体强痉；面白唇暗，四肢不温，静卧不烦；舌苔白腻，脉沉滑。

【治法】温阳化痰，开窍醒神。

【方药】涤痰汤加减，配合灌服或鼻饲苏合香丸。

法半夏9g 茯苓9g 枳实9g 陈皮9g 胆南星6g 石菖蒲9g 远志9g 竹茹6g 丹参15g

四肢不温，寒象明显者，加桂枝6g温阳通脉；舌质淡、脉细无力者，加生晒参6g（单煎）以益元气；舌质紫暗或有瘀点、瘀斑者，加桃仁9g、红花9g、川芎9g、地龙9g以活血通络。

3.脱证

【证候】突然昏仆，不省人事，目合口张，鼻鼾息微，手撒遗尿；汗多不止，四肢冰冷；舌痿，脉微欲绝。

【治法】扶助正气，回阳固脱。

【方药】参附汤加减。

生晒参15g 附子9g（先煎）

汗出不止者加黄芪30g、山茱萸9g、煅龙骨15g、煅牡蛎15g、五味子9g以敛汗固脱；兼有瘀象者，加丹参15g、赤芍9g、当归9g以活血通络。

养

中风一旦发生，应密切观察患者病情和情绪变化，注意神志、瞳孔、呼吸、脉搏、血压等情况，及时发现和治疗异常情况。保持呼吸道通畅，定时翻身拍背，鼓励病人咳嗽，咳嗽困难而多痰者，应用超声雾化，并可鼻饲竹沥水清化痰热。做好皮肤和口腔护理，防止肺部、口腔、皮肤及泌尿系感染。若皮肤有发红现象，应增加按摩次数，并使受压部位皮肤悬空，也可使用复元通络擦剂（草红花、川乌、当归、川芎）按摩受压皮肤以活血通络。

中风急性期病人宜卧床休息。病人神志转清或病情稳定后，即尽早进行系统、正规的言语及肢体功能康复训练，可配合针灸、推拿等中医传统方法，以循序渐进为原则。昏迷病人可予以鼻饲流质饮食。饮食宜清淡，热证者宜用甘寒之品，忌食辛香燥烈之品；痰证者忌食肥甘厚味之品；气虚者宜食用益气健脾之品；阴虚者以进食养阴清热的食品为主。

医案

肖某，男，44岁。2019年9月11日初诊

患者于2019年9月10早晨起床后即感右侧肢体不遂，言语不利，故来就诊。头颅MRI示左侧基底节区脑梗死。

现症：右侧肢体不遂，右手不能持物，不能自己行走，言语不利，口角向左歪斜，伸舌右偏，少神，身体偏胖，舌淡紫，舌体胖大，舌边有瘀点，舌下脉络迂曲，苔白厚腻，脉弦滑。

诊断：中风病—中经络（痰瘀阻络）。

【治法】燥湿化痰，平肝息风，养血活血，化瘀通络。

【方药】半夏白术天麻汤合桃红四物汤加减。

法半夏9g　炒白术15g　天麻12g　橘红15g　茯苓20g　桃仁10g　红花10g　当归10g　白芍15g　川芎10g　生地15g　地龙15g　川牛膝30g

2019年9月18日复诊　右侧肢体自觉轻松有力，右手能勉强持物，能在家人搀扶下站立行走，言语较前流利，舌淡紫，舌体胖大，舌边有瘀点，舌下脉络迂曲，苔白微腻，脉弦滑。

效不更方继用40余剂，用药期间随症调节饮食及大便。随访半年，患者生活基本能够自理。

按：本案为痰瘀阻络之中风，故选用半夏白术天麻汤合桃红四物汤加减以燥湿化痰，平肝息风，养血活血，化瘀通络。半夏白术天麻汤出自《医学心悟》，功效为燥湿化痰，平肝息风，是治疗风痰的代表方剂。方中半夏燥湿化痰，降逆止呕；天麻平肝息风潜阳；白术、茯苓健脾祛湿，治痰之源；橘红理气化痰。桃红四物汤出自《医宗金鉴》，由四物汤加桃仁、红花组成，功效为养血活血。方中桃仁、红花活血化瘀，当归补血活血，川芎活血行气，佐以川牛膝及地龙活血祛瘀，疏通经络。全方共奏燥湿化痰、平肝息风、养血活血、化瘀通络之功。

（任胜洪，主任中医师，重庆市九龙坡区中医院）

头 痛

概述

　　头痛是指因外感或内伤所致头部疼痛为主要表现的一类病证，发病率较高。

　　外感头痛主要是感受风寒、风热、寒湿之邪，脉络阻滞，清窍不利，发为头痛，特点是发病急，时间短。风寒头痛常伴有恶寒发热，无汗；风热头痛常伴发热，汗出恶风；寒湿头痛，多为久居湿地，或素体阳虚湿盛之人贪凉饮冷，感受寒湿之邪，蒙困清窍，表现为头闷重痛。

　　内伤头痛多由于工作压力大，精神紧张，情志抑郁，肝气郁结，气滞日久，头部脉络瘀滞，头部一侧疼痛为偏头痛。或性情急躁，肝郁化火，或肝经火旺，日久损伤肝阴，致使肝阳上亢，发为头痛昏胀。久病入络，头络瘀滞，发为瘀血头痛。或喜食肥甘厚味，痰浊上阻头络，则为痰湿头痛。也有喜食寒凉冷饮，寒滞肝脉，出现头顶冷痛，干呕吐涎沫的厥阴头痛。也有素体脾胃虚弱，纳呆食少，日久气弱血虚或失血后血不上荣，头部脉络失养，成为血虚头痛。或年老体衰，肝肾精气亏损，髓海空虚不能上荣脑络，发为肾虚精亏头痛。

（1）注意防外邪侵袭。中医认为，虚邪贼风，避之有时。要适寒温，不贪凉，不坐卧当风、冒雨涉水。年老体弱之人，注意头部保暖，切忌烈日暴晒，不久居湿地。

（2）注意保持心情舒畅，避免肝气郁结，以防气机郁滞，脉络瘀滞。切忌肝火旺，暴怒伤肝，肝火上扰清空。

（3）注意休息娱乐，缓解工作压力，不要因为工作忙、压力大就不安排娱乐休闲活动，造成头部脉络瘀堵，日久形成偏头痛。

（4）外受风寒湿热邪气侵袭，鼻窍不通，形成鼻渊（鼻窦炎），病情轻浅时要积极治疗，如迁延日久，清窍不利可以引起头痛。

虽然引起头痛因素多，头痛证型多，但在治疗方面，仍按外感头痛、内伤头痛治疗。本文重点列举偏头痛、血瘀头痛、鼻渊头痛3种证型。

1.偏头痛

【证候】头痛，或痛在右，或痛在左，痛如锥刺，或如鸡啄，时轻时重，局部搏动，口不渴，舌质红，苔白，脉弦。

【治法】疏风止痛。

【方药】散偏汤加减。

川芎30g　白芷10g　柴胡12g　白芍20g　香附15g　白芥子10g　郁李仁10g　醋延胡索20g　炙甘草6g

散偏汤出自清代陈士铎《辨证录》，是治疗偏头痛的经验方，方中主药川芎用量宜大，不低于30g。

已故著名中医学者、中医临床家何绍奇曾用散偏汤治疗患者偏头痛。

用散偏汤出入，因嫌川芎用药过大，改为15g，1日1剂，3剂。后来偶遇患者，患者说服药1剂后头痛反加重，头痛如裂，几不欲生。一气之下，遂将3剂药一起煎服，服2次后病若失，偏头痛愈。可见用散偏汤川芎量宜大。

2.血瘀头痛

【证候】头痛固定不移，如针刺，常夜间加重，或有外伤病史。口干不欲饮。舌质黯红或有瘀斑，舌苔白，脉沉细涩。

【治法】活血祛瘀止痛。

【方药】通窍活血汤加减。

红花10g　川芎15g　赤芍15g　桃仁12g　大枣15g　丹参20g　当归15g　白芷15g　黄酒150毫升　生姜3~5片

通窍活血汤是治疗瘀血头痛的代表方，方中以桃仁、红花、川芎、赤芍活血化瘀；麝香、生姜、葱白温通脉络；黄酒能升能散，活血通脉；老葱宣通上下阳气。原方麝香昂贵不易得，故去之，加入丹参、当归补血活血，白芷祛风止痛。

3.鼻渊头痛

【证候】头部前额闷痛，鼻塞，不闻香臭，口不渴，舌质淡，苔薄白，脉紧。或头额闷痛，流脓涕，小便黄赤，大便干结，口渴或苦，舌质红，苔薄黄或黄厚，脉滑。

【治法】通窍散寒止痛或清肺通窍止痛。

【方药】苍耳子散加减。

白芷20g　苍耳子15g　辛夷15g（包煎）　细辛9g　紫苏15g　甘草6g
水煎服，2日1剂，1日3次。

若鼻渊化热，头额疼痛，鼻塞流脓涕，口干或苦。上方去细辛、紫苏，加桑白皮20g、鱼腥草30g、黄芩12g。

养

治疗头痛的同时，须配合保养。

（1）起居有常，不熬夜受寒，做到适寒温，避日晒雨淋，不顶风冒雨、久处湿地。

（2）饮食有节，不嗜生冷、辛辣、油腻，饮食健康清淡。

（3）调情志，保持心态平和，不愤怒，不忧郁寡欢，不多愁善感。

（4）保持良好体态，不长期伏案劳损颈肩。加强锻炼，可练习八段锦、颈肩保健操。

（5）适当艾灸，常用穴位有风池、大椎、肩井、印堂、百会穴、阿是穴，每次可选穴2~3个，每次时长10~20分钟，以微汗、潮红为度。

医案

黄某，男，12岁。2021年3月5日初诊

主诉：头痛近50天。

现病史：其父代诉，患儿于1月18日头痛，在我院住院治疗无效，后转市儿童医院住院治疗也不见效，随即到华西医院找某医生诊治，该医师建议患儿作磁共振检查，因等待检查时间过长，于是返回我院做磁共振检查。磁共振报告显示鼻咽增殖体肥大、右侧蝶窦区倒"V"形长T12信号，考虑炎性改变，随诊。

患儿头额部偏右侧疼痛，无鼻塞流涕，饮食、二便如常，口不干不苦，舌红苔白，脉弦。

中医诊断：头痛。

【治法】通窍排脓，祛风止痛。

【**方药**】

白芷15g　苍耳子10g　辛夷10g　桑白皮15g　川芎6g　黄芩6g　防风粒10g　鱼腥草15g　甘草6g

以上诸药用配方颗粒，3剂，1日1剂，1天3次，开水泡，冲服。

3月8日复诊　服上方后头痛减轻，仍用原方再进4剂。

3月12日三诊　服上方后头痛大减，效不更方，再进原方4剂。

3月17日四诊　患儿头已不痛，守原方4剂巩固疗效。

按：对于头痛的治疗，如果按中医辨证治疗无效应考虑结合仪器检查。该患儿头痛显然是由鼻渊引起，但是该患者无鼻塞流涕症状。磁共振检查显示右侧蝶窦有炎性改变，用中药通窍排脓、祛风止痛法，近50日头痛共15剂方药治愈。

（刘世峰，副主任中医师，重庆市荣昌区人民医院）

头
痛

眩　晕

概述

眩晕是临床常见的以头晕目眩为主要表现的一类病症之总称。眩，即眼花或眼前发黑；晕，即头晕，甚者感觉自身或外界景物旋转。因二者常同时并见，故以"眩晕"统称。轻者闭目即止；重者如坐车船，旋转不定，不能站立，或伴有恶心、呕吐、出汗，甚至昏倒等症状。

眩晕可反复发作，常常影响人们的工作与生活，给人们带来极大的恐慌和压力。

中医古典文献对眩晕多有记载。《黄帝内经》称之为"眩冒"，认为"髓海不足，则脑转耳鸣，胫酸眩冒""上虚则眩""诸风掉眩，皆属于肝"；张仲景认为痰饮是眩晕的重要致病因素；朱丹溪强调"无痰不作眩"；刘河间主张眩晕从风火立论；张景岳则主张"无虚不能作眩"；程钟龄创制的半夏白术天麻汤被后世尊为痰浊眩晕的代表方。

中医认为，眩晕多由情志失调、饮食不节、气血亏虚、肝肾不足、痰瘀阻络等所致，临证有虚有实，多见虚实夹杂。其病在头窍，与肝、脾、肾等功能失调相关。

西医学认为眩晕是以头晕目眩为主的一组症状群，是多种疾病呈现出来的相同或相似的临床综合征，如梅尼埃病、高血压、低血压、后循环缺血、脑动脉硬化、椎-基底动脉供血不足、贫血、耳源性眩晕等，临证可用中医思维辨证治疗。

防

根据眩晕的致病因素，结合当代著名中医科普大家马有度教授倡导的"养生四有"及"防治养三结合"的治未病理念，采取有针对性的预防措施，有助于防止或减少眩晕的发生。

1.心胸有量，情绪舒畅 情绪失调是眩晕的重要因素之一，性情急躁，忧郁易怒，气郁化火，耗伤肝阴，阴虚风动，风阳上扰，清空不宁，可发为眩晕；思虑日久，悲伤忧愁，暗耗心脾，心血不足，脾虚失运，气血亏虚，脑失所养，亦可发为眩晕。故平日应心胸开阔，恬静宽容，情绪稳定，心存善良，遇事冷静，切忌情绪过激、大悲大喜、忧思过度。

2.动静有度，适当锻炼 眩晕病因有虚有实，健康的体魄和良好的生活方式有助于预防眩晕的发作。学习或工作经常超负荷，身体过度疲劳，可致气血耗伤，清窍失养；或脾失健运，痰浊内生，痰郁化热，蒙蔽清窍，发为眩晕。故平日当劳逸适度，不宜长期加班，适当参加体育锻炼与文娱活动，陶冶性情，增强体质，提高机体对冷热饥饱、环境变化的适应能力。避免突然的体位改变、头颈部不当运动、大强度的体力活动及高空作业等，减少眩晕的发生。

3.饮食有节，膳食均衡 过食辛燥，素嗜酒醴，暴饮暴食，肥甘无度或长期素食，挑食偏食，节食过度均可导致痰湿内生，化热扰上，脾胃受损，运化失常，气血不足，脑失所养，发为眩晕。故平日应注意饮食健康，合理搭配，清淡均衡，辣咸适度，少食肥甘，定时适量就餐，做到细嚼慢咽，方能顾护胃气，健运脾气，胃和脾健，生化有序，气血充盈，痰无从生则神清气爽，眩晕何来。

4.起居有常，作息规律 睡眠是人体健康的基础，良好的睡眠能调节脏腑功能，促进气血和顺，阴平阳秘。长期熬夜，失眠梦多，可致阴血暗耗，血虚生风，风阳上扰；亦可致脏腑失调，运化无力，气血不足，清阳不升，头窍失养，发为眩晕。故平日应养成良好的作息规律，顺应四时气候寒温，定时就寝，定时起床，平衡阴阳，调和气血，宁心安神，防止眩晕发作。

◆ 治 ◆

眩晕虽有虚实之分，临证却以虚实夹杂多见，治疗当详辨病机，兼顾虚实，补虚泻实，调补并用。常见证型辨治如下。

1.心脾两虚，气血不足证

【证候】头晕乏力，甚则晕眩，神疲眠差，面色不华，气短懒言，舌淡苔白脉沉细。

【治法】健脾养心，益气补血。

【方药】归脾汤加减。

太子参15g 黄芪20g 茯苓20g 白术15g 当归15g 酸枣仁20g 制远志10g 木香12g 川芎15g 葛根15g 白芍15g 炙甘草6g

2.肾精不足，髓海空虚证

【证候】头晕耳鸣，健忘失眠，腰膝酸软，或潮热心烦，或四末不温，舌红苔少，或舌淡苔白，脉沉细。

【治法】滋养肝肾，填精生髓。

【方药】左归丸或右归丸加减。

偏阴虚者：

熟地15g 山药15g 山茱萸15g 枸杞子15g 菟丝子15g 龟甲15g 鳖甲15g 杜仲15g 牛膝15g

偏阳虚者：

熟地15g 山药15g 山茱萸15g 鹿角霜15g 杜仲15g 巴戟天15g 肉

桂10g　枸杞子15g　菟丝子15g

3.肝经郁热，风阳上扰证

【证候】头昏目眩，头目胀痛，烦躁易怒，口干口苦，胁肋胀痛，舌红苔黄脉弦。

【治法】清肝泄热，平肝潜阳。

【方药】天麻钩藤饮加减。

天麻10g　钩藤25g　石决明30g　黄芩15g　栀子15g　杜仲15g　牛膝15g
桑寄生15g　生地15g　夏枯草30g　菊花15g

4.痰瘀互结，阻滞络脉证

【证候】头昏重痛，头目昏眩，纳呆口腻，呃逆咯痰，脘腹痞满，舌暗苔腻脉滑。

【治法】燥湿化痰，化瘀通络。

【方药】半夏白术天麻汤合桃红四物汤加减。

法半夏15g　白术15g　天麻10g　茯苓20g　泽泻15g　陈皮15g　石
菖蒲15g　浙贝母15g　薏苡仁30g　桃仁15g　红花9g　川芎12g　丹参20g
归尾12g　厚朴10g　薏苡仁20g

❧ 养 ❧

眩晕的养护应分为病前养护、病中养护和病后养护。

病前养护和病后养护参照马老"养生四有"，具体落实预防措施即可。

病中养护应注意以下几个方面：

（1）眩晕发作前部分患者有头昏、紧张、恍惚等先兆，患者应就近、就地靠于沙发、墙角或平躺在地上，以免因眩晕剧烈而摔倒，造成更严重的外伤。

（2）眩晕发作后注意控制情绪，保持冷静，不要过于紧张。眩晕症状轻者，经过适当休息可缓解；部分耳石症患者因体位改变亦可减轻症状；眩晕症状重者，在冷静休息的同时可寻求身边人的帮助，并尽快就医诊治。

（3）眩晕患者在治疗康复过程中应注意休息，减少外出，控制社交活动，避免因休息不好、活动频繁导致症状复发或加重，甚至跌仆外伤。

（4）眩晕发作期间，应结合个人体质和发病特点采取静卧修养，静听音乐，保持良好睡眠和情绪，尽量不用或少用手机、平板电脑等电子设备阅读或办公，少看报纸、杂志和书籍。注意体态控制，起床、下蹲后起立、如厕后起身等动作宜慢，避免突然扭头、转身、抬头、低头等体位变化引发或加重眩晕。

（5）患者应加强饮食调护，注意饮食搭配，多食维生素含量高的蔬菜水果，保证蛋白质和碳水化合物的合理调配，不宜过食辛辣油腻食物，控制烟酒。良好的营养调理有助于增强体质，减轻症状，减少发作。

医案

张某，女，58岁。2018年3月12日初诊

主症：反复头晕伴阵发视物旋转欲吐10天。

现症：平素时有头昏头闷，项强不舒，10天前因熬夜，第二天起床时头昏目涨，视物旋转，恶心欲吐，自服甲磺酸倍他司汀片后稍好转。近日头晕目眩时有反复，头昏闷重，项强，神疲，眠差，梦多，咽部有痰，时咯痰涎，纳差，脘腹痞满，口苦，大便溏稀，小便调。舌质暗红胖大有齿痕，苔黄白厚腻，脉滑。

患者有高脂血症史，无高血压、糖尿病病史，院外检查有腔隙性脑梗死。

西医诊断：眩晕（高脂血症、腔隙性脑梗死）。

中医诊断：眩晕（痰瘀互结，上蒙清窍）。

【治法】燥湿化痰，祛瘀通络。

【方药】半夏白术天麻汤合桃红四物汤加减。

法半夏12g　白术15g　天麻10g　茯苓20g　泽泻15g　陈皮15g　石菖蒲15g　苍术12g　桔梗15g　浙贝母15g　桃仁12g　红花9g　当归15g　丹参15g　赤芍12g　地龙12g　黄连6g　竹茹15g　路路通15g　厚朴12g

7剂，水煎服，每日一剂。

嘱患者注意休息，不要熬夜，避免过度劳累；起床、如厕或久坐起立时动作宜缓慢，不要长时间看手机或平板电脑等，切忌长时间埋头或仰头做事；饮食以清淡均衡为主，忌食过咸、过甜和过于辛辣、油腻的食物；放松心情，不急不躁。

二诊　患者述头晕闷重大减，未出现视物昏眩恶心欲吐；项强减轻，咯痰减少，纳差改善，脘腹胀满减轻，大便溏，小便调，舌暗红胖大，苔白微腻，脉滑。效不更方，于上方去黄连、竹茹，加山楂、莱菔子，再服10剂，随访诸症好转，自述神清气爽，心情舒畅。

按：痰瘀互结型眩晕是临床较为多见的证型，痰湿蕴结，运化失职，则气机不畅，常致络脉瘀滞，形成痰瘀互结，阻塞经脉，蒙蔽清窍，发为眩晕。著名中医学家马有度教授十分推崇清代名医程钟龄创建的半夏白术天麻汤，在治疗痰湿中阻型眩晕时每获良效。笔者师从马老，临证时注重半夏白术天麻汤的加减运用，根据痰湿黏滞，易致气滞血瘀的特点，常在该方中加入活血化瘀之品，共奏化痰祛瘀、通络开窍之功，疗效尤佳。

痰瘀互结型眩晕多见于40岁以上的中老年患者或肥胖患者，其大多有高脂血症，头颅MRI、TCD检查常有腔隙性脑梗死或脑供血不足表现，临证以头目昏眩兼见头昏闷、头重、胸脘痞满、纳呆、困重疲乏、舌苔厚腻、脉滑或濡等症状和舌脉，用半夏白术天麻汤健脾燥湿、化痰降浊，配桃红四物汤活血化瘀，酌加地龙、全蝎等虫类药搜风通络，直中病机，当有佳效。

（吴朝华，主任中医师，重庆市中医院

张洁，主管康复技师，重庆市中医院）

汗　证

概述

汗证是指阴阳失调、腠理不固而致汗液外泄的病证。其中，不因外界环境因素影响而白昼时时汗出，动则益甚者，称为自汗；寐中汗出，醒来自止者，称为盗汗。

西医学中的甲状腺功能亢进、自主神经功能紊乱、风湿热、结核病、糖尿病等所致的自汗、盗汗可参考汗证来辨证论治。

《素问·宣明五气》说："五脏化液，心为汗。"生理性出汗如《灵枢·五癃津液别论》说："天暑衣厚则腠理开，故汗出。"病理性出汗，自汗多属阳虚，盗汗多属阴虚。

汗证主要为病后体虚、烦劳过度、情志不舒、嗜食辛辣等因素致机体阴阳失调、腠理不固而致汗液外泄失常。不仅气虚、血虚、阴虚、阳虚可导致汗证的发生，痰湿、瘀滞亦是重要病因。汗证多为本虚标实，论治汗证，需标本同治，既要补体虚，又要祛痰瘀。

防

1. 注重调摄　宜加强体育锻炼，注意劳逸结合，避免思虑烦劳过度。

保持精神愉快，注重调摄，是预防汗证的重要措施。汗出之时，腠理空虚，易于感受外邪，故当避风寒，以防感冒；汗出之后，应及时用干毛巾将汗擦干；出汗多者，需经常更换内衣，并注意保持衣服、卧具干燥清洁，并适当饮用淡盐水，以保持体内水电解质平衡。

2.饮食有节　饮食规律有节制，定时定量，不过饥过饱，忌暴饮暴食，勿过食生冷之品，以防损伤脾胃，酿生湿浊。忌食辛辣刺激、升散助火之品，戒烟酒以防助湿生热。

3.起居有常　入睡和起床有规律，根据季节变化和自己的生活习惯按时作息，保证充足的睡眠，并随季节变化而增减衣服，避寒保暖。

4.不妄作劳　劳动和运动要适量，房劳不可过度。

❧ 治 ❧

（一）从虚论治

1.肺卫不固证

【证候】汗出恶风，稍劳汗出尤甚，易于感冒，体倦乏力，周身酸重，面色少华。苔薄白，脉细弱。

【治法】益气固表。

【方药】桂枝加黄芪汤合玉屏风散加减。

桂枝15g　白芍15g　生姜15g　大枣10枚　甘草10g　黄芪15g　防风10g

2.心血不足证

【证候】自汗或盗汗，心悸怔忡，少寐多梦，神疲气短，面色不华，舌质淡，脉细。

【治法】健脾养心，益气补血。

【方药】归脾汤加减。

人参30g　黄芪15g　白术15g　茯苓10g　当归15g　龙眼肉15g　酸枣仁15g　远志15g

3.阴虚火旺证

【证候】夜寐盗汗，或有自汗，五心烦热，或兼午后潮热，两颧色红，口渴，舌红少苔，脉细数。

【治法】滋阴降火。

【方药】当归六黄汤加减。

当归20g　生地黄15g　熟地黄15g　黄连10g　黄芩10g　黄柏10g　黄芪10g

（二）从实论治

1.邪热郁蒸证

【证候】蒸蒸汗出，汗黏，汗液易使衣服黄染，面赤烘热，烦躁，口苦，小便色黄，舌苔薄黄，脉弦数。

【治法】清肝泄热，化湿和营。

【方药】龙胆泻肝汤加减。

龙胆草10g　黄芩15g　栀子15g　柴胡15g　泽泻10g　木通10g　车前子10g　当归15g　生地黄15g　糯稻根10g

2.肝郁气滞证

【证候】周身多汗，四肢不温，胸胁胀满，情志抑郁或易怒，善太息，舌质红，苔薄白，脉弦。

【治法】疏肝解郁，理气止汗。

【方药】甘麦大枣汤合越鞠丸加减。

香附15g　川芎10g　苍术15g　神曲15g　栀子10g　山楂20g　丹参15g　浮小麦30g　甘草10g

临床论治分虚实而随证加减。实证切记勿用麻黄根、五味子、浮小麦等敛汗之品。虚证汗出明显者加浮小麦、糯稻根、煅龙骨、煅牡蛎以固表收敛；外有表邪，时时发热者，以桂枝加龙骨牡蛎汤调和营卫；兼气虚甚者加四君子汤化裁；若血不养心、心神不宁者，可酌加茯神、柏子仁、远志等宁心安神；血虚有热者，可加黄芪、当归、栀子养血清热；心火旺盛，内扰心液，迫津汗出，常伴心烦、难寐、舌红、渴喜冷饮者，可用导赤散加味，清心泻火；兼有阴虚者，加麦冬、五味子养阴敛汗；虚热明显者，以酸枣仁、丹参、牡丹皮、生地黄养心安神，凉血清热除烦；虚重者佐以山茱萸、女贞子、墨旱莲；热重者酌加黄芩、黄连、黄柏；脾失健运、湿阻中焦而致汗出异常者，可用三仁汤等健脾利湿。

养

1. 养气安正 人生天地之间，食五谷之气味而养，气清身正，百病难入，"恬淡虚无，真气从之，精神内守，病安从来？"《黄帝内经》说："正气存内，邪不可干。"宜保持病室整洁、安静，通风良好，但不宜让风直吹。室温及病人衣被厚薄要与季节及病变之寒热相适宜。注意养心，心静身安，给予病人精神上安慰及鼓励。适当锻炼身体，增强体质。

2. 生活调养 避风寒，慎起居，避免外感。治疗期间，应据患者病症之寒热温凉选择搭配主副食品，做到饮食有节，饥饱适宜，寒温得当。饮食宜清淡、易消化，忌暴饮暴食，少食辛辣、高粱厚味、生冷之物。勤换衣被，保持皮肤清洁干燥，出汗后及时用柔软干毛巾或纱布擦干，最好佩戴吸汗巾。勿用湿冷毛巾，以免受凉。戒烟酒，不熬夜，节制性生活，保证充足睡眠。

3. 食疗汤粥 黑豆煮烂，每日适量食之，有健脾固表之功。鸭血糯米适量，煮烂食之，有补血和营之功。扁豆、红枣适量，煮烂食汤及豆，有健脾利湿止汗之功。山药、百合、莲子、木耳、大枣和小麦煮粥服用，助敛汗。

医案

王某，男，56岁。2021年3月11日初诊

主症：项部自汗，每日淋漓不止，频频作拭，已治2月，毫无寸效，颇感苦恼。舌淡苔薄白，脉浮缓无力。

西医诊断：自主神经功能失调。

中医诊断：自汗证（肺卫不固证）。

【方药】桂枝龙骨牡蛎汤加黄芪。

先服3剂，自汗即止，再服5剂，巩固疗效。

按：项部是太阳经所过，长期汗出系经气向上冲逆，持久不愈，必致虚弱，投以张仲景之桂枝龙骨牡蛎汤加黄芪，调和阴阳，潜镇摄纳，协调营卫，收敛浮越之气而收工。

（刘显红，主任医师，贵州省遵义市绥阳县中医院）

中医百病防治养

干燥综合征

概述

干燥综合征是一种累及唾液腺和泪腺等外分泌腺的慢性系统性自身免疫性疾病，常以明显的口眼干燥为特征。该病最常见的临床表现为进行性口干、眼干，同时可累及肾、肺、甲状腺和肝等器官，出现间质性肺炎、肾小管酸中毒、胆汁性肝硬化、外周及中枢神经损伤等表现。

本病分为原发性和继发性两类。干燥综合征90%为女性。女性发病率高，提示该病与性激素有关。干燥综合征的肾损害临床较为多见，仅次于狼疮性肾炎，与系统性硬化病肾损相当。

古籍中无干燥综合征病名记载，但与本病相关的论述散见于各医著中。现代多数医家认为宜将其归于"燥证"范畴，也有"燥毒"或"虚劳"之称，国医大师路志正称本病为"燥痹"。

本病的发生多系素体阴虚，久病内伤精血而致阴虚内燥。体虚易受外邪侵犯，如风热过胜，外来湿热感染，或感受深秋偏盛之燥邪，积酿成毒，灼津炼液而成燥证，肝肾二脏阴亏为生燥之源。病理性质为正虚邪实，正虚为阴虚内燥，气阴双亏，阴阳两虚，一般首见阴虚，继则气阴两伤，阴损及阳；邪实可有外感风热、湿热，或内燥灼津伤络而致痰瘀内生，病变由虚致实。病情进一步发展变化，虚证互兼，邪实错杂。

防

（1）避免可能导致疾病的因素，如风、暑、燥、火等。注意卫生，预防感染。

（2）调畅情志，劳逸结合。

（3）锻炼身体，增强体质，提高免疫力。

（4）本病为系统性疾病，可累及各个器官、系统，临床表现多样化，而且起病隐匿，进展缓慢，不易早期诊断。特别是中年女性，若出现猖獗齿、反复腮腺肿大、反复眼睑化脓性感染、眼眦脓性分泌物、非感染性器官损害、原因不明的肾小管酸中毒、慢性胰腺炎、高丙种球蛋白血症等病症时，应高度怀疑本病，进行自身抗体检查和眼、口腔有关的检查，及早诊断与治疗。

治

国医大师朱良春认为干燥综合征固然以阴津亏虚、燥热内生为主，用药多甘寒凉润，治宜益肾培本，燮理阴阳。常用生地黄、熟地黄、麦冬、女贞子、墨旱莲、仙茅、淫羊藿、枸杞子、鸡血藤等。久病多虚多瘀，病久邪气入络，由气及血，气虚致血脉运行不畅而致血瘀。燥热伤阴，炼液为痰，津血暗耗，血行涩滞不畅而致痰瘀，其中脉络瘀阻是燥痹的重要病机。故伴有关节疼痛者，治宜养阴润燥、祛瘀化痰、蠲痹通络，常用当归、赤芍、鸡血藤、麦冬、天花粉、桃仁、红花、生水蛭、土鳖虫、威灵仙、穿山龙等养阴润燥、活血通络止痛之品。又因干燥综合征不同于一般的内燥证和顽痹证，亦非实火亢炽，治疗中所见阴虚诸象也与一般阴虚证不同，如以滋阴补液之常法治疗，颇难见效。盖燥之所成乃津血枯涸，而津血之枯又关于脾阴。朱良春先生喜用沙参、山药等既补脾气又补脾阴之品，且能养阴润肺，生津止渴。朱良春先生在滋养脾阴中除注意补脾阴、养胃津外，还注重调畅气机。脾胃气机通达，运化功能正常，则津液自然生化充足。他常加用麦芽、玉蝴蝶、决明子、瓜蒌等行中气、通腑气之品，以促气机通调。

（一）分型论治

1.阴虚津亏

【治法】滋养阴液，生津润燥。

【方药】痹通汤、六味地黄丸加减。

沙参　麦冬　五味子　女贞子　墨旱莲　生地　山茱萸　枸杞子　生黄芪　知母　白薇　甘草

2.气阴两虚

【治法】益气养阴，生津润燥。

【方药】痹通汤、当归补血汤合沙参麦冬汤加减。

生黄芪　沙参　麦冬　山药　茯苓　炒白术　砂仁　石斛　玉蝴蝶　甘草

3.阴虚热毒

【治法】清热解毒，润燥护阴。

【方药】痹通汤、养阴清肺汤加减。

生地　沙参　麦冬　珠儿参　玄参　玉竹　桔梗　赤芍　寒水石　白花蛇舌草　黄芩　金银花　甘草

4.阴虚血瘀

【治法】活血通络，滋阴润燥。

【方药】痹通汤、沙参麦冬汤合四物汤加减。

丹参　川芎　生地　三七　益母草　赤芍　鸡血藤　牛膝　沙参　麦冬　甘草

（二）中成药与医院制剂

1. **浓缩益肾蠲痹丸**　医院制剂，具有益肾壮督、蠲痹通络等作用。

2. **蝎蚣胶囊**　医院制剂，具有息风通络、化瘀止痛作用。

3. **扶正蠲痹胶囊Ⅰ**　医院制剂，具有扶正固本、化瘀蠲痹、解毒消结的作用。

4. **扶正蠲痹胶囊Ⅱ**　医院制剂，具有扶正培本、化瘀蠲痹、解毒消肿的作用。

5. **金龙胶囊**　鲜动物药。

6. **朱氏温经蠲痛膏**　医院制剂，具有温经通络、蠲痹止痛的作用。

（三）中医特色疗法

1. **体针法**　常用穴位有足三里、三阴交、血海、阴陵泉、阳陵泉、太溪、气海、申脉、阿是穴。

2. **腹针法**　常用穴位有中脘、下脘、气海、关元、滑肉门、外陵。

养

急性活动期应卧床休息，以减少体力消耗。嘱患者注意疼痛关节的保温及休养，减少对疼痛关节的不良刺激。鼓励病人早晨起床后行温水浴，或用热水浸泡僵硬的关节，而后活动关节以减轻晨僵。

饮食上给予充足的蛋白质、维生素，宜清淡、易消化，忌辛辣、刺激性的食物，忌食糯米、肥腻食物，忌食虾、蟹、海鲜等发物，忌食坚硬油炸食物，避免对胃肠道的刺激。

注意观察记录发热、口眼干燥的程度以及有无关节疼痛等症状变化，特别注意观察并及时处理合并上呼吸道感染的情况。

保持平和的心态，医护在与病人的接触中要以和蔼的态度采取心理疏导、解释、安慰、鼓励等方法，做好心理调养。

医案

蒋某，男，61岁。2010年4月3日初诊

主诉：口眼干燥、腮腺肿胀、周身关节疼痛2年余。

患者2008年始双目干涩，口干咽燥，双眼睑皮肿胀，腮腺肿胀，多关节疼痛，双手指节肿痛，无泪，少唾液，2009年10月于上海龙华医院确诊为干燥综合征、左侧腮腺炎。

刻诊：口眼干燥，左侧腮腺肿胀，指节、双肩、腕、肘关节疼痛，无泪，少唾液，纳可，进食需饮水，便调，舌红苔薄腻少津，脉细小弦。乃燥邪日盛，蕴久成毒，阴伤络阻。

【治法】养阴润燥，清热解毒，蠲痹通络。

【方药】

川石斛30g　玄参15g　生地30g　蒲公英30g　穿山龙50g　夏枯草12g　炙守宫15g　山慈菇30g　炒赤芍20g　白芍20g　炙僵蚕20g　人中黄15g　金银花20g　连翘20g

15帖。另服浓缩益肾蠲痹丸，每次4g，每日3次；金龙胶囊，每次1.0g，每日3次。

2010年5月15日二诊 服药40帖，双上睑肿及左侧腮肿渐消，关节游走疼痛减轻。口干，乏味，大便日行2次，舌质红紫苔薄腻，脉沉细。

效不更方，守原方加白蔻仁6g（后下）。浓缩益肾蠲痹丸，每次4g，每日3次；金龙胶囊每次1.0g，每日3次。

后治仍守原方，随证加减，至2010年9月9日面诊，腮腺、眼睑肿消，口眼干燥减缓，纳可便调，患者甚为欣喜。电话函诊至今，病情稳定，以

扶正蠲痹胶囊巩固之。

按： 干燥综合征是一类自身免疫性疾病，在治疗该类疾病的过程中，朱良春先生除辨证用药外，还喜从药理学角度出发，无论何型都喜加用大量能够兴奋垂体-肾上腺、性腺、甲状腺系统，提高机体免疫功能，增强细胞活力之药物，其代表必用药即为重用穿山龙。朱良春先生临床发现穿山龙不但可祛风湿、通血脉、蠲痹着，其扶正之功效也尤为显著。因它含有非甾体抗炎药的有效成分，能调节免疫功能，增强体质。因此朱良春先生认为在所有免疫功能有缺陷的疾病中均可使用穿山龙，且用量宜大，方可起效。需配上当归、地黄、淫羊藿等补肾壮督之品一起使用，方可显著提高调节免疫之功能。

（蒋恬，副主任中医师，师承江苏省名中医朱婉华教授，

南通良春中医医院）

系统性红斑狼疮

概述

系统性红斑狼疮是一种累及多系统、多器官，并有多种自身抗体出现的自身免疫性疾病。不同的系统、脏器受损以后出现不同临床症状，故临床表现变化多端。我国发病率约为75/10万，育龄女性多见，儿童和老人也可发病。其基本病理改变是免疫复合物介导的血管炎。遗传、感染、环境、性激素、药物等综合因素所致的系统紊乱导致该病的发生。

系统性红斑狼疮属于中医学"阴阳毒"范畴，最早见于《金匮要略》，有"面赤斑斑如锦纹"等特点。朱婉华教授在继承国医大师朱良春治疗此病之法的基础上，总结出其发病机制与以下几点密切相关：①脏腑亏虚、气血阴阳失调；②热毒郁结、气凝血瘀。本病主要为阴阳失衡，气血失和，经络受阻，气滞血瘀。加上毒热为患，阴阳交错，症情多变，而出现上实下虚，上热下寒，内热外寒，内干外肿，水火不济，阴阳失调的复杂病象。朱婉华教授临床治疗此病，以执简驭繁、辨证为纲、超越寒热为要领，疗效佳良。

❦ 防 ❦

（1）正确认识疾病，消除恐惧心理，与医生合作，树立治病的信心，保持心情愉快。亲人和朋友也应对患者多一些关心、体贴和精神鼓励。

（2）平时要避免日晒和紫外线的照射，使用防紫外线用品。

（3）避免过度疲劳，合理安排好工作和休息。病情得到控制或缓解后才可在医生的指导下计划婚育。

（4）在寒冷季节应注意保暖，冬天外出戴好帽子，必要时戴口罩。避免受凉，尽量减少感冒等感染性疾病。

（5）以优质蛋白、低脂、低糖、低盐饮食为宜，注意补充钙质。忌辛辣刺激、海鲜、牛羊肉等发物，不食用或少食用无花果、紫云英、油菜、黄泥螺、蘑菇。

❖ 治 ❖

系统性红斑狼疮的西医常规治疗药物有非甾体消炎止痛药、抗疟药、激素、免疫抑制剂等，其他治疗以大剂量免疫球蛋白冲击，血浆置换，适用于重症患者。系统性红斑狼疮患者以女性居多，且大多有生育要求，中医药治疗方法因疗效确切、副作用小等优点逐渐为广大患者所选用。

国医大师朱良春先生勤求古训，博采众长，传承先师章次公先生的学术经验，并结合自身70余年的临证经验总结而成的益肾蠲痹法，是集病名、病理、治则、治法、方药、调摄于一体的中医药诊疗技术体系。朱婉华教授在益肾蠲痹法的基础上不断完善，创制了一套相对标准化的使用规范，更有利于临床推广应用，包括3种治疗方案，均在辨证论治的基础上选用痹通汤（当归10g、鸡血藤30g、威灵仙30g、土鳖虫10g、僵蚕10g、乌梢蛇10g、地龙10g、蜂房10g、甘草6g）配合浓缩益肾蠲痹丸。A方案加干动物药蝎蚣胶囊，B方案加草木药和鲜动物药混合的扶正蠲痹胶囊，C方案加纯鲜动物药金龙胶囊。根据患者病情及经济条件酌情选用。

规律用药，遵从医嘱，定期随诊，坚持长期治疗，用药过程中应严密观察血尿常规、肝肾功能，避免药物不良反应。应该到正规的医院就诊，最好到风湿病专科检查和治疗，不要相信江湖游医的"家传秘方""偏方"，以免耽误病情。

在治疗用药上应避免使用青霉胺、普鲁卡因胺、氯丙嗪、肼屈嗪等。育龄期女性患者还要避免服用含有雌激素的药物、避孕药等。

（一）中医辨证论治

1.热毒血瘀证

【治法】清热解毒，化瘀蠲痹。

【方药】痹通汤加青风藤30g、金刚骨50g、拳桑30g、生地20g、忍冬藤30g、水牛角30g、赤芍20g、凤凰衣8g、莪术8g。

口干欲饮，小便短赤加生地榆20g、炒知母10g；苔黄腻者加黄柏10g；舌质紫有瘀斑、关节刺痛者可加生水蛭6g；颜面或皮肤红斑明显，气营两燔者加粉丹皮15g、寒水石20~30g。

2.风湿痹阻证

【治法】祛风除湿，蠲痹通络。

【方药】痹通汤加青风藤30g、金刚骨50g、川桂枝10g、羌活10g、独活10g、生黄芪30g、生白术30g、防己15g、钻地风30g、莪术8g、凤凰衣8g。

关节肿胀疼痛，肩臂疼痛，加海桐皮15g、姜黄15g；湿浊阻络，关节疼痛，乏力，大便稀薄，加苍术15g、徐长卿15g。

3.气血亏虚证

【治法】益气补脾，养血和血。

【方药】痹通汤加青风藤30g、金刚骨50g、生黄芪50g、全当归15g、枸杞子15g、五爪龙30g、巴戟天20g、凤凰衣8g、莪术8g。

如见白细胞或血小板下降，乏力明显，加油松节30g、炙牛角腮30g；如气血不足，阳气失于温煦，畏寒肢冷，加川桂枝10g、生白芍20g。

4.肝肾阴虚证

【*治法*】滋补肝肾，养阴清热。

【*方药*】痹通汤加青风藤30g、金刚骨50g、熟地20g、枸杞子15g、杭菊花10g、巴戟天20g、凤凰衣8g、莪术8g。

如视物模糊，乏力，眼睛干涩，加密蒙花10g、谷精珠15g；月经失调量少，加女贞子20g、旱莲草20g或乌贼骨30g、茜草15g。

（二）中成药与医院制剂

1.金龙胶囊 鲜动物制剂。每日3次，每次4粒，餐后温水送服。

2.扶正蠲痹胶囊Ⅰ 医院制剂，由鲜全蝎、鲜乌梢蛇、鲜守宫、鲜水蛭等组成，具有扶正固本，化瘀蠲痹，解毒消结的作用。每日3次，每次4粒，餐后温水送服。

3.扶正蠲痹胶囊Ⅱ 医院制剂，由鲜全蝎、鲜乌梢蛇、鲜地龙等组成，具有扶正培本，化瘀蠲痹，解毒消肿的作用。每日3次，每次4粒，餐后温水送服。

4.浓缩益肾蠲痹丸 由生熟地、乌梢蛇、露蜂房等组成，具有益肾壮督，蠲痹通络等作用。每包4g，每次1包，每日3次，餐后温水送服。

5.蝎蚣胶囊 医院制剂，由全蝎、蜈蚣等组成，具有息风通络，化瘀止痛作用。每日3次，每次5粒，餐后温水送服。

（三）中医特色疗法

1.中药熏蒸 根据具体情况，辨证选用中药熏蒸治疗，每次30分钟，每日1~2次。以专家经验方为基础，根据病人体质情况及病情进行辨证加减，采用中药熏蒸治疗仪，充分体现中医个性化治疗原则。

2.体针 热毒炽盛型：大椎、委中、陷谷、大陵、阳陵泉。阴血亏虚型：曲池、合谷、迎香、风池、劳宫、涌泉。阳气虚衰型：百会、曲池、合谷、足三里、命门、商丘。气滞血瘀型：膻中、气海、合谷、太冲、章门、内关、印堂。

穴位加减：热毒炽盛型：肾俞、太溪、三阴交；阴血亏虚型：膈俞、肝俞、肾俞、太冲、三阴交；阳气虚衰型：脾俞、肾俞、关元、天枢、中脘；气滞血瘀型：肝俞、膀胱俞、血海、三阴交。

❖ 养 ❖

1.五要　要听从医嘱，要充分休息，要心情愉悦，要合理饮食，要定期复查。

2.五不要　不要乱用药，不要过度劳累，不要阳光暴晒，不要道听途说，不要突然停药。

医案

黄某，女，49岁。2013年7月2日初诊

患者于2012年初无明显诱因出现颜面蝶形红斑，伴瘙痒，自行外用止痒软膏，具体用药不详，症情迁延不愈。2013年1月至苏州市立医院求诊，查WBC：2.86×10^9/L，ANA、抗SSA、核糖体P1蛋白抗体（＋），诊断为系统性红斑狼疮，予"甲泼尼龙片16mg tid、硫唑嘌呤片50mg bid，硫酸羟氯喹0.2g qd"口服，红斑逐渐消退，遂改"甲泼尼龙片32mg qd"口服至今。3个月前开始出现双下肢乏力，伴肌肉酸痛，经人介绍至我院就诊。

颜面蝶形红斑伴皮肤瘙痒，双下肢乏力伴肌肉酸痛，行走不利，坐轮椅入院，口疮反复发作，唇部溃烂，经久不愈，部分牙齿脱落，咽喉肿痛，口干苦，纳可寐安，尿急尿痛，大便调。舌淡红紫，苔薄白微腻，脉细小弦。辨证属瘀毒内蕴，气血两虚，经脉痹阻。

【治法】补益气血、解毒化瘀、益肾蠲痹。

【方药】痹通汤加青风藤30g、金刚骨50g、拳参30g、忍冬藤30g、生黄芪60g、泽兰30g、泽泻30g、赤芍20g、生白芍20g、生白及10g、凤凰衣8g、莪术8g。

金龙胶囊，每次4粒，每天3次；甲泼尼龙片8片，每日1次。

2013年7月9日二诊 入院第7天，颜面蝶形红斑伴瘙痒较前好转，双下肢乏力及肌肉酸痛未见明显改善，下唇部糜烂结痂，反复不愈，入院后查尿糖（+++），予二甲双胍片0.5g，每日3次，嘱糖尿病饮食。患者长期服用激素，且血糖高，故溃疡面难愈，中药在原方基础上加石决明30g、全蝎3g、蜈蚣3g、地榆20g、槐角30g、生地黄20g、白花蛇舌草30g、鬼箭羽30g、萹蓄30g。并予庆大霉素+654-2混合口唇局部外用、金龙胶囊粉外用。

2013年7月13日三诊 口唇局部外用后，糜烂渗出减少，并逐步结痂，纳可寐安。舌淡紫，苔白微腻，脉细弦。守方继进。

2013年7月23四诊 下唇肿胀渗出缓解，结痂基本脱落，双下肢乏力感明显减轻，纳谷一般，夜寐尚安，二便自调。舌淡紫，苔薄白微黄，脉细弦。停外用药物，中药及成药继服。

2013年8月2日五诊 下唇黏膜损害基本愈合，下肢仍感乏力，无明显肌肉酸痛，行走欠利，舌淡紫，苔白腻，脉细弦。双下肢肌力4-，考虑长期卧床，服用大剂量激素，满月面容。鼓励患者下床活动，自行功能锻炼，改甲泼尼龙片为每日7粒，余治同前。

2013年8月5日六诊 双下肢乏力好转，能自己独立行走，唯不耐久行，口唇部溃疡已愈合，面部红斑仍有，色较前淡，无明显瘙痒，纳可寐安，二便调，舌淡紫，苔白腻，脉细弦。症情平稳，带药出院，门诊随访，巩固治疗。

（孙飞虎，主治中医师，师承朱婉华主任中医师，

南通市良春中医医院）

狼疮肾水肿

概述

狼疮性肾炎是系统性红斑狼疮伴有明显肾脏损害的自身免疫病，其临床表现既有系统性红斑狼疮的典型见症，又有肾损伤的蛋白尿及血尿。狼疮性肾炎伴水肿者称为狼疮肾水肿，属于中医水肿范畴，本文重点论述其临床治疗，狼疮肾水肿。首届全国名中医孟如教授行医60余年，经验丰富，疗效显著，我有幸师承孟老，现将她对狼疮肾水肿的独到见解和临床经验总结如下。

防

狼疮肾水肿是系统性红斑狼疮的并发症，早诊断、早治疗系统性红斑狼疮有助于预防肾脏损伤。

世界卫生组织认为影响健康的四大因素父母遗传占15%；环境因素占17%（其中社会环境占10%，自然环境占7%）；医疗条件占8%；个人生活方式占60%。父母遗传及环境因素属个人不可控因素，医疗条件及个人生活方式为可控因素。也就是说，自己才是健康的主人。

治

狼疮性肾水肿的临床表现既有系统性红斑狼疮及狼疮性肾炎的见症，又有水肿相关见症。

水肿病的病位在肺、脾、肾三脏。病机为肺失通调，脾失健运，肾虚水泛，水液代谢障碍。仲景根据水肿部位及严重程度提出了发汗、利小便、前后分消三法。

《金匮要略》："师曰：诸有水者，腰以下肿，当利小便；腰以上肿，当发汗乃愈""夫水病人，目下有卧蚕，面目鲜泽，脉伏，其人消渴。病水腹大，小便不利，其脉沉绝者，有水，可下之"。"目下有卧蚕""面目鲜泽"形象地描述了上部眼睑、颜面水肿的势态。仲景治疗水肿用药精当，临床效佳。肺失通调，外寒里热者，用越婢汤（麻黄、石膏、生姜、甘草、大枣）、越婢加术汤（麻黄、石膏、生姜、甘草、大枣、白术）。《金匮要略》："风水恶风，一身悉肿，脉浮不渴，续自汗出，无大热，越婢汤主之。""里水者，一身面目黄肿，其脉沉，小便不利，故令病水……越婢加术汤主之。"外寒表实者用甘草麻黄汤，"里水……甘草麻黄汤主之"。脾失健运，气虚水泛用防己黄芪汤。"风水，脉浮身重，汗出恶风者，防己黄芪汤主之，腹痛加芍药"。水阻气郁用防己茯苓汤。"皮水为病，四肢肿，水气在皮肤中，四肢聂聂动者，防己茯苓汤主之"。肾虚湿热用知柏地黄汤（熟地黄、山萸肉、山药、泽泻、茯苓、丹皮、知母、黄柏）、肾阳虚用真武汤（茯苓、生姜、白芍、白术、附子）或金匮肾气丸（熟地黄、山药、山萸肉、丹皮、泽泻、茯苓、肉桂、附子）。

养

水肿消除后，及时治疗狼疮性肾炎，减轻肾损伤，既可巩固水肿的治疗效果，又能预防水肿的复发。

（1）现代健康理念包括身体、心理与社会适应性好三点。身体是心理健康的物质基础，心理是身体健康的精神支柱。身体有病，若再加心理失调，则病上加病，徒增其害，面对疾病，调整心态极为重要。

（2）生老病死是客观存在的自然规律。在现实生活中，一旦得病，有治愈者，亦有无法根治，呈现带病生存、与病共处状态者。承认现实，乐观面对，泰然处之，是保养身体的重要条件。

（3）低盐低脂饮食，补充优质蛋白，如鸡肉、牛奶、鱼等。食用具有健脾补肾利水功效的食物，如玉米须、薏苡仁、绿豆、西瓜、冬瓜、黄豆芽、大枣、莲藕等。

（4）辅以按摩推拿，强身健体。睡眠充足，不过劳，有助体力恢复。

医案

赵某，女，26岁。2020年3月11日初诊

主诉：颜面、眼睑及四肢水肿2个月，加重2天。

现病史：系统性红斑狼疮病史12年，狼疮性肾炎3年，伴低蛋白血症、肾性高血压、氮质血症。

2019年出现颜面及双踝关节轻度浮肿，次年因劳累水肿加重，曾因此两次住院使用激素、免疫抑制剂利尿消肿，疗效欠佳。3月8日尿蛋白++，潜血+，心脏彩超示心包少量积液，B超示腹腔积液深约3.9cm。现晨起眼睑浮肿，伴面红肿胀而热，唇干，口黏腻，手指肿胀，手心发热，双手掌红斑。午后阵阵怕冷，加衣被半小时后可自行缓解。纳可，腹胀，大便稀溏，日2~3次，尿频量少，有泡沫，双下肢凹陷性水肿过膝，神疲肢软，恶风怕冷，夜间盗汗，眠差梦多。舌红苔白腻，线上诊病脉象未详。

综合分析此病要点，头面四肢皆肿，且久病不治，脾肾两虚，脾虚不

运，肾失开合，兼肺失通调，病在肺、脾、肾三脏，先治肺脾，后滋阴清热补肾，遂开两方分而治之。

一方：越婢加术汤合五皮饮，疏风清热健脾利湿。

【方药】

麻黄12g　生石膏25g　大枣30g　甘草6g　苍术15g　茯苓30g　陈皮12g　大腹皮12g　地骨皮12g　桑白皮9g　厚朴12g

2剂，水煎服。

《金匮要略方义》："白术与麻黄相伍，能外散内利，祛一身皮里之水。本方治证，乃脾气素虚，湿从内生，复感外风，风水相搏发为水肿之病，方以越婢汤发散其表，白术治疗其里，使风邪从皮毛而散，水湿从小便而利，二者配合表里双解，表和里通，诸症得除。"

二方：知柏地黄丸加味，滋阴补肾，清热利水。

【方药】

知母9g　黄柏12g　生地15g　山药30g　枣皮12g　茯苓30g　泽泻30g　丹皮10g　连翘30g　薏苡仁30g　白茅根30g　芦根30g

2剂，水煎服。

3月22日复诊　服药4付后，尿量增多，泡沫减少，颜面及四肢水肿基本消除，全身阵阵发冷明显减轻，仅偶有发作。患者服第一方时曾出现心率加快，最快达110次/分，精神兴奋，彻夜难眠，在过去服麻黄汤时亦曾出现类似现象。盗汗明显，醒后衣服、头发皆湿，神疲肢软，面颊发红，手心热，双手掌红斑，纳可，大便时干时溏，眠少梦多。水肿已去，余证未了，先后用当归六黄汤合生脉饮、青蒿鳖甲汤、犀角地黄汤治疗，盗汗止，余症减。

按：患者服用越婢加术汤后出现一过性不适，可能与麻黄用量较大，且未按仲景"先煮麻黄，去上沫，纳诸药"煎药有关。

狼疮性肾炎的后续治疗有两点：一是减轻因肾损伤引起的蛋白尿及低

蛋白血症，巩固水肿病的疗效。慢性肾病本虚标实，以脾肾两虚为本，湿热浊瘀为标。按此思路治疗，患者的尿蛋白降至＋，肝功正常，意味着低蛋白血症已除。二是用滋阴清热凉血诸法治疗红斑等临床见症，从源头巩固肾损伤已取得的疗效，药后诸症悉去，病者已无明显不适，唯留难题是氮质血症指标的改善，遂采用中药内服加保留灌肠，并配合饮食忌宜进行治疗，疗效尚待观察。

（赵云，孟如教授师承弟子

詹青，主任医师

孟如，首届全国名中医，云南中医药大学教授）

再生障碍性贫血

概述

再生障碍性贫血简称再障，是西医学病名。是一组由多种原因导致骨髓造血功能部分或全部衰竭的综合征，以骨髓造血细胞增生减低和外周血全血细胞减少为病理特征，以贫血、出血和感染等为主要临床表现。

根据骨髓衰竭的程度和临床的进展分为重型与非重型、急性与慢性。其确切病因目前尚不清楚，尤其是原发性，可能与某些化学药物、放射线、严重感染以及遗传因素有关，其他某些疾病所致长期严重贫血也可致本病。按其临床表现，属于中医学虚劳、虚损、血证范畴。

防

（1）合理营养，劳逸结合，适当锻炼，增强自身免疫力，尽量减少疾病的发生。

（2）身体若有不适，切勿私自盲目、滥用药物，尤其是某些对造血系统有抑制作用的化学药物。必须及时就医，合理使用，并密切观察血象。

（3）尽量避免或减少放射线照射的诊断与治疗方法。

（4）如果近段时间出现明显的疲惫乏力、心慌气短、面色难看，或有出血现象等，应及早就医。

❧ 治 ❧

1.**增流** "人之所有者，血与气耳"（《素问·调经论》）。而本病最主要的表现就是血气两亏，如面色萎黄或淡白无华，疲惫乏力，气短懒动，睑、唇、舌质、爪甲淡白，脉象细弱等。

因此，养血益气是首选之法，药如养血的当归、熟地或生地、枸杞、炙首乌、白芍、阿胶等，益气的如党参、黄芪、太子参、五味子，甚至人参、西洋参等。

2.**开源** "胃者，水谷之海"（《灵枢·海论》）；"脾胃者，仓廪之官，五味出焉"（《素问·灵兰秘典论》）谓气血化生之源、后天之本。而腹满便溏、吃饭不香、食量减少等，本病常有。

因此，健脾益胃，促进气血的化生甚为关键，药如白术、茯苓、山药、莲子肉、芡实、黄精、石斛、沙参、生谷芽、生麦芽、陈皮等。

3.**固本** "肾者主水，受五脏六腑之精而藏之"（《素问·上古天真论》），精化气血，"肾生骨髓"（《素问·阴阳应象大论》），髓养骨，是谓五脏之根、先天之本。而腰膝酸软、足软无力、耳鸣如蝉等，本病常见。

因此，补肾填精，养其根固其本至关重要，尤其是人的生长发育和衰老与肾的强弱密切相关，故少年儿童与中老年人若患本病更需如是。常用药物如女贞子、熟地黄、枸杞子、山茱萸、肉苁蓉、菟丝子、沙苑子、川断、补骨脂、怀牛膝，甚至龟甲胶、鹿角胶等。

4.**其他** 或有偏阴虚内热者，多用生地、女贞子、黄精、龟甲胶等，非用参类不可者则以西洋参为宜，口干舌燥、手足心热者可加玄参、麦冬、地骨皮等。

或有偏阳虚内寒者，可多用山茱萸、肉苁蓉、鹿角胶等，非用参类不可者则人参为宜，或加肉桂（有出血者不用）等。

若因血小板严重减少而有出血者，多属气虚不摄，可选用仙鹤草、花生衣等收敛止血药，或阿胶养血止血；而属虚热迫血者，可选用旱莲草、白茅根、炒侧柏叶等凉血止血药，出血甚时可加用生三七粉。

若有心悸失眠、头昏眼花、肢体麻木等诸多难以预料的表现，则当随症加减。

此外，再障的临床表现与中医虚损证候有相似、交叉之处，故可以参见本书的虚损据时实情况灵活处之。

本病治疗过程相当漫长，当病情比较稳定，而患者又不喜汤药时，可改用膏剂或丸剂徐缓图之。

总之，法有定法，方无常方，法依病制，药随法选，一切当随时实病情表现、病机所示与实际需要而施之。

养

（1）由于骨髓造血功能的恢复十分缓慢，治疗过程很长，因此要树立战胜疾病的信心，作好较长时期治疗的心理准备，面对现实，心情开朗，乐观以待。

（2）加强饮食营养，在均衡营养的基础上适当多吃富含蛋白质类的食物，如牛肉、牛奶、鸡肉（蛋）、鱼类等。少吃生冷冰冻或辛热燥辣以及油炸、烧烤、火锅等，后者尤其是在出血期间禁止食用。

（3）戒烟戒酒，实在不能一时戒除，也应该限量。不要经常熬夜，保证充足的睡眠。

（4）血小板特别低时，特别要避免碰撞、摔倒，若有出血应及时就医。

（5）若中西药同用，两者服用的时间当间隔2小时左右。

医案

患者女性，66岁。2015年8月4日初诊

现病史：自本年4月起常觉身软无力、疲惫不堪、时有心悸。本年7月经多家医院行周围血象、骨髓穿刺检查等，确诊为再生障碍性贫血，予以治疗。

刻诊证候：面色萎黄，疲乏无力，两足软弱，动则心悸，午后觉热，夜卧盗汗，食少，舌淡苔黄，脉细数。

辨为气血阴虚、内有虚热，法当益气养血滋阴兼退虚热，以党参、黄芪、生地、女贞、枸杞、当归、苁蓉、续断、补骨脂、牛膝、仙鹤草、鹿衔草、盐黄柏、生三七粉、水牛角粉、炙甘草。二日一剂，共7剂。

其后每半月一诊，随症加减，觉热甚时加知母或秦艽，纳呆时加茯苓、焦楂（出血时不用），血小板太低或已出血者再加白茅根或蒲黄，有时也用炙首乌养血等。

西医于2015年8月加用环孢素、9月加用复方皂矾丸，2015年8月11日、10月10日、12月23日（末次）曾输入红细胞悬液。

期间多次复查血象，上下变化不甚明显，常见症状气短倦怠、上楼脚软、时有盗汗口干苦等。

2015年12月29日起应病员要求改用膏剂，药如生晒参或高丽参、黄芪、五味子、刺五加、白术、茯苓、山药、芡实、莲子肉、生地或熟地、女贞、枸杞子、当归、白芍、续断、补骨脂、山茱萸、肉苁蓉、菟丝子、沙苑子、牛膝、龟甲胶、鹿角胶、仙鹤草、白茅根、炒地榆、炒蒲黄、生三七粉及陈皮、地骨皮、知母、焦山楂等，随症选用，每剂20余味。每剂服用2个月左右再诊，按当时证候换方，至2018年9月18日末次膏剂，服至2018年12月停药。

2015年11月下旬停服复方皂矾丸，2017年8月起环孢素减量，2018年5

月停服。

按： 2022年6月本文结稿时与病友联系，告知自停服膏剂后生活一切安好，未再度复查血象。

再障尤其是重型再障患者常常贫血严重，且时常出血，不仅严重影响生活质量，甚至危及生命，所以本病患者大多数都是先找西医，尤其是急需输血者更是如此。由于再障的恢复非常缓慢，治疗过程十分漫长，尔后病员才会逐渐寻求中医药，故本病中西医同治者居多。

从本案看，其治疗过程是典型的中西医结合，大致可分为3个阶段。初期病情严重，故西医治疗后又加用复方皂矾丸、环孢素，并多次输入红细胞悬液。中期病情渐趋稳定，故西药渐减至停用。后期单纯中药巩固，获得显著疗效。

"天覆地载，万物悉备，莫贵于人"（《素问·宝命全形论》)，中西医各有优势，结合互补，促进患者早日康复，未尝不是一件善事。

（张新渝，教授，成都中医药大学）

虚 损

概述

虚损，亦称虚劳，是以虚弱不足为主要证候特点的多种慢性病证的总称。

本病证的范围甚广，但其病机基础为五脏气血阴阳虚衰亏损，而"五脏者中之守也""五脏者身之强也"（《素问·脉要精微论》）；"生之本本于阴阳"（《素问·生气通天论》）；"人之血气精神者，所以奉生而周于性命者也"（《灵枢·本脏》）。是故一旦虚损发生，势必导致羸弱不足。

其发生与先天不足、后天失调、疏于保养，尤其是邪病所伤、久病失养等有关。

既是虚弱亏损，因此《黄帝内经》反复提到"虚则实之""虚则补之"。"虚者补之"则是治疗本病证的基本大法。

防

（1）无病之时，应重视正确、适宜的养生保健。养成良好的生活习惯，保护好自身的正气，尽可能减少各种疾病的发生，以避免正气受伤。正所谓"正气存内，邪不可干"（《素问·刺法论》；"邪气伤人，此寿命之本也"(《素问·生气通天论》)。

（2）一旦不幸患病，应及早就医，因为"病之始生也，极微极精"，待到"病成名曰逆"（《素问·汤液醪醴论》)，所以切勿错过早诊早治的良机，只有防微杜渐才能尽量减少虚损的发生。

（3）身体若有不适，切不可自购药物。"是药三分毒"，一旦误用，不仅贻误病情，甚可伤害脏腑气血阴阳，得不偿失。

❧ 治 ❧

1.气虚

【证候】面色㿠白，声低气短，疲惫乏力，懒言懒动，不耐疲劳，常有自汗，舌淡脉虚。

肺气虚 伴咳喘无力，少气短息，动则益甚，痰白清稀等。

【治法】益气补肺。

【方药】补肺汤（人参、黄芪、五味子、熟地、紫菀、桑白皮）加味；若时常自汗，容易感冒，可用玉屏风散（黄芪、白术、防风）加味，益气固表。

脾气虚 伴腹胀不饥，大便软溏，便次稍多，饭后欲便，饭后欲睡。

【治法】益气健脾。

【方药】参苓白术散（人参、茯苓、白术、山药、白扁豆、莲子肉、薏苡仁、砂仁、桔梗、炙甘草）加减。

心气虚 伴心悸，或心前区隐痛，心神不定。

【治法】益气养心。

【方药】七福饮（人参、白术、熟地、当归、远志、杏仁、炙甘草）加减。

肾气虚 伴腰膝酸软，两足痿软，耳常蝉鸣，解尿无力，余沥难尽。

【治法】益气补肾。

【方药】大补元煎（人参、熟地、杜仲、山萸肉、山药、当归、枸杞子、炙甘草）加减。

2.血虚

【证候】面、唇、睑、爪、甲淡白，舌淡脉细。

心血虚　伴心悸健忘，眠浅多梦。

【治法】补血安神。

【方药】四物汤（当归、熟地、白芍、川芎），加枸杞子、柏子仁、酸枣仁、远志、炙甘草。

肝血虚　伴头晕眼花，视物模糊，或感肢体麻木。

【治法】补血养肝。

【方药】四物汤加女贞子、枸杞子、楮实子、鸡血藤。

3.阴虚

【证候】日益消瘦，口燥咽干，便干尿少，颧红盗汗，午后潮热，手足心热，舌红少苔，脉细数。

肺阴虚　伴干咳少痰，或痰少而黏难咯，或有失音，胸胁隐隐热痛。

【治法】滋阴润肺。

【方药】百合固金汤（百合、生地、熟地、麦冬、玄参、当归、白芍、川贝、桔梗、甘草），加地骨皮、知母、秦艽。

心阴虚　伴心烦不安，心悸不宁，入睡困难，梦多易醒。

【治法】滋阴安神。

【方药】天王补心丹（生地、玄参、麦冬、天冬、当归、人参、五味子、茯苓、茯神、远志、柏子仁、酸枣仁、丹参、桔梗），加地骨皮、莲子心。

肝阴虚　伴眼睛干涩，视物不清，头晕目眩，急躁易怒，甚觉肢体麻木。

【治法】滋阴养肝。

【方药】补肝汤（熟地、麦冬、当归、白芍、川芎、酸枣仁、木瓜、甘草），改熟地为生地，去川芎，加女贞子、地骨皮、杭菊花，眩晕甚者加钩藤。

肾阴虚　伴腰膝酸软，两足痿软，发脱齿摇，耳如蝉鸣。

【治法】滋阴补肾。

【方药】左归丸（熟地、龟甲胶、枸杞子、山药、山茱萸、菟丝子、川牛膝、鹿胶），改熟地为生地，加女贞子，虚热明显者去鹿角胶，加知母、黄柏。亦可用大补阴丸（熟地、龟甲、知母、黄柏）加女贞子、枸杞。

4.阳虚

【证候】面色苍白，声低气短，神疲乏力，畏寒喜暖，肢冷不温，舌淡胖苔白，脉沉迟无力。

心阳虚　伴心悸，或心前区憋闷冷痛，嗜睡非睡。

【治法】温通心阳。

【方药】保元汤（人参、黄芪、肉桂、生姜、炙甘草）加味，肉桂可改用桂枝，虚寒甚者生姜可改用干姜。

脾阳虚　伴不饥食少，腹中冷痛，便溏甚稀。

【治法】温阳健脾。

【方药】附子理中丸（炮附子、人参、白术、炮姜、炙甘草）加茯苓、山药，冷痛甚者加高良姜、吴茱萸，腹泻甚者加炒石榴皮、煨诃子、猪苓。

肾阳虚　伴腰膝酸软或有冷痛，下肢冷甚，小便清长，夜尿频多。

【治法】温补肾阳。

【方药】右归丸（炮附子、肉桂、鹿角胶、菟丝子、杜仲、山茱肉、山药、枸杞子、当归、熟地）加减。

人体是一个有机的统一体。常态时，五脏六腑物质互用、功能互依，"凡此十二官者，不得相失也"（《素问·灵兰秘典论》），气血互生，阴阳互化，互为资生。病态时，"五脏相通，移皆有次"（《素问·玉机真脏论》），一脏有病，可及他脏；气血阴阳，相互影响，气亏及血，血亏及气，阴损及阳，阳损及阴。临床屡见不鲜，往往错综复杂，每每兼夹所有。

治疗时，调理某脏兼顾他脏，益气之时不忘养血，养血之时不忘益气，滋阴之际当顾其阳，壮阳之际当顾其阴，而当多脏气血阴阳同时发病又当共同调之。若夹有实邪，更须扶正祛邪，双管齐下。

总之，临证务必以实时实情而施之，切不可刻舟求剑，胶柱鼓瑟，贻误病情。

至于衍生他病，如肝肾气血阴阳亏虚所致月经不调、不孕不育、性功能障碍等，则另当别论，专病专治。

养

（1）诸虚劳损，病程缠绵，不幸患之，切不可一味忧郁恐惧，否则徒劳无益，加重病情，还易衍生他病。要有乐观的心态，顽强的意志，并早诊早治。

（2）改变不良的生活习惯，切勿经常熬更守夜，按时睡觉，保证充足的睡眠，适当适宜运动锻炼，但切勿超长时间、超大强度。吸烟嗜酒者最好尽早戒除、一时不能戒除者也当限量。

（3）按时三餐，合理营养，切勿过饥过饱，亦忌过寒过热，更不要偏食偏味。

阴虚者，少食温热性食物，如辣椒、胡椒、花椒、大蒜、洋葱、韭菜、白酒。也不适合油炸、烧烤、火锅等烹饪方式。可适当多食一些性凉味甘的食物，如黄豆、鸭肉（蛋）、海参、龟、鳖、桑椹、香蕉、甘蔗。

阳虚者，少食寒凉性食物，如绿豆、白萝卜、苦瓜、丝瓜、冬瓜、西瓜、猕猴桃。尤忌生冷或直接享用冷冻饮食，适当多食一些性温味甘的食物，如牛肉（奶）、羊肉、墨鱼、鱿鱼、虾、鹌鹑（蛋）、荔枝、大枣、桂圆、核桃、板栗。

至于气血与血虚，当视有无偏温、偏凉酌情用之，总以性平味甘的滋补性食物为佳，如鸡肉（蛋）、猪肉、兔、鲫鱼、鲤鱼、花生、黑芝麻、银耳。

医案

患者男性，54岁。2014年6月初诊

刻下症：自诉经常体倦乏力，不耐疲劳，时觉腰酸脚软，喜暖怕冷，夏季较轻，秋加冬甚，不饥食少，腹满不舒，时或隐痛冷痛，饭后满甚，长期便溏甚时清稀，时常凌晨如厕，昼日5~6次，时有下肢浮肿，5年有余。舌淡苔薄白，脉弱。

诊断：虚损（脾肾阳虚）。

【治法】温阳补气，健脾益肾。

【方药】理中汤合四神丸加减。

人参　白术　炙甘草　干姜　补骨脂　肉豆蔻　五味子　吴茱萸　生姜　大枣

改人参为党参，白术炒用，生姜、干姜酌情选一，每加茯苓、山茱萸，乏力较甚时加黄芪，腹胀明显时加陈皮、厚朴，腰膝酸软甚时加续断、牛膝，大便特别清稀时加芡实、炒石榴皮、猪苓。下肢浮肿严重时改茯苓为茯苓皮，加大腹皮、猪苓、泽泻。2日1剂，治疗1个月有余，诸症消除，随访3年未见复发。

（张新渝，教授，成都中医药大学）

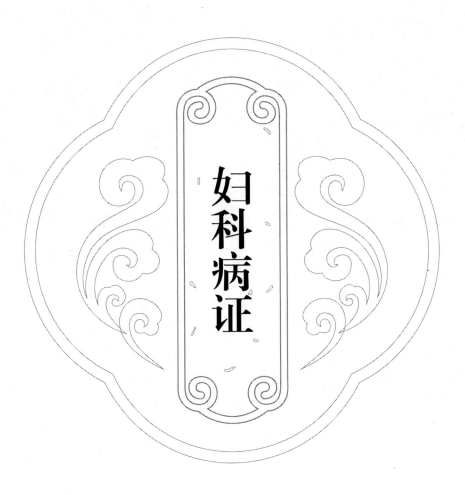

妇科病证

月经不调

概述

　　月经是女子生殖细胞发育成熟后周期性子宫出血的生理现象。月经不调是月经的周期、经期、经量、经色和经质异常，或伴随月经周期出现的症状为特征的疾病。西医学中的子宫内膜病变、子宫内膜息肉、内分泌紊乱、多囊卵巢综合征等所致月经不调均属本病范畴。中医有"月经愆期""经乱""女子不月""月事不来""血枯"等称谓。马有度教授在60余年的从医生涯中，积累了对月经不调的丰富诊治经验，笔者继承学习中，整理其认识如下。

　　月经又称月信、月水，这种经水的守信每月来潮是脏腑、经络、气血共同作用于胞宫的结果。经水为血所化，赖气以温煦推动，气血行于胞宫，则月事以时下，故气血是月经的物质基础，而胞宫则是月经发生的场所。冲任二脉运行气血至胞宫，是月经的通道。天癸至，月经才行，天癸是月经的信使。在肾–天癸–冲任–胞宫轴上，肾、肝、脾三脏化生、调节、运行气血，肾又有化生天癸的作用，因此肾、肝、脾对月经的调与不调有决定性作用。外感六淫、内伤七情、饮食失常，或先天肾气不足，或多产房劳，或劳倦过度可使脏腑功能失调，气血不和，冲任受损，胞宫失养，这些因素只要影响肾–天癸–冲任–胞宫轴的任一环节，即可使胞宫不能发挥主持月经的正常功能，从而导致月经不调。避免致病因素干扰影响生殖轴的任一环节，此为防。重新恢复生殖轴的正常功能，此为治，而治疗的重点在于调理冲任气血，但有补肾、健脾、疏肝之异。修复受损的肾－天癸－冲任－胞宫轴，培补筑基，复原如旧，此为养。

❧ 防 ❧

1.要防寒保暖 胞宫喜温而恶寒，以气血通利为顺，以气血痹阻为逆，现代女性"要风度不要温度"，易受凉而致寒凝胞宫、气滞血瘀、痰湿痹阻，使冲任不通，胞宫失养。要注意四防：一防贪凉受冷。即使盛夏酷暑，也不宜长时间吹电风扇、空调，另外，经期妇女也不宜过久坐卧在有"穿堂风"的地方，否则很容易着凉受寒而患伤风感冒和月经紊乱。二防大量冷饮。月经期间胞宫本就气血郁滞，如果大量冷饮，寒邪侵袭，寒凝胞宫，可使胞宫气滞、血瘀、痰凝，从而发生痛经、停经。三防坐卧湿地。经期坐卧湿地，寒湿之气滞留胞宫，易致经少、痛经。四防露天夜宿。经期露天夜宿，由于夜深雾重，易遭湿冷空气侵袭，发生月经紊乱。

2.要好好吃饭 饮食是人体营养来源，化生气血的物质基础。随着工作压力增大，女性，尤其白领，没时间好好吃饭，或盲目节食减肥，或偏食异食，给月经失调埋下隐患。饮食过少或节食减肥，气血生化乏源，冲任亏损，可致月经过少、月经后期、闭经、痛经；过食辛辣助阳之品，脾胃积热，热扰冲任，血海不宁，可致月经过多、崩漏；经期过食生冷寒凉之品，脾阳受损，寒凝血脉，导致痛经、月经过少、月经后期；过食肥甘，或嗜酒无度，湿热、痰浊内生，导致月经先后不定期。

3.要放慢节奏 随着生活节奏加快，工作压力增大，过度劳累致脏腑功能减退，气血生化不足，胞宫失于温养，易出现月经后期、月经量少、痛经，甚至闭经。

4.要学会释怀 过思过劳，易化火伤阴，经常生气易致肝气郁结，导致月经先期、月经量多甚至崩漏。

此外，还应注意经期清洁卫生，不要经期行房，以防外邪入侵胞宫；注意经期休息，不要剧烈运动，以免经期大量出血；注意爱惜身体，不要反复行人工流产，耗损元气，伤害胞宫。

◈ 治 ◈

1.调经之要在于调肝肾 《傅青主女科》有"经水出诸肾"的著名论断，《医学正传·妇人科》也说："月经全借肾水施化，肾水既乏则经血干涸。"肾精足则气血生化有源，血海充盈，天癸至，月经正常来潮，反之，则出现月经不调。可见肾是月经的决定因素。《傅青主女科》又说："肝为肾之子，肝郁则肾亦郁。"肝藏血，主疏泄，"月事以时下"必赖肝的正常藏血及疏泄功能，若肝不藏血或肝疏泄异常，则血海不足或气血不调，也会导致月经不调。临证所见月经不调病例，无论虚实多兼肝肾之症，故调理肝肾最为重要。

2.调经之基在于固脾胃，养心血 女子以血为本。《景岳全书·妇人规》说："故调经之要，贵在补脾以资血之源，养肾气以安血之室，知斯二者，则尽善矣。"脾胃为后天之本，气血生化之源。脾强胃健，气血化生有源，下注冲任，胞宫有血可藏；心主血脉，心气推动血的运行，使脉道通利，五脏六腑及胞宫才能维持正常的功能活动。所以固护脾胃，养其生化之源，补益心血，使血盈脉畅，本固血充经自通。

基于上述观点，马老数十年来运用加味四物汤随症加减治疗月经不调，取得满意效果。方由四物汤（当归15g、熟地黄12g、川芎12g、白芍15g）加续断15g、杜仲12g、白术15g、茯苓15g组成。其中当归补血活血，和肝止痛，为妇科调经要药；熟地养血滋阴，补精益髓，既为补血要药，又是滋阴补肾主药；川芎辛香行散，温通血脉，既能活血祛瘀，又能行气开郁，前人称为血中之气药，有通达气血的功效；白芍养血调经，柔肝止痛。四物汤被称为"妇科第一方""妇女之圣药"，调理一切血证是其所长。据有关研究，归、芎、芍、地四药等量则补血行血均衡，地、芍量大于归、芎则重滋阴补血，地、芍量小于归、芎则重在行血和血。续断补肝肾，强筋骨，续折伤，止崩漏；杜仲补肝肾，强筋骨，安胎；白术健脾益气，安胎；茯苓利水渗湿，健脾宁心安神。诸药合用，补血配益气，养血配活血，肾、肝、脾同补，气血同调，动静相伍，补调结合，使补血而不滞血，行血而不伤血，气血生化有源。全方共奏补肾调肝、养血活血、调经固冲的作用。

临床随证加减变通，每获良效。不论是月经先期、后期、先后不定期、经期延长，还是月经过多或过少，辨证为肾气虚者加生晒参12g、山茱萸12g、枸杞子15g、山药30g，以补肾益气；肾阳虚者加菟丝子15g、淫羊藿15g、紫河车粉6g，以补肾填精；脾气虚者加生晒参12g、黄芪30g，以补中益气；肝血虚者加大当归、熟地黄，配以鸡血藤20g，以补血养营；肝寒痛经者加桂枝12g、乌药12g，以温经通络止痛；肝郁化热者变熟地黄为生地黄，加丹皮12g、栀子10g、炒芥穗12g，以清热凉血；阴虚血热者加知母15g、玄参15g，以养阴清热；肝郁气滞加柴胡15g、香附12g，以疏肝理气调经；瘀血阻滞者加益母草20g、红花10g、桃仁10g，以活血祛瘀调经；痰湿阻滞者加陈皮10g、半夏12g、石菖蒲12g，以燥湿化痰，理气和中；纳食不佳者加焦山楂15g、炒麦芽15g、炒谷芽15g，消食除积。

调经时还应注意，经前血海充盈，勿滥补，宜疏导；经期血室正开，大寒大热之品宜慎；经后血海空虚，勿强攻，宜于调补。功能性月经失调可调，器质性月经失调则建议妇科专科诊治，以免延误病情。

1.**饮食调养**　一日三餐要规律，不可节食或暴饮暴食。

宜食小麦、小米、玉米、糯米、豆制品、猪肉、牛肉、羊肉、兔肉、鸡肉、鱼肉、蛋类、奶及奶制品等。还要注意补充铁元素，以免引起缺铁性贫血，可多食黑木耳、动物肝脏等。少食姜、酒、辣椒，忌油腻食物。

2.**中成药调养**　乌鸡白凤丸用于气血两亏引起的月经不调，行经腹痛，少腹冷痛，体弱乏力，腰酸腿软等。妇科调经片用于肝郁血虚所致的月经不调，经期前后不定，行经腹痛，闭经，经行乳房胀痛，经期偏头痛等。复方益母草膏用于血瘀气滞引起的月经不调，行经腹痛，量少色暗等。

3.**自我按摩**　先取仰卧位，以右手鱼际先揉按腹部的气海穴约1分钟，再以右手拇指指腹依次点按双侧三阴交穴，每穴点按一分钟，最后以手掌按摩小腹约1分钟。再改取俯卧位，先以两手手掌在腰骶部上下往返反复按摩2分钟，再以双手拇指指端依次点按肾俞、命门、八髎等穴各30分钟，以有酸胀感为度。最后再以双手五指同时提拿双侧肾俞穴各3次。

医案

刘某，女，36岁

【证候】月经经常延后、量少，色淡质薄，腰膝酸软，头晕耳鸣，神疲乏力，少气懒言，夜尿3~4次，舌淡苔白，脉沉细。

诊断：月经不调（肾气不固）。

【方药】加味四物汤加减。

熟地15g　当归12g　白芍20g　川芎10g　杜仲20g　续断20g　茯苓15g　山茱萸15g　枸杞子12g　山药30g　菟丝子20g　淫羊藿30g　炙甘草6g

7剂，日1剂，水煎服。

二诊时述腰膝酸软、头晕耳鸣、神疲乏力、少气懒言明显减轻，夜尿减少至1次。效不更方，以原方加减治疗两月余，月经期、量、色、质均转为正常。

按： 月经过少，一般为精亏血少，冲任气血不足，或寒凝、血瘀、痰阻，冲任气血不畅所致。患者曾人工流产2次，导致肾精受损，肾气不固，故见月经延迟、量少，色淡质薄。肾藏腰部，主骨生髓，肾精不足，髓海及腰部失养，则见腰膝酸软、头晕耳鸣；肾精不足，所化之肾气也不固，故见神疲乏力、少气懒言、夜尿频多等气虚推动无力、固摄失权的症状。而舌淡苔白、脉沉细为肾精不足、肾气不固之征。选用加味四物汤以补肾调肝，养血活血，调经固冲，再加山茱萸、枸杞子、山药养肾阴，加菟丝子、淫羊藿以温肾阳，肾阴、肾阳同补，使肾精得养，肾气得固，肝血有滋，冲任得温，胞宫得养，故收效明显。

（邹洪宇，副主任中医师，九龙坡区中医院
黄宗菊，主任中医师，江北区中医院）

经期延长

概述

月经周期基本正常，经期超过7天以上，甚至淋漓半月方净，连续出现2个月经周期以上者，称为"经期延长"，又称为"月水不断""经事延长"。本病临床常见，占妇科门诊的15%左右，相当于西医学排卵型功能失调子宫出血、黄体萎缩不全、子宫内膜修复延长、盆腔炎症、子宫内膜炎症、宫内节育器等引起的经期延长。

发病机制主要与冲任不固，经血失于制约相关。病因为劳伤经脉，冲任之气虚损，不能制约其经，令月水不断；宫内节育器阻碍气机，机械压迫，引起子宫内膜和血管内皮细胞损伤，经后子宫内膜不能及时修复，素性抑郁，或大怒伤肝，肝气郁结，气滞血瘀；或经期同房，外邪与血相搏成瘀，瘀阻冲任；胞宫气血瘀阻不畅，瘀久化热，热迫血行等。常伴痛经、腰腹疼痛、月经过多等症。常见证型有气虚、虚热、瘀血。

经期延长需注意了解有无盆腔炎史，有无使用宫内避孕器或输卵管结扎术史。

注意与崩漏的鉴别。崩漏除经期延长外，兼见月经周期紊乱，甚至出血不能自行停止；经期延长则月经周期基本正常，月经一般在2周内干净。刘敏如教授指出：经期延长常与月经过多相伴，若病久失治或误治，可能会发展为崩漏。以固冲调经为基本大法，气虚补气升提；阴虚血热，养阴清热，凉血调经；瘀血阻滞，活血通经，以通为止。不可妄投收敛固涩之剂。

❖ 防 ❖

1.饮食有节 饮食定时定量，以清淡易消化食品为主，切忌暴饮暴食，做到素荤搭配、软硬适中、寒温适宜、饥饱有度，不偏嗜辛辣肥厚，少饮或不饮酒。

2.起居有常 慎起居，适寒温，不熬夜，避免感受外邪，如风、寒、暑、湿、燥、火。经期前后避免剧烈运动。

3.调畅情志 心胸有量，避免怄气和精神紧张，遇不顺心的事尽量找亲朋诉说，避免发怒。

4.不妄作劳 劳逸结合，避免过劳，劳伤心脾。

5.节制房事 经期务必节制房事。

❖ 治 ❖

1.气虚

【证候】经行逾期7天以上，量多，经色淡红，质清稀，常伴肢倦神疲，动则头晕目眩，腹满食少，面色白，舌淡苔薄，脉缓弱或细弱。

【治法】补气升提，固冲止血。

【方药】举元煎或归脾汤加减。

生晒参 黄芪 炒白术 升麻 炙甘草 阿胶 茯神 炒白芍 炒枣仁

血虚加党参、制首乌、黄精、龙眼肉；食少腹胀加陈皮、砂仁、木香；肾虚加山萸肉、菟丝子、熟地；经量多加五倍子、海螵蛸、棕榈炭、血余炭、煅龙骨、煅牡蛎；有血块加茜草、蒲黄炭。

针灸取穴：气海、中脘、下脘、肾俞、脾俞、血海、三阴交。

针用补法，艾灸气海、中脘、下脘，以温和悬灸为主，可用暖艾疗法，一次15~30分钟，1日灸1~2次，有良好的补益升提作用。

2.虚热

【证候】经行时间延长，经量少，经色红，经质稠，有小血块，形体消瘦，常伴咽干口燥，潮热颧红，手足心热，心烦意躁，大便干，小便黄，舌红苔黄，脉细数。

【治法】养阴清热，凉血调经。

【方药】两地汤或清血养阴汤合二至丸加减。

生地　地骨皮　玄参　麦冬　旱莲草　女贞子　丹皮　白芍　黄柏　山萸肉

肾虚腰痛加续断、桑寄生；血块多加茜草、蒲黄。

针灸取穴：行间、地机、三阴交、胆俞、肾俞。

3.血瘀

【证候】经行时间延长，量或多或少，经色紫黯有块，伴经行小腹疼痛拒按或如锥刺，舌紫黯或有瘀络、瘀点，脉涩有力，平素情绪易郁易怒，时感烦热口干欲饮。

【治法】活血化瘀，固经调经。

【方药】桃红四物汤或棕蒲散加减。

桃仁　红花　川芎　当归　白芍　赤芍　熟地　柴胡　延胡索　黄芩

或拟棕榈炭　蒲黄炭　生地　川芎　当归　白芍　丹皮　杜仲　泽兰秦艽　菟丝子

针灸取穴：三阴交、行间、内关、心俞、膈俞、肝俞、胆俞。

1.**饮食** 气血虚者宜补充营养丰富的食物，如鸡蛋、排骨、牛肉等，可服食五红汤（红豆、红枣、枸杞、红皮花生、红糖）。虚热型可服食生地甲鱼汤、石橄榄炖鲍鱼。

2.**起居** 睡眠充足，避免外感，尤其经期前后更要注意及时添衣、换衣。

3.**运动** 经期之后适量增加户外有氧活动，以升提阳气。经前减少活动，经期尽量少活动。

4.**精神** 本病的发生与情志因素有关，经前和经期要特别注意保持心情舒畅，避免发怒。

5.**劳作** 注意合理安排工作，避免过于操劳，特别在经前和经期更要注意。

6.**按摩** 按摩百会、足三里。

7.**艾灸** 经后可艾灸足三里、中脘、下脘、气海。

医案

钟某，女，40岁。2021年11月25日初诊

主诉：反复经期延长2年余。

现病史：反复经期延长10~12天2年余，平素月经周期约23天，经量较大，色暗红，有小血块，腹胀痛，睡眠差，易早醒，口时干，怕冷，疲倦易烦躁，胃纳一般，面黄，舌暗有瘀络，苔薄黄腻，脉弦细。既往剖宫产2胎。2016年12月行宫腔镜子宫内膜息肉摘除术，2019年2月因子宫内膜增厚行宫腔镜检查及诊刮，未提示子宫瘢痕憩室。多方治疗，效果不佳，经期仍为12天左右。

西医诊断：异常子宫出血。

中医诊断：经期延长（肝郁脾虚证）。

【方药】

北柴胡6g　黄芩15g　栀子12g　甘草9g　淡竹叶12g　生地黄15g　首乌藤45g　煅瓦楞子30g　菟丝子15g　车前子15g　山茱萸30g　煅牡蛎30g　煅龙骨15g　枳壳6g　棕榈炭30g　茜草6g　艾叶6g

共7剂，颗粒剂，开水冲泡服用，每日1付，每日3次。

2021年12月9日二诊　服药后经色由之前暗红转红，现经色淡红，经量已不多，腹胀减轻，早醒减少，梦多、睡眠差、怕冷、疲倦烦躁好转。

前方去黄芩、栀子、淡竹叶、生地黄，加白术45g、法半夏9g、竹茹30g、煅瓦楞子30g、血余炭12g、党参30g、五倍子6g、山茱萸20g。

共5剂，颗粒服法同前。

2021年12月16日三诊　月经10天净，心情好，睡眠改善，怕冷、疲倦、烦躁明显好转，面黄，舌淡，苔腻，脉沉弦。

前方去五倍子。调整用量：菟丝子18g、车前子21g、棕榈炭15g、茜草6g、党参27g。其余不变。

颗粒剂共5剂，服法同前。

2021年12月23日四诊　整体情况好转。

拟前方去茜草加黄芪30g、五味子9g、五倍子3g。调整用量：车前子24g、山茱萸30g、血余炭9g、棕榈炭18g、艾叶9g、党参30g。

颗粒剂5剂，服法同前。

2021年12月30日五诊　经色红，无腹痛，经量较上次减少，整体状况改善，面黄，舌暗淡，苔薄黄腻，脉沉弦。

拟前方去车前子，加炒麦芽15g。

颗粒剂4剂，经期服用，服法同前。

2022年1月26日六诊 色淡无腹痛，经量较上次减少，经色先鲜红渐变暗红转淡色，8天净。睡眠明显改善，怕冷、疲倦、烦躁明显好转。

拟前方加熟地20g、阿胶4g。

7剂，服法同前。

服前方后门诊随访，经来7天左右完全干净，患者感觉十分有效，月经周期较规律，精神好，睡眠安，心情愉快。

（王凯，副主任中医师，广州市增城区中医医院）

绝经前后诸证

概述

妇女在绝经期前后，伴随月经紊乱或绝经出现明显不适症状，如烘热汗出、面部潮红、烦躁易怒、眩晕耳鸣、心悸失眠、腰背酸痛、面浮肢肿、情志不宁等，称为绝经前后诸证。西医称为绝经综合征，多见于更年期综合征、双侧卵巢切除或放射治疗后卵巢功能衰竭、早发绝经卵巢功能衰竭者。中医古籍未有专篇记载此病，散见于"脏躁""百合病""年老血崩"等病证中。《素问·上古天真论》说："七七任脉虚，太冲脉衰少，天癸竭，地道不通，故形坏而无子也。"《景岳全书·妇人规》也说："妇人于四旬外，经期将断之年，多有渐见阻隔，经期不至者。当此之际，最宜防察。若果气血和平，素无他疾……隔之久者，其崩必甚，此因隔而崩者。"中医认为，本病乃因女子七七之际天癸将竭，肾气渐虚，气虚精少，精少血亏，冲任失养，脏腑气血阴阳失调，并累及心、肝、脾脏而发病。

防

1. 情志预防 绝经期患者情绪多变，抑郁或烦躁，喜怒无常。理解患者，为患者讲解相关知识，让其放松思想，保持情绪乐观、心情愉悦。

2.饮食预防 少食肥甘厚腻食物，忌食生冷辛辣之品，同时避免暴饮暴食，以保护脾胃。

3.锻炼预防 较长时间低强度有氧运动能改善患者恐惧及忧虑状态，运动还可促进钙盐在骨中沉积，预防骨质疏松及动脉粥样硬化。

4.定期检查 绝经期是女性肿瘤，尤其是生殖系统肿瘤的好发时期。绝经期妇女可半年或一年进行一次防癌普查。

❖ 治 ❖

本病以肾虚为本，肾中阴阳失调为基本病机，治疗以恢复肾中阴阳平衡为基本原则。常见证型如下。

1.肝肾阴虚证

【证候】绝经期前后烦躁易怒，忧郁紧张，头晕目眩，耳鸣失聪，健忘多梦，潮热盗汗，五心烦热，腰膝酸软，或月经紊乱，舌红少苔，脉细数。

【治法】滋阴降火，调补肝肾。

【方药】知柏地黄丸合二至丸加减。

知母20g 黄柏15g 生地黄15g 山药15g 山茱萸15g 泽泻15g 茯苓15g 牡丹皮15g 女贞子20g 墨旱莲20g

肝阳上亢者可加钩藤15g、菊花15g；关节酸痛者加延胡索15g、牛膝15g。

2.心肾不交证

【证候】绝经期前后烘热汗出，心悸怔忡，心烦不宁，失眠多梦，腰膝酸软，头晕耳鸣，月经紊乱，口干口渴，舌尖红少苔，脉细数。

【治法】滋阴降火，滋肾宁心。

【方药】天王补心丹加减。

生晒参10g　麦冬15g　五味子15g　生地黄15g　山茱萸15g　柏子仁15g　炒酸枣仁20g　炙远志15g　川芎15g　知母20g　浮小麦30g

潮热汗出甚者加煅龙骨30g、煅牡蛎30g。

3.肾虚肝郁证

【证候】绝经期前后烘热汗出，烦躁不安，易激动，抑郁寡欢，胸胁或乳房胀痛，口苦咽干，月经紊乱，舌红苔薄黄或薄白，脉细数。

【治法】滋肾养阴，疏肝解郁。

【方药】滋水清肝饮加减。

熟地黄15g　山药15g　山茱萸15g　白芍15g　茯苓20g　牡丹皮12g　泽泻12g　柴胡15g　当归12g　炒酸枣仁20g　栀子12g

虚热明显者加知母20g、黄柏10g。

4.脾肾两虚证

【证候】绝经期前后神疲乏力，情绪低沉，形寒肢冷，腰膝酸软，性欲减退，纳呆食少，小便清长，夜尿频多，大便溏薄，舌淡苔薄白，脉沉迟无力。

【治法】健脾益肾，阴阳双补。

【方药】二仙汤合知柏地黄丸加减。

淫羊藿20g　仙茅6g　当归12g　巴戟天20g　知母30g　黄柏10g　熟地黄20g　山药20g　山茱萸15g　菟丝子20g　党参30g　炒白术15g　茯苓20g　炙甘草6g

❧ 养 ❧

1.**心神调养**　正确认知女性绝经期，消除顾虑，保持豁达、乐观、积极的情绪。

2.**起居调养**　认真工作，多参加文体活动，丰富精神生活，加强锻炼，增强体质。

3.饮食调养 多食高蛋白食物，如豆制品，多食粗粮和蔬菜、水果。适当运用药膳调养，如使用山药、枸杞子、百合、莲子煮粥，或用甘草6g、浮小麦30g、大枣10g煎水代茶饮。

4.针灸调养 在绝经期前后，可选择针灸肝俞、肾俞、中极、关元、太溪、三阴交、内关、足三里等穴位疏肝解郁，安神定志。也可选择耳穴贴压肝、肾、心、卵巢、子宫、皮质下、内分泌以调养脏腑气血。

医案

潘某，女，47岁。2021年3月20日初诊

现症：就诊时述潮热汗出、失眠多梦1年余，伴有月经紊乱，常数月一行，量少色黯，烦躁易怒，潮热盗汗，五心烦热，失眠多梦，口干多饮，舌淡红苔薄白，脉缓。

西医诊断：更年期综合征。

中医诊断：绝经前后诸证（肾虚肝郁证）。

【治法】补肾柔肝。

【方药】二仙汤合柴芍龙骨牡蛎汤加减。

淫羊藿30g 仙茅6g 知母30g 黄柏10g 巴戟天15g 当归12g 柴胡15g 白芍30g 炒酸枣仁30g 甘草6g 龙骨30g 牡蛎30g 浮小麦30g 大枣10g

7剂，每日1剂，水煎服。忌食油腻、辛辣刺激食物，同时进行心理疏导。

2021年3月27日二诊 潮热盗汗明显好转，失眠多梦减轻，月经未至，手心发热减轻。

原方不变继续7剂。

2021年5月29日三诊 停经半年，患者自诉吃药两周后再未现潮热汗出。偶有失眠，现皮肤瘙痒月余，局部发热，手心发热，舌淡红，苔薄白，脉缓。以皮肤湿疹来就诊，中医诊为湿疹（肝胆湿热证），治以清利肝胆湿热，方选龙胆泻肝汤加减。

荆芥10g　防风10g　龙胆草10g　黄芩10g　生地黄20g　牡丹皮12g　泽泻15g　车前草30g　金银花30g　连翘30g　白鲜皮30g　地肤子30g　甘草6g　紫草6g

7剂，每日1剂，水煎服，忌食油腻、辛辣刺激食物。后随访，一切恢复正常，至今未复发。

邓某，女，47岁。2021年5月15日初诊

现症：月经紊乱半年，停经两个月，平素月经量多色黯，伴有潮热盗汗，烦躁易怒，手心发热，口干，舌淡红，苔薄白，脉缓。

西医诊断：更年期综合征。

中医诊断：绝经前后诸证（肾虚血瘀证）。

【**治法**】补肾祛瘀。

【**方药**】二仙汤合桃红四物汤加减。

淫羊藿30g　仙茅6g　知母30g　黄柏10g　巴戟天15g　当归10g　桃仁6g　红花6g　生地黄15g　白芍15g　川芎6g　厚朴10g　枳壳10g　甘草6g　大枣10g

7剂，每日1剂，水煎服，忌食油腻、辛辣刺激食物，同时进行心理疏导。

2021年6月5日二诊 述7剂药后月经未至，因事未来就诊，潮热好转，手心发热减轻，睡眠可，食可，二便调，舌淡红苔薄白，脉缓。

继续以原方加丹参30g，调整药量：当归12g、厚朴12g、红花10g、桃仁12g。

14剂，每日1剂，水煎服，忌食油腻、辛辣刺激食物，同时进行心理

疏导。

后随访患者3个月，患者述口服3剂后月经至，量多，瘀块多，每月月经至。已无潮热盗汗，偶有心烦。

按：两则医案为绝经前后诸证，都是在肾虚前提下伴随肝郁或血瘀证候，都以二仙汤为基础加减化裁而取效。恩师马有度教授治疗绝经前后诸证常用二仙汤为基础方。常与桃红四物汤、柴芍龙牡汤、酸枣仁汤、甘麦大枣汤合用，屡用屡验。二仙汤平补肾中阴阳，补泻兼施，寒热并用。若瘀血痹阻，月经不至者，可合桃红四物汤促进月经恢复；肝气不舒者引起失眠者，可合柴芍龙牡汤解郁安神；肝血不足，虚热内扰引起失眠、潮热者，合酸枣仁汤养血安神；精神情绪紧张，肝气失和之脏躁者，合甘麦大枣汤进行调理。

（刘军兵，主治中医师，重庆市九龙坡区中医院

何冠，主任中医师，重庆市民政中西医结合医院业务院长）

中医百病防治养

痛　经

概述

痛经是指经期前后或月经期出现小腹痉挛性疼痛、坠胀，伴腰酸或其他全身不适的症状，亦称"经行腹痛"。痛经分为原发性痛经和继发性痛经。生殖器官无明显器质性病变所致的痛经称原发性痛经，也称功能性痛经。继发性痛经指生殖器官发生器质性病变，如子宫内膜异位症、子宫腺肌病、盆腔炎、妇科肿瘤等。

防

中医认为痛经发生往往与寒邪、气滞、寒凝等因素有关，诱因主要为感受寒邪、过食生冷、经期淋雨趟水、情志不舒等。治病先防，痛经防重于治，预防方法如下。

（1）保持心情舒畅，防止七情、精神因素的刺激。消除经前恐惧心理。学习生理卫生知识，正确对待月经来潮，消除对月经的紧张心理。

（2）注意经期及前后的卫生保健，在经前或经期避免饮冷、游泳、涉水、淋雨，防止寒湿之邪入侵。保持外阴清洁卫生。

（3）饮食上要忌辛辣、油腻，避免暴饮暴食，避免对胃肠道的刺激。

（4）注意劳逸结合，避免工作过度消耗体力与脑力。起居有常，生活有规律。节制房事。

◇ 治 ◇

（一）辨证论治

痛经以伴随月经来潮而周期性小腹疼痛作为辨证要点，根据其疼痛发生的时间、部位、性质、喜按或拒按等不同情况，明辨其虚实寒热、在气在血。一般痛在经前、经期，多属实；痛在经后，多属虚。痛、胀俱甚，拒按，多属实；隐隐作痛，喜揉喜按，多属虚。得热痛减多为寒，得热痛甚多为热。痛甚于胀，多为血瘀；胀甚于痛，多为气滞。痛在两侧少腹，病多在肝；痛连腰际，病多在肾。其治疗大法以通调气血为主。

1.肾气亏损

【证候】经期或经后小腹隐隐作痛，喜按，月经量少，色淡质稀，头晕耳鸣，腰酸腿软，小便清长，面色晦黯，舌淡，苔薄，脉沉细。

【治法】补肾填精，养血止痛。

【方药】调肝汤。

当归　白芍　山茱萸　巴戟天　甘草　山药　阿胶

2.气血虚弱

【证候】经期或经后小腹隐痛喜按，月经量少，色淡质稀，神疲乏力，头晕心悸，失眠多梦，面色苍白，舌淡，苔薄，脉细弱。

【治法】补气养血，和中止痛。

【方药】黄芪建中汤加当归、党参。

黄芪　白芍　桂枝　炙甘草　生姜　大枣　党参　饴糖　当归

3.气滞血瘀

【证候】经前或经期小腹胀痛拒按，胸胁、乳房胀痛，经行不畅，经色紫黯有块，血块下则痛减，舌紫黯或有瘀点，脉弦。

【治法】行气活血，祛瘀止痛。

【方药】膈下逐瘀汤。

五灵脂　当归　川芎　桃仁　牡丹皮　赤芍　乌药　延胡索　香附　红花　枳壳　甘草

痛经剧烈，伴有恶心呕吐者，加吴茱萸、半夏、莪术；兼小腹胀坠或痛连肛门者，加姜黄、川楝子；兼寒小腹冷痛者，加艾叶、小茴香；兼热者，口渴，舌红，脉数，加栀子、连翘、黄柏。

4.寒凝血瘀

【证候】经前或经期小腹冷痛拒按，得热则痛减，经血量少，色黯有块，畏寒肢冷，面色青白，舌黯，苔白，脉沉紧。

【治法】温经散寒，祛瘀止痛。

【方药】温经汤。

吴茱萸　当归　川芎　白芍　人参　桂枝　阿胶　生姜　牡丹皮　甘草　法半夏　麦门冬

痛经发作者，加延胡索、小茴香；小腹冷凉，四肢不温者，加熟附子、巴戟天。经行期间，小腹绵绵而痛，喜暖喜按，月经量少，色淡质稀，畏寒肢冷，腰骶冷痛，面色淡白，舌淡，苔白，脉沉细而迟或细涩，为虚寒所致痛经，治宜温经养血止痛。

5.湿热蕴结

【证候】经前或经期小腹灼痛拒按，痛连腰骶，或平时小腹痛，至经前疼痛加剧，经量多或经期长，经色紫红，质稠或有血块，平素带下量多，黄稠臭秽，或伴低热，小便黄赤，舌红，苔黄腻，脉滑数或濡数。

【治法】清热除湿，化瘀止痛。

【**方药**】清热调血汤加减。

牡丹皮　黄连　生地　当归　白芍　川芎　红花　桃仁　莪术　香附　延胡索

月经过多或经期延长者，加槐花、地榆、马齿苋；带下量多者，加黄柏、樗根白皮。

（二）针灸治疗

针灸治疗痛经，分实证和虚证两种情况。

1.实证　主要以通经止痛、行气散寒为主，针灸治疗选穴主要以足太阴经穴及任脉穴为主，临床上常常选择三阴交、次髎、中极、地机、归来、太冲、天枢、足三里、阳陵泉、膻中等穴位进行治疗。

2.虚证　治疗主要以调补气血、温养冲任为主，针灸治疗选穴以足太阴、足阳明经穴为主，临床上常常选择三阴交、肾俞、悬钟、百会、脾俞、胃俞、肝俞以及气海、关元等。配合艾灸，效果更好。

❧ 养 ❧

1.心胸有量，心情舒畅　精神、神经因素可引起或加剧痛经，故在经前期和经期都应调摄情志，减少对痛经的恐惧。

2.动静有度，适当锻炼　有痛经史者在经期来临之前或已来临时应适度运动。适度的运动可增强体质，增加对痛经的抵抗力，促进血液循环，有利于经血排出而使疼痛减轻，但不可剧烈运动。

3.饮食有节，营养均衡　喝热的红糖姜水。切记经期不食冰冷食物及未经高温加工的生食，如生黄瓜、生西红柿之类，尽量多吃熟食，可适当吃一些有补血作用的食物，如乌鸡汤、红枣莲子汤、猪蹄，也要多吃蔬菜，如白菜、萝卜等补充维生素。在经前或经期适量选食一些镁含量高的食物，如扁豆、豌豆、玉米、黄豆、苹果、蛋黄、海带等，增加体内镁含量，减缓或预防痛经的发生。虚寒痛经者还可根据个人饮食喜好及生活习惯选择，如东汉张仲景的当归生姜羊肉汤疗效甚佳。其他如当归炖鸡、参芪鸡汤、鸡汁粥、红花鸡蛋汤、阿胶鸡蛋汤、山楂肉片、益母草蛋等也可选用。

4.起居有常，寒温得宜　注意保暖，避免腰腹部受寒。在经期尽量避免游泳及触及过冷的水，最好用温热水洗浴或洗衣。夏天切记不要用冷水冲凉、洗头，忌雨淋。讲究卫生，多用温热水擦洗外阴，以保持外阴部清洁。经期不可坐浴、盆浴，不可乱用药物擦洗。温水足浴可有效防止痛经。

5.膏方调养　可在医生指导下辨证选用中药膏方。

气滞血瘀型痛经以行气导滞、活血化瘀为主。膏方处方：当归、桃仁、炙香附、槟榔、桑寄生、赤芍、白芍、红花、川楝子、鸡血藤、焦神曲、川芎、丹参、延胡索、泽兰、生地黄、益母草、木香、川牛膝、生甘草。

气血不足型痛经以益气养血为主。膏方处方：党参、川芎、黄精、女贞子、川楝子、怀牛膝、延胡索、焦神曲、陈皮、黄芪、白芍、仙鹤草、桑椹、炙香附、五灵脂、龟甲胶、当归、熟地黄、墨旱莲、丹参、木香、阿胶。

医案

李某，女，49岁。2020年12月4日初诊

主诉：反复痛经33年。

现症：体型消瘦，面色萎黄不华，既往月经量少，色黯有块，畏寒肢冷，述月经将至前一天开始出现腰酸、小腹胀痛不适，喜温喜按，伴气短乏力，腰酸腿软，食少便溏，月经来后第2天胀痛不适缓解，第3天基本

干净。月经周期基本正常。舌淡苔白，脉沉细弱。

中医诊断：痛经（肾气亏损夹寒）。

西医诊断：痛经。

【治法】 补肾填精，养血止痛，温经散寒。

【方药】 调肝汤合温经汤加减。

川芎100g　当归150g　桂枝150g　白芍400g　炙甘草60g　大枣300g　生姜60g　制吴茱萸60g　生晒参片30袋（共150g）　麦冬300g　法半夏100g　牡丹皮150g　醋延胡索300g　盐补骨脂300g　菟丝子300g　桑椹300g　枸杞子300g　生山楂300g　生阿胶150g　鹿角胶100g　炒桃仁150g　陈皮150g　紫苏梗150g　醋香附150g　柴胡150g　红花100g　玫瑰花300g　川木通60g　茯苓300g

用600g蜂蜜收膏。

嘱患者空腹（或餐前半小时）服用，一日2次，也可用温水兑服。服用膏方时要忌生冷、油腻、辛辣、不易消化及有较强刺激的食物，以免妨碍脾胃消化功能，影响膏剂吸收。忌食萝卜、芥菜或腌制食物，以免妨碍党参等补气药物的吸收。连续服用40~50天。经期注意保暖。

患者服用膏方约25天后来月经，腰腹胀痛明显减轻，但经色仍黯，有块。服用膏方两个月后，月经将至前已无明显不适感觉，经色、量正常。

按： 痛经的发生与冲任、胞宫的周期性生理变化密切相关。主要病机为精血素亏或邪气内伏。更值经期前后冲任二脉气血的生理变化急骤，导致胞宫的气血运行不畅，"不通则痛"；或胞宫失于濡养，"不荣则痛"，导致痛经发作。

该患者肾气本虚，加之七七之龄天癸将竭，气血不足，经血外泄，精血更虚，胞宫、胞脉失于濡养，故经期小腹胀痛喜按；肾虚冲任不足，血海满溢不多，故月经量少；肾亏则腰腿失养，故腰酸腿软；寒客冲任，血为寒凝，故经血量色黯有块；得热则寒凝暂通，故腹痛减轻；寒伤阳气，阳气不能敷布，故畏寒肢冷，舌淡，苔白，脉沉细弱，辨为肾气亏损夹寒之证。

方中补骨脂、菟丝子、山茱萸等补肾气，填肾精；当归、白芍、阿胶等养血缓急止痛；鹿角胶、桑椹、枸杞子、甘草等补脾肾、生精血。桂枝、生姜、延胡索、附子等温经通络止痛，全方共奏补肾填精养血、温经通络止痛之功。

（彭支莲，主任中医师，重庆市九龙坡区中医院副院长）

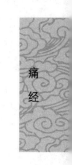

痛经

263

闭 经

概述

闭经指女性年龄大于14岁，第二性征未发育；或年龄>16岁，月经还未来；或按自身原有月经周期3个月以上未来月经者。

西医学认为闭经与内分泌激素调控有关。由于病因及发病机制较为复杂，所以分类也有多种。本篇排除孕产期、哺乳期、绝经期等生理性闭经和因先天无子宫、生殖道异常等。

中医称闭经为胞脉闭、不月、经绝、经水不通等，首先提出"闭经"的是张景岳。其病因病机的论述有《金匮要略》"妇人之病，因虚，积寒，结气为诸经水断绝"；《诸病源候论》"妇人经水不通者，由劳损血气，致令体虚受风寒，风冷邪气客于胞内，损伤冲任之脉，致胞脉内绝，气血不通故也"；李东垣《兰室秘藏》"妇人脾胃久虚……或病中消胃热，善食渐瘦，津液不生……病名曰血枯经绝"；《济阴纲目》"人有隐情曲意，难以舒其衷者，则气郁而不畅，不畅则心气不开，脾气不化……所以不月也"，《景岳全书·妇人规》"血枯之与血隔，本自不同……凡妇女病损至旬余半载之后，则未有不闭经者，正因阴竭，所以血枯"；李梴《医学入门》"综合诸家学说，不外虚实两端。风冷、气郁、血瘀、痰阻是血滞之源；失血、脾虚、劳损是血枯之因"。

❖ 防 ❖

（1）注意个人卫生，包括生理期卫生，经、孕、产期防护，避免生理期伤风受凉、寒暑伤正，以及邪毒感染侵蚀。做到房劳有度，劳逸有节。

（2）重视脾胃的调养及饮食卫生，不过食生冷、败食。膳食合理，防止营养过剩或营养不足。

（3）不过喜，不悲郁，保持心情愉悦，做好自我情绪疏导。

（4）月经失调及时就医，针对性尽快消除闭经因素。

❖ 治 ❖

闭经的治疗，清代郑寿金《医法圆通》认为"妇人经闭不通，皆由虚损，先宜扶阳，继须通利"。但《傅青主女科》提出不同看法："治法必须散心、肝、脾之郁，而大补其肾水，仍大补其心、肝、脾之气，则精溢满而经水自通矣。"

闭经一证，诚如卓雨农所言："虽只分血枯，血滞两类，但原因仍比较复杂，辨证尤宜注意"。近代中医教材将闭经归纳为肝肾不足、气血虚弱、阴虚血燥、气滞血瘀、痰湿阻滞五种类型。笔者认为临床按血枯与血滞论治可以执简驭繁，理清虚实尤为重要。

血枯者可以概括为阴血亏虚、脾肾气虚。血滞者概括为血瘀、痰湿、气郁、肝热和风寒。临床少见纯粹的虚证或实证，往往兼夹复合证候更为多见。

临床应该遵循血枯者适补，血滞者宜通的治疗原则。

1.血枯

血枯者无外先天不足和后天失养。先天偏重肝肾亏虚，后天多为心脾气血损伤所致，临床以补虚为主。

辨证：脏腑虚损，冲任失调。

【治法】补肝肾益心脾，益气血调冲任。

【方药】自拟血枯调经方。

熟地黄　党参　当归　白芍　酸枣仁　山茱萸　杜仲　菟丝子　牛膝　穿破石　益母草

随证加减：气虚者加人参、黄芪、罗汉果。肾阴虚甚加紫河车、制首乌、龟甲胶；阴虚燥热者加麦冬、石斛、凌霄花、地骨皮、丹皮；肾阳虚甚加淫羊藿、仙茅、肉桂；血虚心悸者加酸枣仁、五味子、阿胶；脾虚纳呆者加山药、炒白术、砂仁、香附。

本方用熟地黄补肾养血为主药；辅以党参益气，当归、白芍、酸枣仁增强养血之力，使气血相应，生生不息；配山茱萸、杜仲、菟丝子、牛膝助熟地补肾之效；佐以穿破石清热消肿，活血通经，益母草清热活血调经。诸药配伍，共同发挥补肝肾益心脾，调冲任之功效。

2.血滞

血滞者多为后天疾、产损伤或情志不舒，劳逸营养失衡。以寒（痰）湿瘀阻、血虚气郁、血脉热结等邪实为主，兼见虚损衰弱等候，临床以通滞为主。

辨证：邪气闭郁，冲任虚损。

【治法】祛邪开闭，理气血调冲任。

【方药】自拟血滞通经方。

人参　红景天　当归　白芍　穿破石　川芎　桃仁　香附　郁金　桂枝　茯苓　杜仲　牛膝

痰湿盛加法半夏、石菖蒲、陈皮；阳虚寒甚加炮姜、艾叶、雪莲花；肝气郁滞加柴胡、甘松、莪术、凌霄花；肝火燥热者加芦荟、玄参、夏枯草；血瘀腹痛加延胡索、三棱、土鳖虫；心神不宁，长期梦魇者加朱茯神、龙齿、远志；发育不良，形体消瘦，腰膝无力加菟丝子、巴戟天、鹿角胶。

本方系由益经汤、桂枝茯苓丸为基础化裁而来，针对临床最常见的脏腑气血不足、寒滞气郁之闭经而设。方中人参补益气血为君药，辅以红景天、茯苓益气健脾，当归、白芍养血，杜仲补肝肾、益精血；佐以桂枝、桃仁散寒温通，活血调经；香附子、延胡索、郁金调理心、肝、脾、肾之气郁；牛膝逐瘀通经，治经闭，引药下行为使药。诸药合用，起到祛邪通闭、理气血、调冲任作用。

✦ 养 ✦

我们知道月经周期有典型的月节律变化特点，也是一个非常复杂的过程。月经周期多为29天左右。从中医角度看，这是一个阴阳消长的过程，其中有阴阳俱盛，以备种子育胎期。若已受孕，精血聚以养胎，月经停闭不潮；如未受孕，则去旧生新，血海由满而溢泄，发为月经。依据这个特点。经闭纠正后就涉及巩固和调养环节。如何做好再闭经防护，需要从如下几个方面入手。

1.合理膳食安排 食养结合，营养荤素有度，果蔬合理，饮食以富含蛋白质以及微量元素的食物为主，多进富含维生素和易于消化食物。避免暴食和过度寒凉、辛辣、刺激性食物，少饮酒或不饮酒。

2.劳逸结合 青中年妇女处于人生最繁忙的时期，学习或工作压力、家庭压力很大，遇事不能逞强，应做到劳逸结合，起居有常，作息规律，保证身心健康。

3.创造和谐的性生活 和谐的性生活可使感情得到满足，有益于健康。

4.精神调节 学会看淡得失，学会宽容。活得轻松，心宽乐观。

医案

金某，女，38岁。2021年5月19日初诊

现症：闭经半年，伴失眠。以往也曾多次停经，均为3~4个月。西医诊断为卵巢早衰。行雌孕激素序贯治疗月经会来，但停药又无。去年8月因单位人事调整，工作多，压力大，经常加班，日渐消瘦，月经紊乱，月经量少时仅2天即尽。9月开始延期10天，色暗量少，仅1天就结束。10月至初诊，半年未来。

刻诊：偏瘦，面萎黄，神疲，纳少便溏，睡眠短浅，易惊醒，心烦易怒，腰酸腿软，舌淡嫩夹瘀点，薄白苔，脉左细软，右沉细弦。

诊断：闭经（心脾肾虚，肝气郁结，冲任失调）。

【方药】

党参15g 炒白术30g 茯神20g 砂仁10g 陈皮12g 当归12g 熟地30g 白芍15g 补骨脂15g 菟丝子20g 川芎12g 桃仁12g 柴胡10g 酸枣仁15g

10剂。

2021年5月29日二诊 药后月经来潮，但量少，失眠有所改善，诉药后腹泻。

拟上方加黄芪、益母草、水蛭。15剂。

2021年6月29日三诊 前日月经来潮，经量较多，经色较红（过去多呈淡或褐色），也未再述腹泻，故原方去川芎、桃仁、水蛭，加鹿角霜温脾肾。14剂，收功。

（张传清，主任中医师，重庆市中医院）

带下病

概述

妇女阴道内有少量白色无臭的分泌物，润滑阴道，为生理性带下。带下量明显增多，色、质、气味发生异常，或伴有局部或全身症状者，为带下病。带下明显增多者称为带下过多，带下明显减少者称为带下过少。某些生理情况下也可出现带下量增多或减少，如妇女在月经期前后、排卵期、妊娠期带下量增多而无其他不适者，为生理性带下；绝经前后白带减少而无明显不适者，也为生理现象，不作疾病论治。

"带下"之名，首见于《黄帝内经》，如《素问·骨空论》说："任脉为病……女子带下痕聚。"带下一词，有广义、狭义之分。广义带下泛指妇产科疾病而言，由于这些疾病都发生在带脉之下，故称为"带下"。如《金匮要略心典》说："带下者，带脉之下，古人列经脉为病，凡三十六种，皆谓之带下病，非今人所谓赤白带下也。"又如《史记·扁鹊仓公列传》记载："扁鹊名闻天下，过邯郸，闻（赵）贵妇人，即为带下医。"所谓带下医，即女科医生。狭义带下又有生理、病理之别。生理性带下如上所述，此即《沈氏女科辑要笺正》引王孟英说："带下，女子生而即有，津津常润，本非病也。"狭义带下病的病机早在《黄帝内经》已指出是"任脉为病"。带下作为独立的病名是在《诸病源候论》中出现，其中有五色带下的记载，有青、赤、黄、白、黑五色名候，指出五脏俱虚损者为五色带俱下。《女科证治约旨》说："若外感六淫，内伤七情，酝酿成病，致带脉纵弛，不能约束诸脉经，于是阴中有物，淋漓下降，绵绵不断，即所谓带下也。"

西医阴道炎（滴虫性阴道炎、霉菌性阴道炎、非特异性阴道炎、老年性阴道炎等）、宫颈炎、盆腔炎、妇科肿瘤等疾病均可出现带下病的症状。

❖ 防 ❖

（1）保持外阴清洁干爽，勤换内裤。注意经期、产后卫生，禁止盆浴。

（2）经期勿冒雨涉水和久居阴湿之地，以免感受湿邪。不宜过食肥甘或辛辣之品，以免滋生湿热。

（3）具有交叉感染的带下病者，在治疗期间需禁止性生活，性伴侣应同时接受治疗。禁止游泳和使用公共洁具。

（4）避免早婚多产，避免多次人工流产。

（5）定期进行妇科普查，发现病变及时治疗。

❖ 治 ❖

带下病的主要病因为湿邪。《傅青主女科》说："夫带下俱是湿症。"湿邪之来源有二：内虚多因脾虚失运，湿浊内停，湿性重浊，下注乃至带下。或因肾气虚弱，时其闭藏，伤及奇经，带脉失约，滑脱于下，而成带下病。外湿多因经期、产后不洁，或房事不节，或久坐湿地、久居湿室，乃至寒湿或湿邪毒热乘虚内侵，伤及任、带之经，而任脉不固，带脉失约，遂为带下。故其治疗以祛湿为主。湿热者，清热利湿；湿毒者，清热解毒利湿；脾虚者，健脾益气，升阳除湿；肾虚者，补肾固涩，佐以健脾除湿；阴虚者，滋肾益阴，清热利湿。

（一）内治法

1.湿热下注

【证候】带下量多，色黄或呈脓性，质黏稠，有臭气，或带下色白质黏，呈豆渣样，外阴瘙痒，伴小腹作痛，口苦口腻，胸闷纳呆，小便短赤。舌红，苔黄腻，脉滑数。

【治法】清热利湿止带。

【方药】止带方加减。

猪苓12g　茯苓15g　车前子12g　泽泻10g　茵陈12g　赤芍10g　丹皮10g　黄柏10g　栀子10g　牛膝6g

肝经湿热下注，症见带下量多，色黄或黄绿，质黏稠，或呈泡沫状，有臭气，阴痒，伴烦躁易怒，口苦咽干，头晕头痛，舌边红，苔黄腻，脉弦滑，治宜清肝利湿止带，方用龙胆泻肝汤。

2.湿毒蕴结

【证候】带下量多，黄绿如脓，或赤白相兼，或五色杂下，质黏腻，臭秽难闻，伴小腹疼痛，腰骶酸痛，烦热头晕，口苦咽干，小便短赤，大便干结，舌红，苔黄或黄腻，脉滑数。

【治法】清热解毒，除湿止带。

【方药】五味消毒饮加减。

金银花15g　野菊花15g　蒲公英30g　紫花地丁12g　天葵子12g　土茯苓30g　薏苡仁30g　败酱草30g

3.脾虚湿注

【证候】带下量多，色白或淡黄，质稀薄，如涕状，无臭味，绵绵不断。伴神疲乏力，肢体困倦，脘闷纳呆，或大便溏薄等，舌淡胖，舌边有齿痕，苔白腻或薄白，脉象缓弱或濡。

【治法】健脾益气，除湿止带。

【方药】完带汤加减。

人参3g　苍术10g　白术30g　山药30g　白芍15g　柴胡6g　陈皮6g　车前子10g　甘草5g　黑芥穗5g　芡实15g　土茯苓30g

4.肾阳虚衰

【证候】带下量多，色白，质清稀，无异味，淋漓不断，伴腰部冷痛，小腹冷胀或坠痛，小便频数而清长，夜间尤甚。面色晦暗，舌质淡，舌苔根部白腻，脉沉迟，双尺尤著。

【治法】温补肾阳，固涩止带。

【方药】内补丸加减。

鹿茸1g（研末冲服）　菟丝子12g　沙苑子12g　肉苁蓉12g　紫菀6g　黄芪15g　肉桂3g　桑螵蛸6g　附子（制）10g　茯苓10g　白蒺藜10g

5.阴虚夹湿

【证候】带下色黄或夹血丝，质稠，味腥，或无明显异味，多见于绝经期后，阴道内干涩，或灼热痛，伴腰腿酸软，五心烦热，头晕耳鸣，舌质红，舌苔少或薄黄，脉象细数。

【治法】益肾固涩，清热止带。

【方药】知柏地黄丸加减。

熟地24g　黄柏10g　知母6g　山药12g　山萸肉12g　丹皮9g　茯苓9g　泽泻9g　芡实18g　金樱子15g

（二）外治法

老年阴虚夹湿带下，症见带下量多、色黄，或赤黄相兼，质稠，可用外治法。

苦参30g　百部30g　黄柏30g　蛇床子30g　白鲜皮20g

用于实证带下，煎水熏洗坐浴，每日1~2次。

土茯苓　野菊花　苦参　败酱草　紫花地丁　蛇床子　地肤子各20g

用于老年性阴道炎，煎水熏洗坐浴，每日1~2次。

❖ 养 ❖

1.起居　避防湿邪继续入侵。日常应避免冒雨涉水，平时不宜久卧湿地，居处及工作环境应经常通风，保持干燥。

2.房劳　对具有交叉感染的带下病，在治疗期间须禁止性生活。日常生活中应劳逸结合，行房有度。

3.调神　精神调养当恬淡虚无，保持心情舒畅。

4.饮食　荤素平衡，多吃瘦肉、奶类、豆制品、绿叶蔬菜等易消化、易吸收的食物。忌辛辣肥甘，忌暴饮暴食，忌过食生冷。

5.食疗方

湿热带下，苡仁车前粥：薏苡仁、车前子各30g，粳米60g。车前子用纱布包好，水煎半小时，去渣取汁，加薏苡仁、粳米煮粥，粥成时加白糖适量稍煮即可。每日空腹服2次。利水渗湿，清热解毒。

湿毒带下，银花绿豆粥：金银花20g、绿豆50g、粳米100g。金银花加水煎取汁，加绿豆、粳米共煮成粥，白糖调味。每日1次，温热服食。清热解毒，除湿止带。

脾虚带下，莲米芡实山药茶：莲米、芡实、山药各20g。将山药切片，同莲米、芡实水煎取汁，加适量白糖。每日1剂，代茶频饮。健脾益气，化湿止带。

肾阳虚带下，黄芪杜仲山药茶：黄芪30g、杜仲12g、山药10g、大枣30g。水煎服，每日1剂，代茶频饮。补脾益肾，温阳止带。

医案

黄某，女，44岁。2021年6月16日初诊

主症：带下量多2年余。

现症：患者自诉近两年白带量多，伴阴道坠胀，妇科多次检查诊断为非特异性阴道炎，口服加外用药后好转，但停药或同房后症状复发。刻下带下量多，质黏稠，色淡黄，偶有异味，伴外阴瘙痒，阴道坠胀，全身乏力，时腰酸痛，大便稀溏。既往月经周期规律，无痛经，舌质淡边有齿痕，苔白，脉细滑。

辅助检查：白带常规清洁度Ⅳ度，PH5.0，可见线索细胞，未见霉菌及滴虫。

中医诊断：带下病（脾气虚衰，湿浊下注）。

西医诊断：非特异性阴道炎。

【治法】补脾益气，利湿止带。

【方药】完带汤加减。

党参15g 炒白术20g 炒苍术15g 山药20g 陈皮15g 生牡蛎30g（先煎）车前子15g（包煎）柴胡10g 白芍20g 薏苡仁30g 黄柏15g 败酱草30g 白鲜皮20g 土茯苓30g 炙甘草10g

6剂，水煎服，每日1剂，分3次口服。

6月23日二诊 服上药后带下量明显减少，外阴瘙痒、阴道坠胀感减轻，现仍乏力、腰酸痛。

前方加黄芪20g、杜仲15g。6剂。

6月30日三诊 诉白带已恢复正常，阴道坠胀感基本消失，腰酸痛减轻。

予前方去黄柏、败酱草、白鲜皮、土茯苓，党参加量为30g，加芡实15g、金樱子20g，服用2周巩固疗效，半年后随访未再复发。

按： 脾胃为后天之本、气血生化之源，为气机升降之枢。本例患者脾虚中气下陷，无力升提固摄，导致带下日久。病机为脾气虚，湿邪下注，应用完带汤加减健脾益气，利湿止带。方中党参、山药、甘草健脾益气；苍术、白术健脾燥湿；柴胡、白芍、陈皮疏肝解郁，理气升阳；黄柏清热燥湿；薏苡仁、车前子、土茯苓利水除湿；败酱草、白鲜皮解毒止痒；带下日久，加生牡蛎固涩止带。二诊时带下量明显减少，外阴瘙痒、阴道坠胀感减轻，但仍乏力，腰酸痛，脾病日久，虚损及肾，故加黄芪、杜仲益气补肾。三诊时患者白带已恢复正常，阴道坠胀感基本消失，腰酸痛减轻，故去黄柏、败酱草、白鲜皮、土茯苓，党参加量，另加芡实、金樱子，重在补脾肾、固涩止带。

（刘小利，副主任中医师，重庆市江北区中医院）

慢性盆腔炎

概述

慢性盆腔炎，以不孕、输卵管妊娠、慢性盆腔痛反复发作，缠绵难愈为主要临床表现，严重影响女性的生殖健康和生活质量。根据发病部位及病理不同，可分为慢性输卵管炎、输卵管积水、输卵管卵巢炎及输卵管卵巢囊肿、慢性盆腔结缔组织炎等。

中医古籍无此病名记载，根据其临床表现，归属于"癥瘕""妇人腹痛""带下病""月经不调""不孕"等范畴。《金匮要略》说："带下经水不利，少腹满痛。"与该病表现相似。戴氏《济阴纲目·调经门》说："经事来而腹痛者，经事不来而腹亦痛者，皆血之不调故也。欲调其血，先调其气。"慢性盆腔炎主要由湿热毒邪残留于冲任、胞宫，与气血搏结，聚结成瘀，故以血瘀为关键，湿、瘀、虚、热为其病机特点，病情缠绵，证候虚实错杂。临床分型多见湿热瘀结、气滞血瘀、寒湿凝滞、气虚血瘀和肾虚血瘀。

❦ 防 ❧

1.清洁卫生 平时女性需要注意身体的清洁，特别是私密部位的清洁要做到位。注意性生活卫生，防止病原体入侵引发疾病。如果私处出现异常症状，如白带多、阴部瘙痒，要及时就诊。若是阴道炎引起者，要积极治疗，以免上行感染。

2.避免感染 做好避孕工作，尽量减少人工流产的创伤。月经期、人工流产术后及上环、取环等宫腔手术后禁止游泳、盆浴，要勤换卫生巾，保持会阴部清洁，避免或禁止经期、宫腔手术后及产后过早行性生活。此时机体抵抗力下降，致病菌易乘虚而入，造成感染。

3.饮食调护 合理营养，适量进食富含蛋白质、维生素的食物。经期忌食辛辣、生冷、酸涩食物。

4.舒畅情志 女子以肝为先天，易为七情所伤，致肝失疏泄，肝气郁结，气血不和，气滞致瘀。保持情志舒畅，气血调和，气行、瘀化，机体如获新生。

5.适当运动 中医认为"动则生阳，静则养慧"，而"阳气者，若天与日，失其所，则折寿而不彰"，可见运动的重要性。日常应适当运动，通经活络，舒畅气血，增强体质，预防疾病，当然要避免过劳及过度安逸。

❖ 治 ❖

1.湿热瘀结

【证候】少腹胀痛，或痛连腰骶，经行或劳累时加重，或有下腹癥块，带下量多，色黄。脘闷纳呆，口腻不欲饮，大便溏或秘结，小便黄赤。舌暗红，苔黄腻，脉滑或弦滑。

【治法】清热利湿，化瘀止痛。

【方药】银甲丸（《王渭川妇科经验选》）。

金银花15g　连翘15g　升麻6g　红藤15g　蒲公英15g　生鳖甲10g　紫花地丁15g　茵陈12g　蒲黄10g　椿根皮12g　大青叶12g　桔梗12g　琥珀

末 3g

2.气滞血瘀

【证候】下腹胀痛或刺痛，情志不畅则腹痛加重，经行量多有瘀块，瘀块排出则痛缓，胸胁、乳房胀痛，或伴带下量多，色黄质稠，或婚久不孕。舌紫暗或有瘀点，苔白或黄，脉弦涩。

【治法】疏肝行气，化瘀止痛。

【方药】膈下逐瘀汤加减。

五灵脂9g 当归9g 川芎6g 桃仁9g 丹皮12g 赤芍10g 乌药10g 玄胡15g 甘草9g 香附10g 红花9g 枳壳12g

临床上还有气虚血瘀证，表现为小腹隐痛或坠痛，缠绵日久，或痛连腰骶，或有下腹癥块，带下量多，色白质稀。经期延长或量多，经血淡暗，伴精神萎靡，体倦乏力，食少纳呆。舌淡暗，或有瘀点，苔白，脉弦细或沉涩。以益气健脾，化瘀止痛为治则，宜理冲汤去天花粉、知母，合失笑散治疗。

笔者治疗慢性盆腔炎的体会：此症多为邪热余毒残留，与冲任之气血相搏结，凝聚不去，耗伤气血。常起病缓慢，病情反复，顽固不愈。临床以湿瘀互结证常见，宜薏苡附子败酱散合桂枝茯苓丸加减。桃仁10g、败酱草20g、薏苡仁20g、赤芍15g、牡丹皮15g、茯苓15g、白芷15g、皂角刺30g、延胡索15g、连翘15g、黄芪20g、桂枝10g、川牛膝15g。腹痛明显加五灵脂10g、蒲黄10g；带下多、色黄加黄柏10g、苍术10g、椿皮15g；输卵管积水加车前子15g、冬葵子10g、冬瓜皮15g；输卵管通而不畅加路路通15g、炮山甲3g、皂角刺15g。

另外，本病日久，临床上可见虚证及寒证，中医可以选用灸法，穴位选关元、气海、神阙、中极等，行温和灸或隔姜灸。也可选用中药灌肠，尤其是子宫后位患者，中药保留灌肠减轻了药物对胃肠道的刺激，直肠黏膜吸收药液后直达病灶，减少炎症渗出，抑制结缔组织增生，防止粘连。盆腔炎灌肠方：丹参、乳香、没药、大血藤、乌药各15g，吴茱萸5g，大黄6g，桃仁10g，细辛3g。中药热敷包也有助于炎症消散吸收，减轻症状，常用药有吴茱萸、大青盐、丁香等。加热布包后热敷于小腹部，每次15~20分钟。

❧ 养 ❧

（1）在月经期间、流产后、阴道炎患病期间及治疗期间禁止性生活。

（2）避免穿着较紧的内裤，清洗时可用开水烫洗后在阳光下直晒。

（3）避免随意使用药物清洗外阴、阴道，以免造成阴道环境酸碱紊乱。

（4）宜食清淡、易消化食物，对高热伤津的病人可给予梨汁或苹果汁、西瓜汁等饮用，但不可冰镇后饮用。少腹冷痛，怕凉，腰疼的患者，属寒凝气滞型，在饮食上可给予姜汤、红糖水、桂圆肉等温热性食物。心烦热、腰痛者，多属肾阴虚，可食肉、蛋类血肉有情之品，以滋补强壮。白带黄、量多、质黏稠有臭味，伴口苦、恶心、饮食不香的患者属湿热证，饮食宜丝瓜、苋菜、绿豆、赤小豆、薏苡仁、紫菜、荸荠、芹菜、冬瓜、西瓜，忌芥菜、芥末、洋葱、辣椒、茴香、桂皮、花椒、胡椒、人参、烟酒、煎烤油腻等刺激之物。

医案

韩某，女，31岁。2019年8月2日初诊

主症：经前小腹坠胀疼痛1年，加重6天。

现症：1年前小腹坠胀疼痛，反复发作，效果欠佳，6天前再次出现并较前加重，月经6天净，量可，色暗红，有少量血块，经前外阴瘙痒。平素身体困重，口苦胸闷，带下多，色黄，有异味，腰部疼痛。盆腔炎病史

1年。舌暗，苔黄腻，脉弦滑。

妇科检查：阴道畅，潮红，可见大量黄色脓性分泌物。宫颈潮红，轻度糜烂，摇举痛阳性。子宫后位，压痛阳性。双侧附件区无异常。

诊断：慢性盆腔炎（湿热瘀阻）。

【治法】清热利湿，化瘀止痛。

【方药】薏苡附子败酱散合桂枝茯苓丸加减。

黄芪20g　薏苡仁20g　川芎10g　黄连3g　桂枝10g　茯苓20g　桃仁10g　赤芍15g　丹皮15g　川牛膝15g　延胡索15g　蒲公英10g　白芷10g　红花10g　忍冬藤15g　荔枝核15g

7剂，日1剂，水煎服。嘱避孕，避风寒，畅情志，忌辛辣刺激及肥甘油腻，忌盆浴，适当运动。

2019年8月26日二诊　月经7天净，量较既往增加，色鲜红，无血块，服药后经前腰痛及小腹坠胀疼痛较前改善，本月轻微外阴瘙痒，现胸胁稍不舒，舌淡红，苔略薄黄，脉弦滑。

【方药】

黄芪20g　薏苡仁20g　川芎10g　黄连3g　桂枝10g　茯苓20g　桃仁10g　赤芍15g　丹皮15g　川牛膝15g　延胡索15g　蒲公英10g　白芷10g　忍冬藤15g　青皮10g

7剂，日1剂，水煎服。

2019年9月27日三诊　服药后腹痛较前改善，外阴瘙痒减轻，舌红，苔黄，脉弦滑。

【方药】二诊方加栀子10g。7付。

后随访6个月，腹痛及经前瘙痒症状基本消失，未复发。

按：本案患者平素身体困重，口苦胸闷，带下多，有异味，舌暗苔黄腻，脉弦滑，综合考虑为湿热瘀结所致的慢性盆腔炎。湿性重着黏滞，凝滞气血，另病程缠绵日久，耗气伤血，气滞、气虚则血液运行不畅，日久化瘀，导致患者小腹坠胀疼痛。湿瘀互结日久更易化热，湿热下注以致阴道大量黄色脓性分泌物。首诊时根据患者湿热瘀阻之本质，结合月经将至，给予清热除湿，佐以活血通经的治疗原则。经过一个周期，小腹坠胀疼痛明显好转，表明体内湿邪得出，瘀血得散。患者系统治疗3个月经周期，加之运动、饮食、情志等综合调理，疗效显著。

（周艳艳，主任中医师，河南中医药大学第二附属医院）

不孕症

概述

婚后夫妇同居一年以上男性生殖功能正常，未避孕，未受孕者，称为不孕症。既往从未妊娠过称原发性不孕症，继往有妊娠史又不孕者称继发性不孕症，俗称"无子""断绪"。不孕症是妇科常见的多发疑难病症。

我国不孕症的发病率为10%~15%，经济发达地区达20%左右，发病率有逐年上升趋势。男女两性相合，精气溢泻而受孕，如先天禀赋不足、过早性生活、房室不节或大病久病耗伤精血，损伤肾气，致不能摄精成孕；肝气郁结，疏泄失常，气血不和，冲任不调，不能摄精受孕；素体肥胖或恣食高粱厚味，或饮食不节，脾失健运，痰湿内阻，闭塞胞宫，两精不能相合而致不孕；经期或产后余血未净之时，感受寒邪或不禁房事，邪入胞宫，血瘀胞宫，两精不能相合而致不孕。

西医学认为不孕症与输卵管不通、排卵障碍、子宫发育不良、炎症、子宫内膜异常、子宫肿瘤、免疫异常等有关。

防

（1）女性23~30岁是最佳生育年龄，随年龄的增长，妊娠率下降，故应避免晚育。

（2）过频或间隔时间过长的性生活不利于受孕，两到三天一次性生活受孕率高。

（3）禁烟酒，避免被动吸烟，防止不孕及胎儿发育不良。

（4）不过食生冷、肥甘厚味。

（5）预防心因性不孕症，避免精神紧张干扰排卵或引起输卵管痉挛致不孕。

（6）避免高强度体力劳动，避免暴露在高温、电磁环境或有有害化学物质的场所，以免降低生育能力。

（7）尽量避免人工流产。人工流产术后要注意养护以免造成继发性不孕。

❀ 治 ❀

1.肾阳虚

【证候】婚久不孕，月经迟发、推后或闭经。经色暗，带下量多清稀，小腹冷，性欲淡漠，腰膝酸冷，夜尿多，舌质淡黯苔白，脉沉细或迟弱。

【治法】温肾暖宫，调补冲任。

【方药】右归丸加减。

熟地15g 炮附子12g（先煎） 肉桂10g 山药15g 山茱萸15g 菟丝子15g 鹿角胶10g（烊化） 枸杞子15g 当归12g 杜仲12g

2.肾阴虚

【证候】婚久不孕，月经提前，经量过少或闭经，经色红，经期延长甚则崩漏不止，头晕耳鸣，腰酸膝软，五心烦热，失眠多梦，舌质稍红略干，苔少，脉细数。

【治法】滋肾养血，调补冲任。

【方药】左归丸加减。

熟地24g　山药12g　枸杞子12g　山茱萸12g　川牛膝9g　鹿角胶12g
（烊化）　龟甲胶12g（烊化）　丹皮12g

3.肝气郁结

【证候】婚久不孕，月经先后不定，经量或多或少，经前乳房胀痛，少腹胀痛，善叹息，烦躁易怒，舌黯红，舌边有瘀点，苔白，脉弦细。

【治法】疏肝解郁，活血调经。

【方药】开郁种玉汤加减。

当归15g　白芍30g　白术15g　茯苓9g　丹皮15g　香附15g　柴胡12g　桃仁12g

4.气滞血瘀

【证候】婚久不孕，月经周期多推后或正常，经量或多或少，经色紫黯，有血块，经来腹痛，经行不畅或淋漓难净，或经间出血，舌质紫黯或舌边有瘀点，苔薄白，脉弦或弦细涩。

【治法】活血化瘀，调经助孕。

【方药】少腹逐瘀汤加减。

小茴香10g　干姜10g　延胡索12g　没药10g　当归12g　川芎12g　肉桂10g　赤芍12g　生蒲黄10g　五灵脂12g

5.痰湿内阻

【证候】婚久不孕，形体肥胖，月经延后、稀发，甚则停闭。胸闷泛恶，面目虚浮或㿠白，舌淡胖苔白腻，脉滑或沉迟。

【治法】燥湿化痰，调经助孕。

【方药】苍附导痰汤加减。

苍术12g　香附12g　茯苓12g　胆南星12g　法半夏12g　陈皮12g　枳壳12g　神曲12g　川芎12g　甘草6g

笔者治疗不孕症的心得体会如下。

不孕症病程长，病因病机复杂，脏腑气血经络多脏受损，几乎所有的不孕症患者都有心理问题，在治疗过程中须疏导心理，并加疏肝理气、活血化瘀药物，提高疗效。

肾阳虚用五子衍宗丸、定坤丹；肾阴虚用六味地黄丸；肝气郁结用逍遥丸；痰湿内阻用二陈合剂、参苓白术散；气滞血瘀用血府逐瘀口服液、桂枝茯苓丸。

中医外治法有如下几种。

针灸疗法：经后期活血养血，选用气海、关元、次髎、中髎、腰阳关。排卵期选用肾俞、脾俞、肝俞、气海、关元。经前期选用太冲、阳陵泉、肝俞、关元、三阴交、子宫、卵巢。

推拿按摩：按女性生殖解剖位置按摩下腹、腰部，对盆腔粘连、输卵管堵塞有一定的疗效。排卵期用盆底机震动治疗，促进盆底血液循环，促排助子宫内膜生长。

刮痧拔罐：取穴肝俞、脾俞、肾俞、归来、子宫、阳陵泉、足三里、三阴交。每1~7天1次。

灸法：可用艾灸、督灸、扶阳灸、艾灸仪器灸，常用穴位有肾俞、肝俞、关元、神阙、中极、气海、子宫、归来、八髎穴、三阴交。

饮食疗法因人、因地、因病而异，月经期可用饮食疗法煲汤助孕。

刘敏如国医大师认为治疗不孕症以药物为主，在药物的基础上身心并调可提高临床疗效。要重视精神因素对疾病及治疗的影响。免疫性的不孕症，肾阳虚或肾阴虚是病之本；热灼精血，精血凝聚，精失常道，瘀血内结胞中是病之标。

养

1.**饮食有节**　多食补肾健脾食物，经期勿食生冷。

2.**起居有常**　避免熬夜，早睡早起，适当锻炼身体。

3.**房室有度**　学习中医养生房中术，避免房劳伤肾。

4.**情志调畅**　不孕症治疗周期比较长，需调养情志，避免焦虑抑郁情绪。

5.**经期卫生**　经期严禁性生活、坐浴、游泳，以防盆腔感染

医案

王某，女，36岁。2010年5月9日初诊

主诉：不孕十余年，月经量少3年。

现病史：婚后十年未孕（曾胚胎移植5次，人工授精2次，均未成功），月经周期正常，经期2~3天，经量少，有块，经来下腹痛，经前乳房胀痛，经后外阴瘙痒，末次月经2010年5月3日。白带量多，腰膝酸软，身疲无力，烦躁易怒，难入睡，容易醒，舌质暗有瘀斑，舌尖红，苔薄黄，脉细数。

院外检查：双侧输卵管通畅，排卵障碍，解脲支原体阳性，抗精子抗体阳性。

中医诊断：不孕症，月经量少（肾虚肝郁，湿热瘀阻）。

西医诊断：不孕症，解脲支原体感染，抗精子抗体阳性。

【治法】补肾填精，疏肝解郁，清热祛湿，活血化瘀。

【方药】

续断15g　桑寄生15g　菟丝子15g　女贞子15g　枸杞子15g　党参15g　夏枯草12g　车前子12g　白花蛇舌草12g　桃仁12g　猫爪草12g　甘草6g

15剂，水煎服，一日2次。

龙血竭胶囊一次4粒，一日3次。

外用中药方：苍术15g、蛇床子30g、苦参30g、黄柏15g、土茯苓30g，

水煎外用坐浴，每日1次，每次10~15分钟。

重组人a2b干扰素，每晚一粒塞阴道，连用20天。

嘱患者禁食湿热类食物，如海鲜、牛羊肉，少食榴梿、杧果、荔枝等热性水果。

2010年6月3日二诊 用药后诸症减，腰酸、身体疲劳、烦躁易怒症减，睡眠较好，白带减少，无阴痒，舌质暗，边有瘀斑，苔薄白，脉沉迟。复查支原体转阴，按月经周期用药。

1.经前期用药 补肾疏肝，活血化瘀。拟下方。

川断15g 寄生15g 女贞子15g 枸杞子15g 柴胡12g 香附12g 桃仁12g 川芎12g 王不留行12g 夏枯草12g 甘草6g

6剂，水煎服，一日2次，月经前6天开始用药。

2.经期用药 补气养血，活血化瘀。拟下方。

黄芪12g 党参15g 熟地15g 白芍15g 当归12g 川芎12g 桃仁15g 益母草15g 香附15g 柴胡12g 女贞子15g 枸杞子15g 甘草6g

6剂，水煎服，一日二次，月经来时开始用药。

3.排卵期用药 补肾调冲，助卵生膜。拟下方。

仙茅12g 淫羊藿12g 紫石英20g 女贞子15g 枸杞子15g 续断12g 桑寄生12g 柴胡12g 黄芪15g 夏枯草12g 甘草6g

6剂，水煎服，一日2次，月经后第10天开始用药。

4.经后期用药 补气养血，促排助孕。拟下方。

黄芪15g 党参15g 熟地20g 白芍15g 当归12g 女贞子15g 枸杞子15g 香附12g 柴胡12g 白花蛇舌草12g 甘草6g

10剂，水煎服，一日2次，月经干净后开始用药。

全程口服龙血竭胶囊，每次4粒，一日3次，经期2粒，一天2次。

2010年7月6日三诊 服用上药后诸症减，心情、睡眠好，身体疲劳消失，月经量明显增多，舌暗有瘀斑，苔薄白，脉沉迟。效不更方，继用上方案。经该方案治疗半年，顺产一男婴，健康聪慧。

按：患者支原体阳性，抗精子抗体阳性。辨证分析该患者辅助生殖数次，致肾气虚，气血不足，肝郁气滞，湿热蕴结，表现为月经量少，子宫内膜薄，容受性差。支原体感染引起免疫性不孕，久不孕引起心因问题，先治疗支原体感染，后中医调周促排助孕，获得成功。

（李学君，副主任医师，澳门君康中西医疗中心主任，

师承国医大师刘敏如教授、国医大师朱良春教授）

癥 瘕

概述

癥瘕是中医妇科学的特有病名，是指妇女下腹部胞中有结块，或痛或胀或满，或阴道出血，严重者甚至出现全身不适的一类疾病。

西医学的子宫肌瘤、卵巢囊肿、盆腔炎性包块、子宫内膜异位症结节包块、陈旧性宫外孕血肿等，中医学均称为癥瘕。

《诸病源候论》说："其病不动者，名为癥；若病虽有结瘕而可推移者，名为瘕，瘕者假也。"临床中，有形可征，推之不移，痛有定处谓之"癥"；聚散无常，推之可移，痛无定处谓之"瘕"。

癥瘕的发生，《灵枢·水胀》说："石瘕生于胞中，寒气客于子门，子门闭塞，气血不通，恶血当泻不泻，衃以留止，日以益大，状如怀子。"《妇科玉尺》也说："积聚癥者，本男女皆有之病。而妇人患此，大约皆由胞胎生产，月水往来，血脉精气不调，及饮食不节，脾胃亏损，邪正相侵，积于腹中之所生。"

从古今医家所论得知，癥瘕的发生主要是由于素体正气不足，经期产后感受风寒湿热之邪，或情志不调、房劳所伤、饮食失宜，导致脏腑功能失常，气机阻滞，瘀血、痰饮、湿浊凝结于胞中所致。

防

（1）注意月经期、产褥期的保暖、休息以及个人卫生，避免风寒侵袭，避免经期及产后过早性生活。

（2）注意做好避孕措施，尽量避免或减少人工流产次数。

（3）饮食要合理搭配，富于营养，进食高蛋白质、高维生素食物。经期饮食宜清淡、易消化，忌食辛辣、生冷、酸涩食物。

（4）保持心情舒畅，可以交流、倾诉，放松心情，及时排解不良情绪。

（5）注意外阴清洁，预防和减少阴道炎症的发生。

治

1.气滞

【证候】下腹部结块，积块不坚，推之可移，下腹胀满，月经先后不定，经行不畅或难净，经色暗，精神抑郁，经前胸胁乳房胀痛，嗳气叹息，面色晦暗，舌暗，或见瘀斑，苔薄白，脉弦。

【治法】行气活血，化瘀消癥。

【方药】香棱丸加减。

木香10g　三棱12g　莪术12g　枳壳15g　川楝子10g　青皮9g　丁香9g　桃仁10g　茴香10g　鸡内金15g

2.血瘀

【证候】下腹部结块，触之有形，疼痛固定难移，经行不畅，经色暗，有血块，胸胁乳房胀痛；或带下量多，色白质稠，月经后期，形体肥胖，胸脘痞满、痰多；或经行腹痛，腰酸膝软，头晕耳鸣，婚久不孕或反复流产；或经行下腹冷痛、绞痛，得温痛减，平素畏寒肢冷，舌紫暗，有瘀斑瘀点，脉弦。

【治法】活血化瘀，消癥散结。

【方药】桂枝茯苓丸加减。

桂枝10g　牡丹皮15g　赤芍15g　桃仁15g　茯苓20g　土鳖虫12g　鸡内金15g　山楂15g。

气滞血瘀者加木香10g、郁金15g、青皮9g、延胡索10g或合三棱丸；痰湿瘀结者加苍术10g、半夏10g、陈皮15g、香附15g或合苍附导痰丸；肾虚血瘀者加巴戟天10g、熟地15g、杜仲20g、当归15g或合益肾调经汤；阳虚寒凝者加干姜6g、附子6g、麻黄6g、柴胡10g、枳实10g。

临床也有瘀久化热者，表现为下腹包块，热痛起伏，触之痛剧，痛连腰骶，经行量多，经期延长，带下量多，色黄如脓，身热口渴，心烦不宁，大便秘结，小便黄赤，舌黯红，有瘀斑，苔黄，脉弦滑数，证属湿热瘀阻，以清热利湿、化瘀消癥为治则，宜桂枝茯苓丸合大黄牡丹汤治疗。

癥瘕由癥和瘕组成，临床癥多而瘕少。在气分的瘕，以气滞为多，常以三棱丸加减，帮助患者调畅情志，有助于治疗；癥多以血瘀为主，但血瘀仅仅是病理产物，是结果，乃由于气滞、气虚、痰湿、肾虚、阳虚所致，临床治疗一定要谨守病机、辨证求因，方能收效。

《灵枢·百病始生》说："积之始生，得寒乃生。"指出了积聚、癥瘕发生与寒邪、阳气不足有重要关系。《素问·阴阳应象大论》说："阳化气，阴成形。""阳不足"，不能化生为无形之气，"阴成形"之瘀血、痰湿等实质的病理产物内生，聚结冲任胞宫，久致癥瘕。而所谓的湿热、热毒、瘀毒等多是阴成形之后阻碍气血、经络而成，为标，祛其胶着的瘀热毒为治标。而固其阳气，助其气化，才是治疗的根本目的。我以桂枝茯苓丸祛血中瘀滞，助瘀血消散，并以麻黄开上焦手太阴肺之腠理，附子通足少阴肾之寒闭，干姜温化足太阴脾之寒湿。加柴胡、枳实与芍药一起取四逆散之意，以畅达厥阴，助由阴转阳。

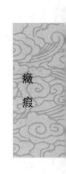

养

1. 纠正不良生活方式，养成良好的生活习惯　熬夜，吸烟酗酒，经前经期贪凉饮冷、食口味重、辛辣咸香，这些不健康的生活习惯会导致阳气不足，阴寒内生，痰饮水湿集聚而使病情继续发展，所以良好的生活习惯对于治疗是非常重要的。

2. 助阳气，适当运动锻炼很关键　加强体育锻炼，增强体质，晒太阳排出体内寒气，升发阳气，可以提高抵抗力。

3. 保持良好的心情是根本　中医认为百病多生于气，长时间的抑郁、焦虑容易导致气机不畅，肝气郁结，气血不通畅，气机停滞，易形成子宫肌瘤、卵巢囊肿等。

4. 适当放松，注意劳逸结合　长期的疲劳会导致气虚，正气不足，邪气凑，容易引发肿瘤类疾病。

医案

李某，女，42岁。2020年8月4日初诊

主症：经来下腹痛，逐渐加重3年。

现症：主诉3年前出现经前3天小腹部不适，经行2~3天下腹憋胀绞痛，遇热减轻，伴数年久治不愈之泄泻、腰酸，逐渐加重，难以忍受，甚至恶心呕吐，经期8~9天，量色如常，有小血块，偶有经前乳房胀痛。平素月经基本规律，周期25天。舌质紫暗甚，舌下络脉迂曲，苔水滑，脉沉细。

妇科检查：子宫前位，质中，增大如孕2月，形态欠规则，活动欠佳，压痛，双侧附件未触及异常。

辅助检查：外院彩超示：子宫肌壁回声增粗、不均匀，后壁可见肌瘤样改变，大小约65mm×46mm。

中医诊断：癥瘕（阳虚血瘀）。

西医诊断：子宫腺肌症；子宫肌瘤。

【治法】温阳行气，化瘀消癥。

【方药】桂枝茯苓丸合四逆汤加减。

桂枝10g　茯苓30g　桃仁10g　赤芍15g　丹皮15g　干姜6g　黑顺片6g　柴胡10g　枳实10g　白芍15g　鸡内金20g　土鳖虫15g　牡蛎20g　肉桂5g　大黄5g　苦杏仁15g。

10剂，每日1剂，浓煎，平时服。

另以温经活血、化瘀止痛，用桃红四物汤加减，经期服用。

当归15g　川芎12g　赤芍10g　桃仁10g　红花6g　荔枝核10g　九香虫10g　乌药10g　桔梗10g　土鳖虫10g　枳实10g　川牛膝10g　全蝎3g　蒲黄10g　五灵脂10g

7剂，每日1剂。

并嘱避孕，避风寒，畅情志，适当运动。

2020年9月7日二诊　经行腹痛大减，数年久治不愈之泄泻明显缓解，守此方案治疗3月后彩超示子宫增大，被膜光滑，后壁较前壁增厚，回声不均，余肌壁回声均匀，符合子宫腺肌症声像图改变。

按：本案患者舌质紫暗，舌下络脉迂曲，可知有瘀，结合苔水滑，脉沉细考虑是阳虚寒凝致瘀血内阻，瘀血阻滞下焦胞脉，久而为癥瘕。阳气不足，精血津液等阴精物质运化乏力，而致瘀血、痰饮、水湿瘀滞下焦，导致患者经期下腹疼痛、面色黧黑、皮肤粗糙。瘀血、痰饮水湿"阴"性太过，阻滞胞宫，日久化热，湿瘀互结，痰毒凝聚，形成癥瘕。首诊时根据患者阳虚血瘀之本质，给予温阳化气、活血消癥之品，并结合经期温经活血、化瘀止痛，治疗1周期痛经明显好转，且患者经年治疗效果不佳之腹泻竟愈，表明体内阳气转复，得以升清。患者连续治疗3个月经周期，加之运动、食疗、情志、摄生等综合调理，取得了较好疗效。

（周艳艳，主任中医师，河南省中医院妇产科）

先兆流产

概述

　　西医学中，先兆流产是指停经后经超声检查确定为宫内妊娠者，于妊娠28周前出现阴道少量出血、下腹部轻微疼痛等症状，但是没有组织物排出的情况。在中医学中，属于胎漏和胎动不安的范畴。其中，妊娠期阴道内少量出血，时下时止，无腰酸腹痛者，称为胎漏；妊娠期仅有腰酸腹痛，或下腹坠胀，或伴有极少量阴道出血者，称为胎动不安。二者在临床实际工作中，常因病因病机、临床表现、辨证论治、转归预后及预防调护等基本相同而难以截然分开，故而一并阐述。

　　中医学认为本病的主要病机在于肾虚不能系胞。肾藏精，主生殖，为先天之本。胎儿居于母体之内，全赖母体之肾以系之，气以载之，血以养之，冲任以固之。《黄帝内经》说："胞脉者，系于肾。"《女科经纶》也说："女子肾脏系于胎，是母之真气，子之所赖也。"所以，肾与女子胎产密切相关。母体肾气充盛，方能固摄胎元，维系胞胎正常生长发育。若先天禀赋不足，或房劳多产，或孕后不节房事，或饮食失常、劳累过度，均易直接或间接损伤肾气，气虚冲任气血失于固摄，下注于冲任、胞宫以养胎之阴血下泄，而出现阴道出血。肾虚冲任气血亏虚，胎元失于固摄而有欲坠之势，故有腰酸腹痛下坠之症状。

本病经及时有效的治疗后，大多可继续正常妊娠，分娩出健康的婴儿。如治疗不及时或病情进展过快，可进一步发展为堕胎、小产。

❧ 防 ❧

1.生活规律 养成良好的起居习惯，保证每天充足睡眠，保持精力充沛；还要注意冷暖，避免感受寒热外邪，减少生病及接触药物的机会；早孕期禁止性生活，以免刺激引起流产；尽量远离污染环境，避免接触有毒、有害物质，减少对电脑、手机等辐射性物体的接触时间；穿宽松的衣物及平底鞋。定期做好各项产前检查，以保证胎儿和母体健康。

2.劳逸结合 适当活动有助于脾胃运化，但不要过度劳累，尤其是早孕期，胚胎在子宫内还不够稳定，一定要注意适当休息。怀孕以后要尽量避免过重的体力劳动，尤其不要提重物等。

3.饮食节制 食物多样，荤素搭配，少吃辛辣、刺激、生冷、油腻的食物。适量进食蔬菜、水果等含纤维素较多的食物，以保持大便通畅，防止便秘引起先兆流产。不吃过期、腐败、变质或被污染的食物。

4.情志调畅 孕期要保持心情舒畅。精神紧张、情绪忧郁、烦躁易怒等均会使胎气受扰而引起先兆流产。

5.优生优育

提前学习优生知识，在怀孕前做好孕前体检，保持良好的身体状况。既往有结核、贫血、肺炎、甲状腺疾病病史者，平素体质欠佳者，易发生先兆流产。应先积极治疗原发疾病，待原发疾病病愈后再考虑怀孕。如果孕妇有发热，尤其是高热，要尽快处理，以预防先兆流产的发生。有流产史的女性再次妊娠后也易发生先兆流产，应在医生指导下定期产检，必要时尽早进行保胎治疗。

治

1.脾胃虚弱

【证候】妊娠期间阴道流血，量少，色淡红，小腹有下坠感，或腹胀矢气，大便溏泄，日行2~3次，胃纳欠佳，面色萎黄，头昏腰酸，神疲乏力，舌质淡，苔薄白或稍腻，脉细滑或稍缓。

【治法】健脾益气，补肾安胎。

【方药】补中益气汤加减。

党参15g 黄芪15g 炒白术12g 茯苓12g 当归身9g 桑寄生12g 川续断12g 炒柴胡3g 炙升麻3g 砂仁3g（后下） 广陈皮6g 煨木香6g 苏梗3g 怀山药12g 熟地9g

2.肾元亏损

【证候】妊娠期间阴道流血，色淡红，腰骶酸楚伴坠胀感，头晕耳鸣，畏寒怯冷，腰背尤甚，小便清长，舌质淡，苔薄，脉沉细而滑。

【治法】益气固肾，养血安胎。

【方药】寿胎丸加减。

菟丝子30g 续断15g 桑寄生30g 杜仲12g 熟地9g 党参15g 白术9g 怀山药12g 砂仁3g（后下） 阿胶12g（烊冲） 艾叶炭6g

3.肝旺血热

【证候】妊娠期间阴道流血，色鲜红，小腹坠痛，尿黄便秘，心烦失眠，口干咽燥。舌质偏红，苔薄黄腻，脉滑数。

【治法】清热疏肝，养血安胎。

【方药】保阴煎加减。

生地12g 黄芩9g 黄柏9g 白芍9g 川续断12g 怀山药12g 墨旱莲12g 阿胶9g（烊冲） 麦冬9g 炙龟甲9g（先煎） 莲子心3g 炙甘草3g

除以上常见证型外，尚有直伤冲任、气滞血瘀等。这些证型可独见，亦可兼见，或相互转化，故临证时上述治法应随证配合使用。笔者临床所遇之先兆流产患者以脾肾两虚多见，常用自拟之经验方（详见病案举例）来治疗，每每获满意疗效。

❖ 养 ❖

早孕期如出现先兆流产症状，为固护母体脏腑气血，提高治疗效果，在保胎的同时，还应注意卧床静养，避免劳累；慎避风寒，防止外感；合理膳食，通畅大便；保持清洁，禁止房事；稳定情绪，消除焦虑；另可行食疗调养如下。

人参鸡腿糯米粥：鸡腿1只、生晒参20g、红枣15g、糯米150g。盐、鸡精、生粉、料酒、食用油各适量，姜片、葱花各少许。将鸡腿洗净去骨，切成小丁，放入调料拌匀，腌渍10分钟，糯米、生晒参、红枣洗净。向砂锅注入适量的清水烧开，加入生晒参、红枣，小火煮10分钟，加入糯米拌匀，小火再煮30分钟至米熟，放入姜片、鸡腿肉丁拌匀，煮1分钟，放入盐、鸡精调味，搅拌使食材入味，撒上葱花即可。

枸杞大枣鸡蛋羹：枸杞6g，大枣3枚，鸡蛋2个。红糖适量，香油少许。将鸡蛋打入碗中，用筷子打散调匀备用，枸杞、大枣洗净。向锅中注入适量的清水烧开，放入枸杞、大枣，用小火煮10分钟，至其熟软，放入红糖，待红糖融化后倒入蛋液，搅拌均匀，滴入香油搅拌片刻。关火后盛出煮好的蛋羹，装入汤碗中即可。

山药白术猪肚汤：山药30g、白术10g、枸杞10g、大枣20g、猪肚400g。盐、鸡精、料酒各适量、姜片少许。将猪肚洗净切条，山药、白术、枸杞、大枣洗净。向锅中注入清水烧开，倒入猪肚，煮沸，除去血沫，将猪肚捞出，沥干水分备用。向砂锅中注入清水烧开，放入备好的山药、白术、枸杞、大枣、姜片，倒入猪肚，淋入料酒，烧开后用小火炖1小时，至食材熟烂，放入盐、鸡精搅拌片刻，至食材入味。将炖好的猪肚汤盛出，装入汤碗中即可。

以上药膳能健脾益肾、补养气血，适用于妊娠各期妇女，尤其是素体虚弱及有流产征兆的孕妇。

医案

李某，女，30岁。2021年8月26日初诊

主诉：停经36天，阴道间断性少量流血2天。

现症：患者既往月经规律，末次月经2021年7月21日。自测早孕试纸（＋）。于2日前无明显诱因出现少许阴道流血。流血呈间断性，量少，色淡红，未见肉状组织物流出。伴小腹下坠感，腰酸肢软，头晕纳呆。在当地医院查血提示人绒毛膜促性腺激素756.00mlu/ml，黄体酮18.00ng/ml。既往有流产史。舌质淡，苔薄，舌边有齿痕，脉细滑。

中医诊断：胎漏（脾肾两虚）。

西医诊断：先兆流产。

【治法】补肾健脾，益气养血。

【方药】自拟经验方。

菟丝子30g　桑寄生15g　续断12g　生杜仲12g　怀山药12g　生地炭15g　墨旱莲15g　金樱子12g　覆盆子12g　黄芪20g　党参15g　炒白术15g　苎麻根15g　黄芩炭15g　藕片炭18g　槐花炭12g　阿胶9g（烊冲）

7剂，每日一剂，水煎服。忌食生冷、油腻及辛辣刺激食物。

9月2日二诊　阴道流血已止，仍有小腹下坠感。腰酸肢软及头晕纳呆减轻。复查血提示人绒毛膜促性腺激素11547.60mlu/ml，孕酮40.00ng/ml。腹部彩超提示宫腔内见一个大小约12mm×7mm×8mm的孕囊回声，未见卵

黄囊及胎心胎芽。

前方去藕节炭、槐花炭，改生地炭为熟地，改黄芩炭为黄芩。7剂，每日1剂，水煎服。

9月10日三诊 无阴道流血，无小腹下坠感，无腰酸肢软及头晕纳呆。复查腹部彩超提示宫腔内见一个大小约23mm×17mm×18mm的孕囊回声，孕囊内可见5mm×4mm胚芽回声，胎血管搏动有，卵黄囊直径约2mm。继用前方7剂。

9月24日随访 一般情况可，复查腹部彩超提示宫腔内见一个大小约27mm×20mm×29mm的孕囊回声，孕囊内可见10mm×4mm胚芽回声，胎血管搏动有，卵黄囊直径约4mm。

10月24日随访，产检结果未见异常。

按： 本例患者有多次流产史，再加工作劳累，导致脾肾亏虚，气血不足，胎失所系，冲任不固，故见胎漏下血。气虚系胞无力，血虚胞失濡养，故小腹作坠。肾虚则腰膝失养，故腰酸肢软。脾虚则清阳不升，清窍失养则头晕，脾虚亦使胃纳欠佳。舌淡苔薄，舌边有齿痕，脉细滑均为脾肾亏虚之象。选用自拟经验方，方中菟丝子补而不燥，滋而不腻，平补肾之阴阳以壮先天之本，为安胎之首选；桑寄生、续断、杜仲、金樱子、覆盆子补肾安胎；黄芪、党参、白术、山药健脾益气安胎；熟地、阿胶养血安胎；生地炭、墨旱莲草、苎麻根、黄芩炭、藕片炭、槐花炭止血安胎；黄芩清热安胎。诸药相合，共奏补肾健脾、益气养血之功，使先天得充，后天得养，气守血止，胎元安固，自无流产之虞。且药力和缓，药性平稳，安全效佳。

（吴光速，主治中医师，重庆市九龙坡区
吴泽生大环医术研究所所长）

乳 痈

概述

乳痈，是指热毒入侵乳房所致的痈肿脓疡。乳痈根据发病时间不同可分为外吹乳痈、内吹乳痈、不乳儿乳痈。发于产妇哺乳期者称为外吹乳痈，相当于西医学的哺乳期急性乳腺炎；发于非哺乳期和非妊娠期者称为不乳儿乳痈，相当于西医学的浆细胞性乳腺炎。

乳痈的病因主要有乳汁淤积、肝胃郁热、感受外邪。历代医家论述此病较多，《丹溪心法·乳痈》说："乳房，阳明所经；乳头，厥阴所属。乳子之母，不知调养，怒忿所逆，郁闷所遏，厚味所酿，以致厥阴之气不行，故窍不得通，而汁不得出，阳明之血沸腾，故热盛而化脓。"《傅青主女科·产后诸症治法》论述："乳头属于足厥阴肝经，乳房属于足阳明胃经。若乳房壅肿，结核色红，数日外肿痛溃稠脓，脓尽而愈，此属胆胃热毒，气血壅滞，名曰乳痈。"《疡科心得集》说："孕妇二三月……致阳明乳房结肿疼痛……夫乳痈之生也……以致结核化脓而成者。"凡是发生在乳房的疾病均与足厥阴肝经、足阳明胃经及冲任二脉有密不可分的关系。乳房属胃经，若肝气郁结不疏，肝木克胃土，导致乳房胃络郁结，从而导致乳房局部经络郁滞不通，同时肝郁日久化火，气火凝滞，导致营气不顺，经络闭阻，肝气郁结或胃热壅滞，日后脓成痈。

西医学认为急性乳腺炎多由金黄色葡萄球菌或链球菌感染引起，少数由大肠埃希菌引起。产后机体免疫力下降，病原菌侵入、生长、繁殖，淤积的乳汁是细菌生长的良好培养基，为细菌生长繁殖提供了条件。

❖ 防 ❖

1.保持良好心态　避免情绪忧郁愤怒，保持心情舒畅，顺乎肝气喜条达之性。若忧郁愤怒则伤肝，肝气郁结，则乳络不畅，平素可表现为乳头疼痛。哺乳期乳窍不通，乳汁蓄积，则易化腐成痈。

2.产后饮食清淡　过食肥甘厚味煎炙之品可致胃热熏蒸。饮食清淡，大便通畅，可清利胃肠积热，减少发病。

3.注意乳房清洁　哺乳期对于乳头必须加以保护和清洁，尤其是在哺乳前后，均宜用温开水清洗，哺乳时避免婴儿咬破乳头，减少外邪感染的机会。

4.适时排乳　乳汁过多或断乳之后，应按时将乳汁排空，以免乳汁淤塞于乳房内，郁结成块，致生乳痈。

❖ 治 ❖

1.初期（肝气郁结，胃热壅滞）

【证候】乳汁分泌不畅，乳房局部肿胀疼痛，拒按，皮色稍发红或皮色不变，皮肤温度不高或稍高，乳头皲裂、起白点，哺乳时感觉乳头刺痛，同时还会伴有乳汁淤积或肿块，伴恶寒发热、头痛不适、食欲不振等全身症状。舌质多淡红，舌苔薄白，脉弦或数。

【治法】以通为首要，重在通乳消肿，疏肝清胃。

【方药】瓜蒌牛蒡子散加减。

全瓜蒌　牛蒡子　连翘　天花粉　皂角刺各15g　黄芩　柴胡　山栀子各12g　金银花30g　青皮10g　陈皮10g　甘草6g

排乳：排乳前可用热毛巾热敷。由远及近以乳头为中心放射性按揉，挤压乳晕处进行排乳。鲜蒲公英捣烂，或如意金黄散（《外科正宗》方：天花粉、黄柏、大黄、姜黄、白芷、厚朴、陈皮、甘草、苍术、胆南星）用茶水蜂蜜调敷等。热敷，或自备HYJ炎症治疗仪照射乳房病患处。

2.成脓期（热毒酿脓）

【证候】乳房肿块逐渐增大，局部疼痛加重，或成鸡啄样疼痛，表皮微微发红，皮肤灼热，肿块变软，按之应指，伴发热恶寒、身痛骨楚、口苦咽干、小便短赤、大便秘结。舌质红，苔黄，脉洪数。乳腺彩超提示乳腺肿块内无回声，肿块穿刺有脓。

【治法】以消法为主，清热解毒，消肿透脓。

【方药】仙方活命饮加减。

金银花30g　防风　白芷　当归尾　乳香　没药　甘草各10g　浙贝母各12g　天花粉　赤芍　皂角刺各15g　陈皮6g

在脓肿期促其成脓，成脓后可火针引流或切开引流或用膏药代刀破头，同时可配合透脓托毒中药，加速脓液的排出。如果脓液较深不易排出，可以采用药线引流，药线能深入脓腔，让脓液顺着药线流出。外敷生肌红玉膏（《外科正宗》方：白芷、甘草、当归、紫草、血竭、轻粉、白蜡、麻油）或以抗生素软膏外涂。

3.溃后期（气血两虚）

【证候】溃脓后乳房肿痛虽减，但疮口脓水不断，脓水清稀，收口缓慢，或久不愈合形成乳漏。伴全身乏力，面色少华，或低热不退，饮食减少。舌淡，苔薄，脉弱无力。

【治法】补托法，补益扶气，托毒外出。

【方药】托里消毒散加减。

黄芪30g　党参15g　白术12g　茯苓15g　当归10g　川芎6g　皂角刺30g　白芷9g　甘草6g

提脓拔毒、生肌收口，外用九一散或生肌玉红膏。

养

（1）保持心情舒畅，清淡饮食，减少郁怒肝阳上亢化火及燥热之品所致湿热内生之机。

（2）保持乳房卫生，用清水定期清洗乳头及乳晕，减少细菌侵入。

（3）适时排乳，约4~6小时一次，每次尽量保证乳房排空，避免乳汁淤塞。

医案

王某，女，26岁。2021年5月28日初诊

主诉：产后4天，双乳胀痛3天。

现症：双侧乳房胀痛，痛甚时轻微触碰衣物及感痛苦难忍，局部皮肤发红，皮温稍高，平素善太息，急躁，舌红，苔薄，脉弦。

【方药】瓜蒌牛蒡汤加减。

瓜蒌15g　柴胡20g　牛蒡子15g　橘络15g　蒲公英20g　赤芍15g　青皮6g　王不留行15g　路路通20g　金银花15g　甘草6g

嘱其清淡饮食，加强排乳，尽量排净，患者排乳手法欠佳，前往我院由排乳技师教其排乳手法，外敷金黄散，患者新产后不便每日来院，嘱其家属用鲜蒲公英捣烂后外敷患乳，3日后乳房胀痛基本消失，皮温恢复正常。停药后继续用鲜蒲公英外敷3天，一切如常，服药期间正常哺乳，新生儿无异常。

按： 患者新产后，初乳排出不净，乳腺管淤积而导致堵塞，再加上平素情志不畅导致肝气郁滞，脾胃失司等原因，致使乳络气滞血瘀、闭阻不畅，进而诱发此病。因此，治以消肿通乳、清胃疏肝。瓜蒌、牛蒡子下乳消肿疏肝，柴胡、青皮理气疏肝，橘络行气通络，赤芍清热解痛，王不留行、路路通活血通络、下乳消肿，蒲公英、金银花清热解毒、消散痈肿。

（侯聪，主治中医师，重庆市中医院）

多囊卵巢综合征

概述

多囊卵巢综合征（PCOS）是青春期及育龄期妇女最常见的妇科内分泌代谢性疾病，也是妇科疑难杂症，临床表现主要有月经失调、多毛、痤疮、肥胖、不孕等，成长期育龄期的女性发病率为6%~10%。多囊卵巢综合征患者的流产率和孕期并发症发生率比较高，远期有并发糖尿病、高血压、子宫内膜癌的风险，严重影响患者的生活质量。

中医学无此病名，但根据其临床特征及表现，归属于"月经不调""闭经""不孕"等范畴。《丹溪心法》说："肥盛妇人，禀受甚厚，恣于酒食，经水不调，不能成胎，谓之躯脂满溢，闭塞子宫。"《景岳全书·妇人规》说："产育由于血气，血气由于情怀，情怀不畅则冲任不充，冲任不充则胎孕不成。"多囊卵巢综合征病因多是先天禀赋不足；后天饮食不节，七情不调，起居无常，环境不佳。众多学者认为该病病机多与肾、肝、脾关系密切，肾虚是本，兼有肝郁气滞，气滞血瘀，痰瘀互结于胞中。肾虚则冲任不充，气血无以下行，血瘀则冲任不畅，胞宫、胞脉、胞络失去滋养，肾–天癸–冲任–胞宫生殖轴功能失调引起该病。

西医学病因至今尚不清楚，可能是遗传与环境因素共同作用的结果，是持续性无排卵、卵巢多囊样改变致雄激素过高、胰岛素抵抗引起复杂的内分泌及代谢异常。

防

良好的生活方式对预防该病的发生是非常重要的。

1.饮食合理　适当控制饮食，少食膏粱厚味，尽量少食饲养肉食鸡及炸鸡等激素水平过高、热量过高的食物，戒烟酒，少喝咖啡。

2.适当运动　加强体育锻炼，预防体重超标。

3.心理调护　保持心情舒畅，少动怒，消除烦躁、抑郁等情绪。心理问题严重者要进行心理疏导。

4.合理睡眠　培养良好的作息习惯，睡眠要充足，避免熬夜。有条件者尽可能不上夜班，避免黑白颠倒。

治

1.肾虚

【证候】月经周期延迟，经量少，色淡质稀，渐至闭经或婚久不孕，腰膝酸软，头晕耳鸣，面色无华，神疲倦怠，畏寒，便溏，舌淡苔薄，脉沉细。

【治法】益肾调经。

【方药】右归丸加减。

熟地黄15g　炮附子10g　肉桂10g　山药12g　山茱萸12g　菟丝子12g　鹿角胶10g（烊化）　枸杞子15g　当归12g　杜仲12g

2.痰湿阻滞

【证候】月经延后，经量少，色淡质黏稠，渐至闭经，或婚久不孕，带下量多，胸闷乏恶，形体丰满或肥胖，多痰，毛发浓密，苔白腻，脉滑或沉滑。

【治法】燥湿化痰，活血通经。

【方药】苍附导痰汤加减。

苍术15g　姜半夏10g　胆南星10g　陈皮10g　白术12g　泽兰10g　枳壳10g　茯苓15g　香附10g　皂角刺10g　桃仁12g　益母草15g

3.肝气郁结

【证候】月经稀发，量少，或闭经，或月经量多，色深红有血块，毛发浓密，面部痤疮，胸胁乳房胀痛，性情急躁，心烦易怒，口苦咽干，大便秘结，带下量多色黄，舌质黯红，苔薄黄，脉弦滑数。

【治法】疏肝健脾，活血调经。

【方药】丹栀逍遥散加味。

柴胡12g　香附12g　当归12g　白芍12g　党参12g　白术12g　茯苓12g　牡丹皮12g　栀子10g　桃仁12g　益母草15g　甘草6g。

西医目前没有最佳的治愈方案，以对症治疗为主，根据患者的年龄、临床表现、治疗需求等采取不同的治疗措施，以缓解症状。

多囊卵巢综合征病程长，病因病机复杂，单纯一种方法难取良效，要整合医学，综合治疗，采用中药汤剂为主，辅助其他疗法。

1.中成药辨治

对于长期服汤剂不方便者，可予以中成药。肾虚用五子衍宗丸，肾阳虚用定坤丹，肾阴虚用六味地黄丸，肝气郁结用逍遥丸、丹栀逍遥丸，痰湿内阻用苍附导痰丸，气滞血瘀用血府逐瘀口服液、桂枝茯苓丸、大黄䗪虫丸。

2.中医外治法

针灸疗法：经后活血养血，选用气海、关元、八髎、腰阳关。排卵期补肾，选用肾俞、脾俞、肝俞、命门穴。经前期选用太冲、阳陵泉、肝俞、关元、三阴交、子宫、卵巢。月经期一般不针灸。

艾灸疗法：常用肾俞、肝俞、关元、神阙、中极、气海、子宫、归来、八髎、三阴交等穴。

推拿按摩：按照女性生殖解剖位置按摩下腹部、腰部，每周2~3次。盆底机震动波治疗，促进盆底血液循环，促进排卵及子宫内膜增长。

刮痧拔罐：取肝俞、脾俞、肾俞、归来、子宫、阳陵泉、足三里、三阴交。刮出痧痕为止，每一至七天1次。拔罐疗法，根据辨证分型拔罐同经络和穴位，一周1次。

3. 心理疗法　个体咨询，团体心理辅导，心理治疗。

4. 音乐疗法　采用主动音乐、被动音乐、体感音波疗法、音乐心理辅导。

5. 芳香疗法　纯植物精油疗法，快捷方便，常用调理精油有天竺葵、玫瑰、茉莉、鼠尾草、乳香、没药精油。采用香薰、嗅吸、涂抹方法。

❧ 养 ❧

多囊卵巢综合征影响因素复杂，治疗周期长，易复发，青春期至更年期阶段几乎都要用药，因此平时应注重保养。

1. 饮食有节　饮食宜清淡，忌甜食、生冷、膏粱厚味等不健康食品，戒烟酒。肥胖者勿暴饮暴食，避免盲目服用减肥药。

2. 起居有常　早睡早起，保证充足睡眠，避免熬夜。

3. 房室有度　不要过早进行性生活，性生活要适度。

4. 情志调畅　避免焦虑、抑郁、紧张、暴怒情绪。

5. 经期卫生　禁食生冷，避免趟水受凉，着衣适度，知冷热。

6. 控制体重　常做八段锦、瑜伽、跳绳等。

7. 音乐舒压　听音乐、唱歌、跳舞等。

8. 音乐艺术治疗　绘画、书法、诗朗诵等。

医案

张某，女，21岁。2019年7月20日初诊

主症：月经停闭，半年未行。

现症：12岁初潮，月经周期不规律，每1~6个月一次，经期6天，经来时腰酸痛。末次月经2019年1月5日，伴有头晕，头痛，纳差，疲乏无力，烦躁易怒，大便一日2次，便溏，睡眠易醒，面部痤疮反复发作，下肢多毛，形体肥胖。外院检查诊为多囊卵巢综合征，曾服用西药达英-35，服药期间月经来潮，但停药后经期仍不规律，甚至闭经，舌质暗、胖大、边有齿痕，舌苔白，脉沉迟无力。

辅助检查：身高160cm，体重67kg，彩色B超示双侧卵巢体积大，伴多囊样改变。女性激素6项检查示雄性激素高。

中医诊断：月经延后，闭经。

西医诊断：多囊卵巢综合征。

【治法】健脾补肾，疏肝化瘀，

【方药】苍附导痰汤、桃红四物汤加减。

党参15　苍术12g　黄芪15g　熟地15g　当归12g　川芎12g　白芍15g　女贞子15g　枸杞子15g　柴胡12g　香附12g　桃仁12g　红花10g　益母草15g　甘草6g

6剂，一日1剂，一日2次，水煎服。

中成药龙血竭胶囊，一次4粒，一日3次。辅助治疗，推拿按摩腰部及下腹部。艾灸神阙、关元、气海、八髎，肾俞、命门穴。嘱慎起居、调饮食、畅情志，饮食健康、有营养食物，不宜膏粱厚味，忌食寒凉食物，保持心情舒畅，减压不熬夜。

8月9日二诊　服上药后小腹、乳房稍胀痛，白带稍增多，身疲无力症状减轻，仍有烦躁易怒，难入睡，舌质暗体胖大有齿痕，舌苔白，脉弦滑。

上方加王不留行15g、川牛膝20g。10剂，一日1剂，一日2次，水煎服。龙血竭胶囊，一日3次，每次4粒。

8月16日三诊　服上方于8月15日月经来潮，量稍多，色暗有块，下腹稍痛，头晕，疲劳无力，大便一日2次，便溏，舌质暗、体胖大，苔薄白，脉滑无力，用第一方去苍术12g、红花10g，加阿胶10g（烊化）。6剂。一日1剂，一日2次，水煎服。

8月23日四诊 月经6天干净，身疲无力，大便一日一次，便溏，舌质暗体、胖大，苔薄白，脉滑无力，用药第一次方10剂，一日1剂，一日2次，水煎服。龙血竭胶囊，一日3次，每次3粒。

9月29日五诊 月经延后12天，于9月27日来潮，经量中，腰膝酸软，腹无痛，身疲无力，食欲正常，大便正常，舌质暗苔白，脉弦滑。用第一方去苍术12g、红花10g，加川断15g、寄生15g。6剂，一日1剂，一日2次，水煎服。龙血竭胶囊，一日3次，每次3粒。

嘱每次月经后开始服中药10剂。其余时间服中成药，以定坤丹、桂枝茯苓丸、血竭胶囊、逍遥丸为主。芳香纯植物精油以1：5配比混合（基础油可用椰子油或甜杏仁油），自行涂抹小腹及肾俞、八髎、命门、子宫、足三里穴，每个穴位2~3滴，稍加按摩。一日2次。从来月经第20天开始用10天。

随访：守方案两年，随访月经周期基本规律，腰腹无痛，身疲无力、烦躁易怒等症状消失，体重已恢复标准体重。

按：本案多囊卵巢综合征患者，究其病因病机为先天禀赋不足致月经1~6个月一行；后天脾胃虚弱，痰湿内阻，致头晕，身疲无力，形体肥胖；兼有肝气郁结，气滞血瘀，致烦躁易怒，经来腹痛。诸因致气血不足，冲任失养，无经血可下；气滞血瘀，冲任不畅，故经血阻塞不通。治以补肾健脾，疏肝化瘀，以苍附导痰汤、桃红四物汤加补肾药物化裁。同时结合外治法，取得了较满意的疗效。

（李学君，副主任医师，澳门君康中西医疗中心主任，

师承国医大师刘敏如教授.国医大师朱良春教授）

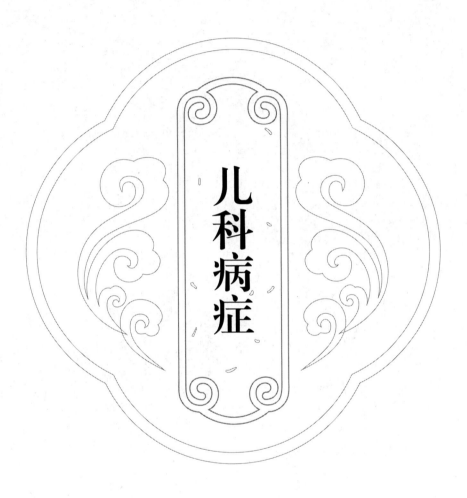

儿科病症

小儿咳嗽

概述

小儿咳嗽是小儿肺系疾患中的一种常见病证，多继发于感冒之后，常因气候变化而发生，好发于冬春季节。两肺呼吸音粗糙，或有少量散在的干、湿性啰音；X线或透视检查示肺纹理增粗。

《幼幼集成·咳嗽证治》指出："凡有声无痰谓之咳，肺气伤也；有痰无声谓之嗽，脾湿动也；有声有痰谓之咳嗽，初伤于肺，继动脾湿也。"《素问·咳论》说："五脏六腑皆令人咳，非独肺也。"小儿咳嗽不离乎肺，但又常和脾、肾相关。

防

1.动静适度　适当锻炼身体，增强抗病能力。家长应带领孩子坚持运动，持之以恒。

2.起居有常　养成合理且规律的睡眠习惯，避免太晚睡觉。

3.饮食有节　饮食定时定量，不过饥过饱、过冷过热，不暴饮暴食，不偏嗜生冷、辛辣、油腻食品。注意饮食卫生，饭前、便后洗手，夏季禁食冰冷食物。

4.注意气候变化 防止受凉，特别是秋冬季节，注意胸、背、腹部保暖，以防外感。炎热的夏季空调房间温度应在26℃以上。

治

（一）中医辨证分型和治法方药

1.风寒咳嗽

【证候】咳嗽频作，声重，咽痒，痰白清稀，鼻塞流涕，恶寒无汗，发热头痛，全身酸痛，舌苔薄白，脉浮紧或指纹浮红。

【治法】疏风散寒，宣肺止咳。

【方药】金沸草散加利咽汤加减。

金沸草8g 前胡6g 甘草3g 麻黄4g 白芍10g 半夏6g 荆芥6g 防风8g 蝉蜕3g 木蝴蝶8g 葛根10g

2.风热咳嗽

【证候】咳嗽不爽，痰黄黏稠，不易咯出，口渴咽痛，鼻流浊涕，伴有发热恶风，头痛，微汗出，舌质红，苔薄黄，脉浮数或指纹浮紫。

【治法】疏风解热，宣肺止咳。

【方药】桑菊饮加鱼腥草黄芩汤加减。

桑叶10g 菊花10g 桔梗6g 杏仁6g 连翘8g 芦根15g 甘草3g 薄荷10g 鱼腥草15g 黄芩8g 太子参10g

3.痰热咳嗽

【证候】咳嗽痰多，色黄黏稠，难以咯出，甚则喉间痰鸣，发热口渴，烦躁不宁，尿少色黄，大便干结，舌质红，苔黄腻，脉滑数或指纹紫。

【治法】清肺化痰止咳。

【方药】清金化痰汤加减。

黄芩8g　栀子10g　桔梗6g　麦冬10g　浙贝母10g　茯苓10g　陈皮8g　桑白皮10g　瓜蒌12g　甘草3g　鱼腥草15g　南沙参15g

（二）穴位贴敷治疗

贴敷药物经皮肤吸收，儿童的皮肤娇嫩，更易吸收，疗效确切，安全可靠，无副作用。通过中医辨证随证加减药物，个性化的穴位贴敷，患者及家属容易接受。

风寒咳嗽用麻黄、干姜、肉桂各3g，白芥子3g，百部3g，细辛1.5g，生天南星2g。风热咳嗽和痰热咳嗽用浙贝母8g、黄芩6g、百部5g、陈皮5g、白芥子3g、杏仁2g、桔梗2g，共研成细末，装入瓶中备用，每次用2~6g，稍加蜂蜜调成糊状，选取合适的穴位敷贴。穴位皮肤常规消毒后贴敷，以双侧肺俞、脾俞、胃俞及膻中为主穴，咽痒加天突，风寒咳嗽加外关、列缺，风热咳嗽加大椎、涌泉，痰热咳嗽加丰隆。外面用纱布固定，每天1次，第2天早晨取下，均能收到满意的疗效。患儿抓挠较频繁或皮肤发红应尽早取下膏药，用温毛巾擦干净，有其他不适立即就医。

（三）小儿推拿按摩

推拿按摩对咳嗽有很好的调养作用。小儿经络按摩以中医理论为指导，应用手法于穴位上，作用于机体，以调整脏腑、经络、气血功能，从而达到治病的目的。

风寒咳嗽：清肺经300次，推三关100次，运内八卦100次，点揉天突、膻中1~5分钟。风热咳嗽：清肺经300次，推三关100次，运内八卦100次，揉风池1~5分钟，拿肩井穴10次。痰热咳嗽：清肺经300次，推三关100次，运内八卦100次，揉丰隆1~5分钟，揉中脘3分钟，推天河水100次。小儿推拿按摩患儿及其家长容易接受，推拿的过程忌用暴力，手法适中，且家长也可以学习推拿，在家中给患儿辅助治疗，更加增进感情。

养

1. **保持室内空气流通** 避免煤气、尘烟等刺激。

2. **适当休息** 多饮水，饮食宜清淡，避免腥、辣、油腻之品。

3. **生活调养** 应适寒温，慎起居，避免外感和胸背部受凉。

4. **饮食调养** 避免不易消化之物，不可多食。

5. **精神调养** 家长应引导患儿保持乐观情绪，避免无端生气。

6. **饮食调养** 萝卜汤：鲜萝卜适量，洗净后炖熟，饮汤。此方补肺降逆，顺气平喘，对咳嗽气喘者使用。蜂蜜水：蜂蜜适量，温水调食。具有祛痰定喘的作用，用于治疗喘咳痰多。陈皮百合汤：陈皮30g、百合30g、冰糖10g。加水300毫升，文火煎30分钟。每日分4~5次服完。

医案

全某，男，5岁10个月。2019年1月19日初诊

主症：咳嗽、咳痰7天。

现症：咳嗽频繁发作、咽痒，痰白清稀，鼻塞流涕，恶寒无汗，食欲下降，大便稀溏，舌苔薄白，指纹浮红。

中医诊断：风寒咳嗽。

【治法】疏风散寒，宣肺止咳。

【方药】金沸草散加苍耳子散加减。

金沸草6g　前胡6g　甘草2g　麻黄3g　白芍6g　半夏3g　荆芥6g　苍耳子5g　防风6g　白芷6g

5剂，每日1剂，水煎服。

配合中药敷贴双侧肺俞穴、脾俞、丰隆及膻中。

1月24日二诊　咳嗽减轻，痰多，仍食欲不佳。

原方加木香10g、砂仁6g、苍术10g、厚朴12g。4剂，每日1剂，水煎服。配合中药敷贴双侧肺俞、脾俞、丰隆、胃俞及膻中。连续贴2次，贴敷时间4~6小时。

1月27日三诊 咳嗽、咳痰症状消失。

（夏志萍，主治中医师，永川区大安街道社区卫生服务中心）

小儿厌食

概述

小儿厌食症是指小儿长期食欲减退或消失，临床上以食欲不振、见食不香、食量减少甚至拒绝进食为主要表现，是一种慢性消化功能紊乱综合征，是儿科常见病、多发病。无季节性，各个年龄段儿童均可发病，其中以1~6岁儿童多见。目前，西医学对其病因尚不明确，考虑可能与药物影响、胃肠道疾病以及饮食习惯和喂养方式不良、微量元素缺乏等众多因素有关。中医学认为，先天不足、饮食不节、久病伤脾导致的脾胃运化失常为该病的主要病因病机。本病预后一般良好，但不及时治疗，病情迁延日久，可能导致营养不良、免疫力低下、反复感染及发育迟缓等不良后果，甚至引发其他疾病，严重影响患儿的生长发育。

防

中医学认为脾胃乃后天之本，气血生化之源，机体生命活动的持续与气血津液的化生都有赖于脾胃运化水谷精微。脾胃升清降浊，相辅相成，润燥相济，阴阳相和。饮食得宜则谷食得消，精微得布；饮食失宜则疾病丛生。小儿形气未充，脏腑娇嫩，脾胃不足最为常见，因而在日常生活中应时时注意护养小儿脾胃。

1.节制饮食 合理膳食，食物多样，以谷物为主，多吃蔬果，荤素搭配，不偏食、挑食，少吃生冷、辛辣、油腻食物。三餐规律，不过饥过饱，不吃过冷过热食物，少吃零食。讲究饮食卫生，餐前洗手，餐后漱口，不吃过期、腐败、变质或被污染的食物。

2.生活规律 早睡早起，注意冷暖，避免感受寒热外邪；适当运动，有助脾胃运化。

3.调畅情志 情绪忧郁，肝气郁结，横逆犯脾，导致脾胃运化失司，食欲下降。保持良好的情绪状态可以预防小儿厌食症的发生。

4.避免久病 小儿厌食症可继发于贫血、佝偻病之后，继而形成恶性循环，影响小儿营养和发育。所以，早期发现并尽早有效治疗基础疾病，是预防小儿厌食症发生的重要措施。

5.养护先天 小儿父母应提前学习优生知识，在怀孕前保持良好的身体状况，怀孕后保持心情愉悦，生活规律，做好各项产前检查，还要注意慎避邪气，减少生病及接触药物的机会。这种"优生即养生"的意识可以减少和避免小儿先天禀赋不足，从而预防包括小儿厌食症在内的许多儿科疾病。

◈ 治 ◈

1.脾胃不和

【证候】进食不香，脘腹胀满，嗳气，大便有不消化物，舌苔白腻，脉滑。

【治法】消食导滞。

【方药】二陈汤合保和丸加减。

陈皮5g　法半夏5g　茯苓10g　炒莱菔子10g　炒山楂10g　炒神曲

10g　炒麦芽 10g　鸡内金 5g　连翘 5g

2.脾胃虚弱

【证候】经常胃口不好，面黄神倦，进食稍多或稍进油腻后大便稀薄，舌淡苔薄，脉细。

【治法】健脾益气。

【方药】香砂六君子汤加减。

木香 5g　砂仁 3g（后下）　党参 10g　白术 10g　茯苓 10g　炒山楂 10g　鸡内金 10g　陈皮 5g　半夏 5g　炙甘草 3g

以上两种证型常可兼见，或相互转化，临证时上述治法应随证配合使用。笔者所在的重庆及周边地区又因地域气候特点而多夹湿热，所以笔者临床上常用香砂养胃丸合茵陈五苓散加减，治疗厌食症患儿，每每收到满意疗效。

❖ 养 ❖

1.**节制饮食**　纠正小儿偏食、挑食的坏习惯，鼓励多食蔬菜，避免生冷及辛辣刺激、肥甘厚味的食物。养成一日三餐定时定量的习惯，少吃零食。

2.**规律生活**　起居规律，动静适度。适时增减衣物，避免感受寒热外邪，尤其避免腹部受凉。

3.**调畅情志**　保持乐观、积极，避免激动、压抑。

4.**防治慢病**　多让小儿参加户外活动，积极防治贫血、佝偻病等慢性基础疾病。

5.**调养经穴**　厌食症患儿往往伴随厌药，因此服药依从性不佳，影响疗效。通过中医的按摩、推拿、针刺、艾灸等方法，刺激体表特定经络及穴位，可以起到治疗疾病、调养脏腑的作用。例如，按摩足三里穴可补中益气、调理脾胃，增强胃肠平滑肌收缩能力，促进胃肠蠕动，并提升消化酶活力，有助于胃肠功能恢复，改善患儿食欲，从而调节机体免疫，增强抗病能力。顺时针按揉腹部可消除腹胀，降逆止呕，促进胃肠蠕动，从而达到健脾益气之功效。捏脊法刺激背部督脉与膀胱经，可调整全身阳气和脏腑经气，健脾理肺，调畅气血，促进胃肠蠕动，从而改善胃肠功能。

6.食疗调养

健脾十珍糕：茯苓50g、怀山药50g、莲子30g、芡实30g、白扁豆20g、薏苡仁20g、党参20g、白术20g、黑芝麻20g、大米粉100g，大枣6颗，蜂蜜水250~300毫升。提前将薏苡仁炒熟，大枣去核切碎。所有食材打磨成细粉状态，放入黑芝麻，搅拌均匀。蜂蜜水分成多次加入，揉成面团，分成25g一个的小剂子，揉成小团，放入模具按压成型。水开后蒸30分钟左右即可食用。健脾益胃，治疗小儿脾胃虚弱，消化不良，面色萎黄，腹胀便溏。

医案

唐某，男，3岁6个月。2020年4月7日初诊

主诉：纳差1年余。

现症：1年余前开始食欲不振，食量减少，喜食油炸食物，脘腹痞满，进食后易呕恶，口臭，大便干结，平素好动，性情偏急躁，活动后出汗多。

查体：舌尖红，苔微黄稍腻，脉滑数。

中医诊断：小儿厌食（脾胃不和夹湿热）。

西医诊断：小儿厌食症。

【治方】消食导滞，清热化湿。

【方药】二陈汤合保和丸加减。

陈皮5g　法半夏5g　茯苓10g　生白术10g　炒莱菔子10g　炒山楂10g　炒神曲10g　炒麦芽10g　鸡内金5g　枳壳5g　厚朴5g　连翘5g　茵陈3g　马齿苋10g　佩兰3g

7剂，每日1剂，水煎服。忌食生冷、油腻及辛辣刺激食物。

4月14日二诊　口臭及腹胀减轻，食量稍增，进食后未再出现呕恶，大便较前变软。

前方减茵陈、佩兰，加砂仁、黄芩、玄参各5g，大黄（后下）3g，7剂。

6月4日三诊　服药后食量大增，腹胀及口臭消失，大便调。1周前进食炸鸡后前症复现，遂来复诊。4月14日处方继用7剂。

后随访，一切恢复正常，至今未见复发。

按：本例患儿由于饮食失节，而致食积内停，气机阻滞，脾胃升降失司，故脘腹胀满，恶食呕逆。积滞日久，生湿化热，而致口臭便结。选用二陈汤、保和丸加减化裁，方中山楂、神曲、麦芽、鸡内金消食健脾；莱菔子下气消食；半夏、陈皮、砂仁、佩兰、枳壳、厚朴行气化滞，和胃止呕；茯苓、白术健脾利湿和中；连翘、茵陈、马齿苋、黄芩、大黄清热散结；玄参、大黄、生白术润肠通便。诸药相合，共奏消食和胃、清热化湿之功，使食积得消，脾气得健，胃气得和，气机调畅，热清湿去，诸症自愈。且药力缓和，药性平稳，安全效佳。

（吴光速，主治中医师，重庆市九龙坡区
吴泽生大环医术研究所所长）

中医百病防治养

小儿腹泻

概述

　　小儿腹泻是以大便次数增多、粪质稀薄或如水样为特征的一种小儿常见病症。一年四季皆可发生，以夏秋季多见，且多因细菌感染引起，秋末冬初发病者则以病毒引起者多见。西医学将小儿因细菌、病毒、饮食及消化功能紊乱等因素引起的腹泻统称为小儿腹泻。

　　《小儿卫生总微论·吐泻论》说："小儿吐泻者，皆有脾胃虚弱，乳哺不调，风寒暑湿，邪干于正所致也。"《幼幼集成·泄泻证》记载："夫泄泻之本，无不由于脾胃。盖胃为水谷之海，而脾主运化，使脾健胃和，则水谷腐化而为气血，以行荣卫。若饮食失节，寒温不调，以致脾胃受伤，则水反为湿，谷反为滞，精华之气不能输化，乃致合污下降，而泄泻作矣。"小儿脾常不足，脏腑柔嫩，肌肤薄弱，故小儿腹泻多因感受外邪、内伤饮食、脾胃虚弱、脾肾阳虚而诱发，其中以脾胃损伤为主，若泄泻不止，肝旺生风，则可呈现慢惊风的症状，而久泻迁延不愈者还易转为疳证。

防

　　1.饮食卫生　注意奶具、食具、玩具的定期消毒，食品应新鲜、清洁。不吃变质食品，也不要暴饮暴食。

2.合理喂养 提倡母乳喂养，不宜在夏季及小儿患病时断奶，遵守添加辅食的原则，注意科学喂养。

3.加强锻炼 适当户外活动，注意气候变化，避免锻炼时过热或受凉。

4.预防生理性腹泻 避免不适当的药物治疗，或小儿因便次过多而怀疑其消化能力较弱而不按时添加辅食。

5.预防感染性腹泻 如遇传染性强的大肠埃希菌、伤寒杆菌、轮状病毒等，应做好消毒隔离工作，以防交叉感染。

6.预防菌群失调腹泻 小儿腹泻若长期服用广谱抗生素治疗，应加用微生态制剂。

7.做好疫苗接种 在轮状病毒肠炎流行期间，接种疫苗是预防腹泻较为理想的方法。

❖ 治 ❖

小儿腹泻的治疗，总以运脾化湿为基本原则，然后根据主要症状进行辨证论治，常见证型如下。

1.湿热腹泻

【证候】大便水样，或如蛋花汤样，泻下急迫，量多次频，气味秽臭，或见少许黏液，腹痛时作，食欲不振，或伴呕吐，神疲乏力，或发热烦闹，口渴，小便短黄，舌红苔黄腻，脉滑数，指纹紫。

【治法】清热解毒，化湿止泻。

【方药】葛根芩连汤加减。

葛根9g 黄芩6g 黄连3g 猪苓6g 茯苓9g 炒白术9g 炙甘草3g

热重泻频者加金银花6g；湿重水泻者加车前子6g；恶心苔腻者加藿香6g、佩兰6g；呕吐者加竹茹6g、芦根9g；食少者加焦山楂12g、炒麦芽

12g；腹痛者加延胡索6g、木香6g。

2.寒湿腹泻

【证候】大便清稀夹有泡沫，肠鸣腹痛，舌质淡，苔薄白，脉浮紧，或指纹淡红。

【治法】温中除湿，健脾止泻。

【方药】理中丸加减。

党参9g　炒白术9g　干姜6g　茯苓9g　薏苡仁9g　肉桂3g　炙甘草3g

湿重寒微者加藿香9g、陈皮6g；腹胀苔腻者加大腹皮6g、厚朴6g；食滞者加焦山楂9g、鸡内金6g；小便黄少者加车前子9g、猪苓6g；鼻塞重者加荆芥9g、防风6g。

3.伤食腹泻

【证候】大便稀溏，夹有乳凝块或食物残渣，气味酸臭或臭如败卵，脘腹胀满，便前腹痛，泻后痛减，腹痛拒按，嗳气酸馊，或有呕吐，不思饮食，夜卧不安，舌苔厚腻或微黄，脉滑实，或指纹滞。

【治法】健脾和胃，消食化滞。

【方药】保和丸加减。

焦山楂12g　神曲9g　陈皮6g　炒白术9g　茯苓9g　石榴皮9g　炒麦芽12g

食积化热者加黄连3g、连翘6g。

4.脾虚腹泻

【证候】大便稀溏，色淡不臭，多见于食后作泻，时轻时重，面色萎黄，形体消瘦，神疲倦怠，舌淡苔白，脉缓弱，或指纹淡。

【治法】健脾止泻。

【方药】参苓白术散加减。

党参12g　炒白术9g　茯苓9g　山药9g　薏苡仁9g　砂仁3g　莲子12g　扁豆9g　桔梗6g　炙甘草3g

苔腻者加藿香9g、陈皮6g；腹胀不舒者加木香6g、厚朴6g；脘腹冷痛者加炮姜9g；久泻不止者加诃子3g、石榴皮6g等。

❦ 养 ❦

1.生活调养 适当控制饮食，减轻脾胃负担，饮食宜清淡富有营养，少吃多餐。吐泻严重患儿可禁食4~6小时，病情好转后逐渐恢复少量母乳或米汤、粥、面条等易于消化的食物，逐渐增加饮食量。忌食辛辣、油腻、生冷及不易消化的食物。

2.皮肤调养 幼儿应勤换尿布，保持皮肤清洁干燥，大便后宜用温开水清洗臀部后擦干，或抹上爽身粉，防止发生红臀。

3.情志调养 避免小儿大哭大闹，以免诱发肝风，形成慢惊风。

4.推拿调养 湿热泄泻者可清补脾土、清大肠、退六腑、揉小天心；寒湿泄泻者揉外劳宫、推三关、摩腹、揉脐、揉龟尾；伤食泄泻者推板门、清大肠、补脾土、摩腹、逆运内八卦、点揉天突；脾虚泄泻者推三关、补脾土、补大肠、摩腹、推上七节骨、捏脊，重按肺俞、脾俞、胃俞、大肠俞。

5.针灸调养 可选取神阙、天枢、气海、脾俞、肾俞、大肠俞、小肠俞等穴位，寒证、虚证用悬灸，每穴灸3~5分钟；热证、实证宜针，注意神阙禁针，手法先泻后补。

6.外治调养 丁香2g、吴茱萸30g、胡椒30粒，共研细末，每次1~3g，用醋调成糊状，敷贴在脐部，每日1次，可用于风寒、寒湿、脾虚腹泻的调养。

医案

朱某，男，2岁11个月。2021年12月5日初诊

主诉：腹泻伴腹胀3日。3日前贪食后出现腹胀腹泻、食欲不振，自

购成药（具体用药不详）效不显，现症见每日腹泻4~5次，便中带有食渣，泻后腹胀减轻，伴有食欲不佳，嗳腐酸臭，舌淡红，苔淡黄厚腻，脉数偏滑，指纹滞。

西医诊断：急性胃肠炎。

中医诊断：小儿腹泻（伤食泄泻证）

【治法】健脾和胃，消食化滞。

【方药】保和丸加减。

焦山楂9g　神曲9g　隔山消9g　陈皮6g　炒白术9g　茯苓9g　连翘6g　藿香6g　石榴皮6g　炒麦芽12g

3剂，每日1剂，水煎服，同时注意清淡饮食，少吃多餐，忌食辛辣、油腻、刺激性食物，并配合小儿推拿方法。服药1剂后腹泻减轻，3剂后腹泻止，诸症明显缓解或消除，后予饮食调养而痊愈。

按：患儿因贪食导致食积，引起脾胃气机失调，发为伤食腹泻。而脾胃气机升降失职，浊阴不降则见食少腹胀、嗳腐酸臭；清气不升则见大便溏泄带有食渣；舌淡红，苔淡黄厚腻，脉数偏滑，指纹滞，均为食滞肠胃，稍有化热之征。方选保和丸加减，健脾和胃，消食化滞，切中病机。方中山楂、神曲、隔山消、炒麦芽消食化滞，炒白术、茯苓健胃除湿、和中止泻，藿香、陈皮理气化湿和胃；连翘既可散结以助消积，又可清解食积所生之热。诸药配伍，食积得化，胃气得和，热清湿去，故诸症自愈。

（何冠，主任中医师，重庆市民政中西医结合医院业务院长）

小儿遗尿

概述

遗尿一词最早见于《伤寒论·辨阳明病脉证并治》:"三阳合病,腹满身重,难以转侧,口不仁面垢,谵语遗尿。"小儿遗尿,是指3岁以上儿童在睡梦中不自主地自遗,醒后方知的一种疾病。婴幼儿经脉未盛,脏腑未坚,气血未充,智力未全,对排尿自控力差,不属病态。但超过3岁,乃至5岁以上幼童仍不能自控,熟睡时常遗尿,乃病态。

小儿遗尿其病因病机乃肾气不足,下元虚冷,不能温养膀胱,闭藏失职,不能约束水道,而至遗尿;或因脾肺气虚,中气下陷,治节不行,不能固摄,小便自遗或睡中尿出;或湿热郁结,下注膀胱。《医学心悟·遗尿》说:"火性急速,逼迫而遗。"

防

(1)对于小儿遗尿,要耐心疏导,鼓励患儿消除怕羞、紧张的情绪,建立战胜疾病的信心。

(2)睡觉前或晚饭后注意控制饮水量。

(3)睡觉前提醒患儿排尿,并按时唤醒患儿排尿,每夜1~2次,促使其养成自行排尿的习惯。

（4）白天不宜使患儿过度游玩，以免疲劳贪睡。

❧ 治 ❧

1.肾阳不振

【证候】睡中经常遗尿，多则一夜数次，醒后方知，神疲乏力，面色苍白，肢冷怕凉，甚则腰酸腿软，智力低下，小便清长，舌质淡，苔薄白，脉细沉。

【治法】温补肾阳，固涩小便。

【方药】真武汤加减。

制附片10g（先煎）　白术15g　白芍10g　茯苓15g　生姜5g　牡蛎15g　枸杞子10g

在临床应用中，肢冷畏寒，甚而蜷卧者，多为肾阳虚微，制附片加至15g，另加肉桂5g。气短乏力自汗，加黄芪15g、潞党参10g、炙甘草6g。脾虚食少，便溏者，加炒山药15g、薏苡仁10g、芡实10g。小便频数者，加乌药6g、韭菜子10g、覆盆子6g。熟睡不易唤醒者，加石菖蒲6g。若兼小便灼热、尿黄者，加瞿麦6g。

2.脾肺气虚

【证候】睡后遗尿，神疲乏力，自汗，少气懒言，面色苍黄，食欲不振，大便稀溏，舌苔薄白，质嫩，脉软滑无力。

【治法】培元益气，固涩小便。

【方药】补中益气汤合缩泉丸加减。

北黄芪10g　潞党参10g　当归10g　升麻3g　柴胡3g　陈皮10g　炙甘草6g　白术15g　益智仁10g　山药15g　乌药6g　山萸肉10g　女贞子10g

大便稀溏者，加炮姜6g；纳差，加焦三仙15g、白豆蔻3g。

3.湿热下注

【证候】遗尿，尿量不多，尿味腥臊，色黄，舌苔薄黄，或稍腻，脉滑。

【治法】清利湿热。

【方药】萆薢分清饮加减。

萆薢12g　益智仁12g　乌药9g　白果仁6g　石菖蒲6g　生牡蛎10g　生龙骨10g　泽泻9g　甘草6g　瞿麦6g

面色㿠白，神疲肢凉，偏肾阳虚者，加补骨脂6g、制附片6g。脾胃虚弱伴纳呆腹泻者，加山药10g、茯苓10g。久病伤阴，虚火上炎，唇干舌燥者，加盐黄柏6g，滋阴降火。

小儿因脏腑娇嫩，形体未充，不耐大热大寒，虚中有实，实中有虚，肾气不足与湿热相兼为多，在顾护肾气的同时，略兼一两味清热利湿之品，如瞿麦、石韦等，效果尤佳。在清利湿热之时辅以温肾之味，如韭菜子、覆盆子。

遗尿日久，小儿服药困难，久遗生湿，湿盛生寒，寒湿凝聚，闭阻肾阳，可用企边桂1.5g、小茴香1.5g，研细粉入脐中，纱布包贴，两日一换，连用一至两周，效果显著。

❧ 养 ❧

小儿遗尿，除药物对症治疗外，要培养良好的习惯，主动排尿。父母要定时提醒，耐心劝导，不能羞辱斥责，以防增加小儿精神负担，致惊恐伤肾，加重病情。鼓励其战胜疾病，配合药物治疗，事半功倍。

医案

刘某，男，5岁。2019年7月6日初诊

主诉：患儿遗尿2年余，每夜2~3次，多经治疗，效果不显。

刻诊：面色苍白，神疲乏力，懒言少动，纳差，口干，少饮，大便稀溏，小便清长，舌苔薄白，脉细。

诊断：小儿遗尿。

辨证：肾阳不振，固涩无力。

【治法】温补肾阳，固涩小便。

【方药】真武汤加减。

制附片10g　白术10g　白芍10g　茯苓10g　生姜5g　益智仁10g　覆盆子10g　黄芪12g　潞党参10g　韭菜子10g　白豆蔻3g　女贞子10g

5剂，水煎服，1日1剂。

2019年7月12日复诊　患儿母亲讲，患儿在服药期间仅遗尿1次，而且胃口明显改善，大便成形，精神尚可，效不更方，原方稍加减，再进7剂巩固疗效，后随访1年，未见复发。

按：小儿遗尿大多为肾、肺、脾三脏之气不固而致，临床上以肾阳不振而致遗尿多见。我在临床中多立足温补肾阳，佐以固涩，均获效满意。本案患儿遗尿日久，肾阳不振，脾阳亏虚，故以真武汤加覆盆子、韭菜子振奋肾阳，固涩小便；加黄芪、党参、益智仁温脾阳，顾脾胃；加女贞子滋阴补肾，有阴中求阳之义；加白豆蔻醒脾开胃，以壮后天，滋补先天肾气。诸药合同，药中病机，效如桴鼓。

（徐昌万，主任中医师，重庆三峡医专附属中医院）

小儿湿疹

概述

小儿湿疹是儿科临床常见的一种变态反应性皮肤病，是由多种内外因素引起的一种具有明显渗出倾向的炎症性皮肤病，临床以皮疹多样，红斑、丘疹、水疱、糜烂、渗液、结痂、瘙痒剧烈、反复发作、日久不愈为特征。属于中医学中的"胎敛疮""胎癣""四弯风"范畴。

小儿湿疹初起多自面颊部出现细沙样小红丘疹，呈散在或密集分布，随后融合成片，逐渐波及整个头部，甚至延及胸背乃至全身。古籍早有详细记载，《医宗金鉴》说："此证生婴儿头顶，或生眉端，又名奶癣，痒起白屑，形如癣疥，由胎中血热，落草受风缠绵。"因小儿禀赋不足，脾胃运化失常，内有胎热湿毒，外受风湿热邪，蕴阻肌肤而致。早在《外科正宗·奶癣》就说："奶癣，因儿在胎中，母食五辛，父餐炙煿，遗热与儿，生后头面遍身发为奶癣，流滋成片，睡卧不安，瘙痒不绝。"《幼科准绳》说："胎毒，初起仅干癣，后则脓水淋漓或结靥成片，发于两耳、眉梢或耳后、发际之间。"《医宗金鉴》提到："此证由肝、脾二经湿热，外受风邪，袭于皮肤，郁于肺经，致遍身生疮。形如粟米，瘙痒无度，抓破时，津脂水浸淫成片，令人烦躁、口渴、瘙痒，日轻夜重。"中医多认为小儿湿疹的病因病机与湿邪关系密切，内有胎火湿热，外受风湿热邪，蕴阻肌肤，病位在肝、脾、肺。

❖ 防 ❖

1.小儿湿疹急性期预防 忌用热水烫洗，忌用肥皂等刺激性强的清洗剂清洗患处。

2.饮食预防 忌食辛辣、鱼虾、牛羊肉等发物，忌食韭菜、香菜、芹菜、姜、葱、蒜等辛辣之品。

3.居住环境预防 防止潮湿环境加重小儿湿疹。

4.小儿贴身衣服预防 小儿皮肤娇嫩，容易被布料刺激发痒，导致皮肤起疹，小儿穿衣不可过厚，防止体温过热，加重湿疹的瘙痒症状。

5.小儿皮肤清洁预防 保持小儿皮肤干燥，避免洗澡水温过高，使用温和、弱碱性的洗护用品。

❖ 治 ❖

1.湿热浸淫

【证候】小儿发病快，病程短，皮损面积大，色潮红，灼热，丘疱疹分布密集，渗液淋漓，瘙痒剧烈，伴有身热，尿黄，心烦口渴，舌质红，苔薄白或黄，脉滑或数。

【治法】清热利湿，解毒止痒。

【方药】龙胆泻肝汤加减。

龙胆草3~6g 黄芩6~10g 泽泻6~12g 车前草10~15g 金银花10~15g 连翘10~15g 荆芥3~6g 防风3~6g 白鲜皮10~15g 地肤子10~15g 紫草3~6g 甘草3~6g 大枣6~10g

2.脾虚湿盛

【证候】发病较缓，皮疹暗红不鲜，有水疱、渗液，部分干燥结痂，瘙痒，伴有纳差，腹胀便溏，舌质淡苔白腻，脉缓，指纹淡红。

【治法】健脾除湿止痒。

【方药】参苓白术散加减。

白人参3~6g　陈皮3~6g　茯苓6~12g　白术6~15g　山药6~15g　薏苡仁6~15g克　焦山楂6~15g　炒稻芽6~15g　炒麦芽6~15g　荆芥3~6g　防风3~6g　地肤子6~15g　白鲜皮6~15g　甘草3~6g　大枣6~10g

3.血虚风燥

【证候】病程长久，皮损反复发作，皮肤粗糙肥厚，皮疹干燥、脱屑，色素沉着，苔藓样改变，分布局限，瘙痒难忍，伴口干，夜寐不安，大便干结，舌质淡，苔薄白或苔少，脉细，指纹淡。

【治法】养血润燥，祛风止痒

【方药】当归饮子加减。

当归3~6g　川芎2~3g　白芍3~6g　生地6~9g　防风3~6g　荆芥3~6g　黄芪6~15g　地肤子6~15g　白鲜皮6~15g　紫草3~6g　酸枣仁6~15g　夜交藤6~15g　甘草3~6g　大枣6~10g

❧ 养 ❧

1.**饮食调养**　以清淡、营养丰富为主，要少油、少盐、少糖，可吃一些清热、祛湿的食物，进食绿豆汤、赤小豆汤。多吃新鲜蔬菜、水果；母乳喂养者，家长注意忌食发物及过敏食物；奶粉喂养者，可选择脱敏奶粉。

2.**生活起居调养**　保持家庭环境清洁干燥，避免尘螨、羽毛、羊毛等过敏物，保持患儿身体干燥洁净；洗澡水温不宜过高；每天定时锻炼身体，早睡早起。

3.小儿作息调养 督促小儿养成良好的生活起居习惯，早睡早起，坚持每天锻炼身体，避免大量汗出。

4.中药外治湿敷法调养 有效减少渗出，清洁皮肤，祛风止痒。可用龙胆泻肝汤加减方煎汤外敷。

5.小儿推拿调养 疏通经络，调和气血，祛除肌表风湿邪毒。常用推拿方法：分阴阳，补脾土，推掐四横纹，揉小天心、外劳宫、乙窝风，清天河水，推六腑，推揉拿捏曲池、足三里、三阴交、血海、合谷，捏脊。

医案

段某，男，3岁7个月。2021年5月29日初诊

主症：全身皮肤多处红色皮疹，伴瘙痒月余。

现症：全身皮肤可见多处红色皮疹伴瘙痒，夜间明显，可见到处抓痕，睡眠差，食欲差，小便黄，大便调，舌淡红，苔薄黄，脉沉。

中医诊断：小儿湿疹（湿热浸淫证）。

西医诊断：小儿湿疹。

【治法】清热解毒，祛风止痒，健脾消食。

【方药】龙胆泻肝汤加减。

龙胆草6g　黄芩12g　荆芥6g　防风6g　泽泻10g　车前草12g　白鲜皮12g　地肤子12g　紫草6g　生地10g　丹皮10g　甘草6g　焦山楂10g　炒麦芽12g　炒稻芽12g

7剂，每日1剂，水煎服，忌食油腻、辛辣刺激、鱼虾等食物，同时告知患儿家属避免患儿抓挠皮肤，保持皮肤干燥，可以用药渣湿敷患处。

2021年6月5日二诊 皮肤红色皮疹颜色减轻，瘙痒减轻，睡眠稍改善。原方加酸枣仁12g、知母10g，继续服用7剂。

2021年6月12日三诊　患儿可见少量红色皮疹，偶有瘙痒，睡眠饮食较前改善，继续守方7剂巩固疗效。

后随访，未见红色皮疹，睡眠饮食一切恢复正常，至今未复发。

按：小儿湿疹是儿童常见的过敏性炎性皮肤病，其中湿热浸淫证型最常见。小儿脏腑功能尚未发育健全，脾常不足，脾失健运常致湿邪内生，而湿邪内蕴则生热，加之外受风邪袭于皮肤，郁于肺经可引起红色皮疹，瘙痒，睡眠差，饮食少。治宜清热解毒，祛风止痒，健脾消食。方中焦山楂、炒稻芽、炒麦芽健脾消食，防食积化热之变；龙胆草、黄芩清热解毒；泽泻、车前草清利湿热；荆芥、防风、地肤子、白鲜皮祛风止痒；生地、丹皮、紫草养血凉血润燥；甘草调和诸药。马有度教授临证诊治小儿湿疹多以龙胆泻肝汤为基础方，同时配合祛风药物兼顾小儿脾胃顾护。祛风加用荆芥、防风；清热解毒药用金银花、连翘；治疗皮肤瘙痒加地肤子、白鲜皮。共奏清热解毒，祛风止痒，健脾消食之功。

（刘军兵，主治中医师，重庆市九龙坡区中医院）

小儿抽动症

概述

小儿抽动症是一种儿童神经精神障碍性疾病。临床以慢性、波动性、多发性运动肌快速抽搐，并伴有不自主发声和语言障碍为特征。属于中医学"肝风""抽搐""痉证"范畴。本病多在儿童时期发病，男孩发病率较女孩约高3倍。

小儿抽动症的发生多因小儿先天禀赋精血不足致大脑失养；或喂养不当，脾失运化，痰阻气机扰乱心神；或教育过程中溺爱致患儿任性，脾气暴躁；或学习压力过大，生活节奏快；或外伤，高热抽搐；或药物不当等。本病与小儿生理病理特点密切相关，其病机为"肝肾不足，肝阳化风，内淫五脏"。

防

首先，预防小儿抽动症应给孩子宽松的学习环境，尽量不要给孩子太大的压力，压力过大则情志不畅，肝旺耗真阴，阴不制阳，肝阳上亢化为内风导致抽动。

第二，要保证充足的睡眠，因为充足的睡眠有利于神经的自我调节。

第三，饮食宜营养均衡，不宜吃辛辣刺激、过度油腻的食物及咖啡、可乐等饮料，适量多吃蔬菜、水果。

第四，不过度使用电子产品不玩刺激性强的游戏，少观看恐怖类影视作品。

第五，预防外感，外受风邪入里可引动内风，肝风内动引发抽动。

❖ 治 ❖

小儿肝常有余，脾常不足，心常有余，肾常虚，肺脏娇嫩，运用小儿五脏不足有余论对本病进行分析，病位主要在肝，亦涉及小儿心、肾、肺、脾。自拟滋阴潜阳熄风汤，专治肝肾不足，肝阳化风，内淫五脏所致的抽动症。

主方组成：熟地黄、山药、山萸肉、茯苓、泽泻、丹皮、钩藤、栀子、龙骨、牡蛎、龟甲、全蝎、蜈蚣、僵蚕、白芍、甘草。方中以六味地黄汤为主，熟地填精益髓、滋阴补肾，山茱萸补养肝肾，山药滋养脾阴又能滋肾，三药相伍，滋补肝、肾、脾；泽泻利湿泄浊，并防熟地之滋腻，丹皮清泻相火，并制山萸肉之温涩，茯苓健脾燥湿，配山药补脾助运，三药合用，泄湿浊而降肝肾之虚火。三补三泻相伍，功专肝肾，寒燥不偏，养补气血。方中龟甲、龙骨、牡蛎潜阳定志，钩藤、僵蚕、全虫、蜈蚣平肝息风，栀子泻三焦之火，甘草调和诸药。全方集补益肝肾、滋阴潜阳、清热息风为一体，共奏恢复脏腑功能，阴平阳秘，肾之阴得以补，肝阳之气得以平，肝风自息，阴平阳秘矣！

治疗小儿抽动症，在临床实际应用中可以五脏辨证为基础，根据病变脏腑表现出的证候特点，在滋阴潜阳熄风汤主方基础上进行相应加减。若伴有眨眼、翻眼、斜眼、挤眉弄眼、情绪不畅、急躁易怒、好动难静、舌红、苔黄、脉细数等症状，辨证为抽动肝证型，可在滋阴潜阳熄风汤基础上选用桑叶、菊花、木贼、决明子、谷精草、羚羊角及龙胆草，以达滋阴潜阳、平肝息风之效。若抽动频繁、抽动力度大，或口中秽语，声音高亢，面红烦扰，躁动不安，好动难静，心烦眠差，口干，大便干结，小便短赤，舌红，苔黄，脉细数，辨证为抽动心证型，可在滋阴潜阳熄风汤基础上选用黄连、知母、黄芩、炙远志、石菖蒲、酸枣仁等药物，抽甚可加羚羊角粉，以达滋阴潜阳、泻心息风之效。部分患儿常有先天禀赋不足的表现，如母孕异常，包括窒息、病理性黄疸等，并有潮热、盗汗、舌红少苔或花剥苔，脉细数等症状，辨证为抽动肾证型，可在滋阴潜阳熄风汤基础上选用黄精、桑椹等药物，以达滋阴补肾、潜阳息风之效。还可见吸鼻、鼻塞不通、打喷嚏、流涕、咽痒、清嗓、干咳等，舌质红，苔薄白，脉浮等，辨证为抽动肺证型，可在滋阴潜阳熄风汤基础上选用玄参、桔梗、青果、防风、金银花、连翘、板蓝根、木蝴蝶、生诃子、马勃等药物，以达滋阴潜阳、清肺利咽通窍之效。如除多变的抽动症外还可见喉间痰鸣，怪声连连，腹部抽动，纳差，腹痛腹胀，便秘或便溏，注意力不集中，舌红苔腻，脉濡缓细等症状，辨证为抽动脾证型，可在滋阴潜阳熄风汤基础上选用炒三仙、砂仁、薏苡仁、白扁豆、鸡内金、炒二术、木香、厚朴等药物，以达滋阴潜阳、运脾平肝之效。

❧ 养 ❧

1.**防外邪**　小儿感受外邪可致抽动症状加重或反复，应注意穿衣适宜及避免剧烈活动后受凉。

2.**调饮食**　避免咖啡、碳酸饮料及巧克力等食物，以免小儿过于兴奋。避免食用含铅食品、油炸食品、辛辣食品及生冷食物。少食海鲜、羊肉等。

3.**畅情志**　避免接触电子游戏产品及恐怖类影视节目，保证充足睡眠，避免过度疲劳。不过于严苛教育孩子，保持患儿心情舒畅，使肝气畅达。

医案

孙某，男，5岁。2012年9月15日初诊

主诉：频繁皱眉，眨眼，注意力不集中1年。

现病史：患儿于1年前频繁出现皱眉，眨眼动作，家长认为孩子可能患眼疾，曾带孩子前往眼科诊治，经检查诊断为慢性结膜炎，予润舒眼液治疗后症状未缓解反而逐渐加重，同时伴有上肢及下颌不自主抽动，后至当地儿童医院诊治，确诊为抽动-秽语综合征，家长拒绝西药治疗，寻求中医治疗。现症见频频眨眼，皱眉，弄鼻，努嘴，摇头，上肢及下颌不自主抽动，夜眠不安，盗汗，急躁易怒，二便调，舌红，苔黄，脉细弦。

中医诊断：抽动症。

西医诊断：抽动障碍。

【治法】滋阴潜阳，平肝息风。

【方药】

龟甲6g　白芍10g　龙胆草3g　麦冬10g　川芎6g　生地黄10g　熟地黄10g　黄精10g　天麻6g　钩藤6g　蝉蜕6g　全蝎3g　蜈蚣1条　生龙骨12g　生牡蛎12g　甘草6g

水煎服，每日1剂，连服14剂。

二诊　抽动诸症渐缓，上肢抖动明显好转，仅偶有下颌抖动，性情急躁有所改善。效不更方，原方随证加减，继服14剂，诸症消失，舌脉如常。随后将药物研极细末，水泛为丸，继服3个月。停药随访半年内未复发。

（文仲渝，重庆市中医院主任中医师，

全国老中医药专家学术经验指导老师，重庆市名中医）

中医百病防治养

小儿多动症

概述

小儿多动症是一种儿童时期较常见的心志神情发育障碍、行为异常性疾患，主要临床表现为注意缺陷、活动过度和行为冲动。患儿难以控制的动作过多，注意力不集中，情绪不稳，冲动任性，并有不同程度学习困难。本病男孩多于女孩，好发年龄5~16岁。国内外文献报道，本病占学龄儿童的5%~10%。发病与遗传、环境、产伤等有一定关系。

本病在古代医籍中无专门记载，根据患儿神志涣散、多语多动、冲动不安的特征，可归入"脏躁""躁动"范畴；由于其智能正常或接近正常，活动过多，思想不易集中而导致学习困难，故又与健忘、失聪有关。

防

（1）提倡婚前检查，选择配偶时要注意癫痫精神疾患的筛查。避免近亲结婚。

（2）妊娠期应定期做产前检查，及时纠正胎位，争取顺利分娩，减少新生儿大脑受损的概率。为了避免产伤，减少脑损伤，应尽量自然顺产。

（3）适龄结婚，有计划地优生优育。孕妇应保持心情愉快，精神安宁。饮食清淡而富于营养，谨摄寒温，劳逸适度，避免七情刺激。创造温馨和谐的家庭环境，因材施教，勿盲目望子成龙。及时纠正孩子的不良习惯。

（4）保证小儿睡眠充足，合理喂养，避免精神创伤及意外事故的发生。注意合理营养，使小儿养成良好的饮食习惯，不偏食、挑食。尽量避免小儿玩含铅的漆制玩具，尤其不能含在口中。

（5）少食含有甲基水杨酸盐类的食物（如西红柿、苹果、橘子等）少食调味品，如胡椒油少吃油煎、油炸食物。慎用药物，避免物理因素的影响。

（6）早期筛查。如家长有精神疾病家族史，平素应注意观察小儿的语言、情绪、行为变化，尽量避免重大生活事件的影响。如小儿出现注意力不集中，活动过度和冲动等疑似情况，应尽早去医院就诊。

❦ 治 ❧

（一）中药辨证论治

1.肝肾阴虚

【证候】多动多语，急躁易怒，冲动任性，难以自抑，神思涣散，难以静坐，注意力不能集中，两颧潮红，五心烦热，口干咽燥，盗汗，喜食冷饮，舌质红，少苔或无苔，脉细数或弦细。

【治法】滋阴潜阳，宁神益智。

【方药】左归饮加减。

熟地10g　山药15g　山萸肉10g　枸杞子10g　茯苓15g　龟甲12g　柏子仁10g　生龙骨20g（先煎）　炙甘草6g　麦冬6g　玄参10g　炙首乌10g　女贞子10g　知母10g　琥珀6g（先煎）　石菖蒲9g　丹参12g　远志6g

肾水不足，心火上炎者，可用《摄生秘剖》补心丸化裁，以滋阴清热，补心安神。方药组成：石菖蒲10g、北沙参15g、生地9g、丹参9g、青果9g、茯苓15g、麦冬9g、当归9g、柏子仁9g、甘草6g。

2.心脾两虚

【证候】心神涣散，注意力不集中，或虽能集中但时间短暂，活动过多，动作行为杂乱、无目的性，气短，精神倦怠，常自汗出，记忆力差，喜忘，心悸，夜寐不宁，多梦夜惊，口吃，面色苍白少华，纳食不佳，舌质淡红，苔薄白，脉虚或细弱。

【治法】补益心脾，安神益智。

【方药】甘麦大枣汤加减。

炙甘草10g　浮小麦30g　大枣12g　夜交藤20g　杭白芍12g　丹参15g　太子参10g　生龙牡各20g（先煎）　远志6g　法半夏9g　磁石20g（先煎）　钩藤20g（后下）　蝉蜕6g　厚朴6g　陈皮6g

3.痰火内扰

【证候】多动难静，烦躁不宁，冲动任性，难以制约，神思涣散，注意力不能集中，胸中烦热，懊恼不眠，纳少，尿赤，口渴，大便燥结或溏而不爽，舌质红，苔黄厚腻，脉浮滑数。

【治法】清热泻火，化痰宁心。

【方药】黄连温胆汤加减。

陈皮10g　法半夏10g　茯苓15g　竹茹12g　胆南星9g　瓜蒌6g　枳实6g　黄连3~5g　石菖蒲9g　珍珠母6g　炒麦芽24g　鸡内金9g　莱菔子9g　龙胆草10g　焦山栀6g

犯及神明，心失守舍，动作不能自律，法当豁痰镇惊息风，用《医学心悟》铁落饮化裁：九节菖蒲10g、胆南星9g、法半夏9g、铁落花15g（先煎）、云茯苓15g、明天麻9g（先煎）、紫丹参12g、麦冬10g、川贝3g（冲服）、陈皮10g。

（二）单方验方

女贞子15g，夜交藤、枸杞子、生牡蛎各12g，白芍、珍珠母各10g，水煎服，每日1剂。

龙胆草、茯苓、远志、珍珠母、神曲、甘草等共研细末，水泛为丸，每次10~15g，日服2次，2个月为1个疗程。

（三）针灸治疗

1.耳针　取穴脑干、肾、肝、心，每日1次，留针20分钟，10日为1个疗程。

2.王不留行贴压耳穴　主穴取脑干、枕穴、神门。肝肾阴虚配肝、肾耳穴，心脾不足配心、脾耳穴。

3.体针　主穴取内关、太冲、大椎、曲池。注意力不集中配百会、四神聪、大陵，活动过多配定神、安眠，心俞，情绪烦躁配神庭、膻中、照海。用泻法，不加灸，隔日1次，10次为1个疗程。每次针刺后即用梅花针叩背部夹脊穴、膀胱经、督脉，以叩至皮肤潮红为度。心俞、肾俞、大椎等穴重点叩刺。

❖ **养** ❖

（1）体谅关心病儿，稍有进步应予表扬，切勿伤害孩子的自尊心。教育切忌简单粗暴，不宜惩罚、打骂孩子，也不要溺爱与过分迁就，纵其任性不羁，以免加重精神创伤。

（2）帮助患儿树立信心，磨炼意志，明确学习目的，抓紧学业辅导，培养学习兴趣，给孩子良好的教育和正确的心理指导。

（3）加强管理，及时疏导，谨防攻击性、破坏性、危险性行为的发生。

（4）西药治疗过程中要密切观察患儿反应，及时调整药物剂量。

（5）饮食治疗调养：黑大豆、酸枣仁、海带、金针菜、胡萝卜加工为散剂。4~6岁，每次10g，每日2次。7~12岁，每次15~20g，每日2次。3个月为一疗程。同时注意饮食禁忌和口服健脾养心安神的中药。枣仁莲子粥、桂圆莲子粥、莲子猪心粥、清炒芹菜百合、桑椹等均可选食。

（6）观察患儿的进食、睡眠及大小便的自理情况，对于年龄较小或生活自理能力有缺陷的患儿，须做好生活护理。制订合理的作息时间，培养生活规律，保证充足睡眠。从小事培养患儿专心习惯。保证合理营养，避免其食用有兴奋性和刺激性的饮料和食物。

（7）组织患儿参加适当活动，如登山、打球、跳高等，以消耗多余的精力。可通过游戏等形式对患儿的注意力进行训练，逐渐延长集中注意力的时间，以改善关注障碍。通过认知行为治疗训练患儿自我控制能力，并启发思考。

医案

林某，男，9岁。2019年12月19日初诊

主症：多动、话多、注意力不能集中半年，本月加重。

现症：多动，话多，易叫，好惹事，难以静坐，注意力不能集中，常汗出，不长肉，喜食冷饮，记忆力差，喜忘，纳食不佳，大便2日1次，多汗，舌淡红，少苔，脉细滑数。

中医诊断：小儿多动症（心脾气虚证）。

西医诊断：儿童注意缺陷多动障碍。

【治法】补益心脾，安神益智。

【方药】甘麦大枣汤加减。

炙甘草10g　浮小麦30g　大枣12g　夜交藤24g　杭白芍12g　丹参15g　太子参10g　生龙骨20g　生牡蛎20g　远志6g　法半夏9g　磁石

20g（先煎）　钩藤30g（后下）　蝉蜕6g　生黄芪24g　防风10g　炒白术10g　柏子仁10g　益智仁10g

10剂。

2020年1月2日二诊　多动难静减轻，大便3日2次，原方减磁石，加郁金9g、白矾6g、竹沥水10ml（兑服）。12剂。

2020年1月23日三诊　多动难静，有反复，喉中有痰，烦躁不宁，还是任性，难以制约，神思涣散，注意力不能集中，眠差，纳少，尿赤，口渴，大便干燥，舌质红，苔黄厚腻，脉浮滑数。

【治法】清热利湿，化痰宁心。

【方药】黄连温胆汤加减。

陈皮10g　法半夏10g　茯苓15g　竹茹12g　胆南星9g　瓜蒌106g　枳实10g　黄连5g　石菖蒲9g　珍珠母9g　炒麦芽30g　鸡内金9g　莱菔子9g　郁金9g　龙胆草10g　焦山栀6g

2020年2月27日四诊　诸症基本控制，守方治疗12剂。

2020年3月20日五诊　诸症基本恢复正常，加焦三仙各20g、白矾6g，12剂。均配合适当的中药药膳。

后随访基本恢复正常，孩子父母满意，至今未见复发。

（刘建，中医师，成都北京同仁堂健康药业中医馆）

小儿性早熟

概述

小儿性早熟系儿科疑难病之一，在中医学及相关书籍资料中尚无论述。

人体正常的性发育有一定的生理规律，这种规律是受下丘脑-垂体-性腺轴调节，通过内分泌激素，促使性器官发育和性征出现。当机体受到不正常内因、外因影响时，内分泌失调而导致该疾病的发生。《性早熟诊断指南（试行）》表明，性早熟是指男童在9岁前，女童在8岁前呈现第二性征。按发病机理和临床表现分为中枢性（促性腺激素释放激素依赖性）性早熟和外周性（非促性腺激素释放激素依赖性）性早熟，以往分别称真性性早熟和假性性早熟。

近年来，随着生活水平的不断提高，饮食结构变化及环境污染、社会暴露等因素的影响，性早熟的发病率呈逐年上升趋势，且呈现出低龄化，笔者在临床上曾治疗过月龄3个月就来月经的性早熟患儿。1988年上海地区对4~7岁女童进行调查，乳房发育率1.7%。

防

（1）科学饮食，避免过量食用含雌激素（类似物）的食品。少吃肥甘厚腻的食物，保证蛋白质的摄入量，多食些蔬菜、水果（反季果蔬除外），不滥用补品。

（2）家长要收拾好自己的药箱和化妆品。不要让儿童误用含有激素的化妆品和药物。

（3）不吃家禽动物的脖颈、皮，饲料催熟的家禽脖颈皮肤里淋巴容易残留激素。

（4）科学运动减肥。肥胖也是导致小儿性发育的重要因素。尤其要锻炼下肢，每天应保证30分钟以上的运动时间，运动项目可选跑步、爬楼梯等。

（5）应科学健康地进行性教育。

（6）养成良好的作息习惯，早睡早起，保证睡眠时间。避免开灯睡觉，健康成长。

❖ 治 ❖

根据小儿脾常不足、肝常有余、肾常虚的生理病理特点，笔者提出小儿性早熟是"正虚邪实"，发病机理系先有脾伤，后有肾损，可谓责之于脾，累及于肾，治以调理脾胃，疏理肝气，护肾固元，从脾、肝、肾三脏入手，重在治脾，调脾为主，疏肝为辅，护肾固元，不同于以往肾阴虚、肾阳亢、从肾论治的观点，开辟了小儿性早熟从脾论治的新思路，从而在治疗上实践了调脾护肾的新方法，探索建立了以"曾氏保幼方"为主的四维一体疗法。四维一体疗法方案的核心是调脾护肾，是预防与治疗结合、药物与非药物结合、动静结合、患儿与医生互动结合，多手段、多途径的创新疗法。"四维一体"在临床运用中不可分割，不可缺失，是一套整体方案。该方案的主要内容简单总结为管住嘴、迈开腿、中药调、耳穴配。

1. 管住嘴 性早熟近现代研究很少提及遗传因素。含雌激素饮食的摄入与本病的发展相关。生活水平不断改善和提高，加之家长缺乏科学饮食、科学喂养相关知识，迷信于"补"，孕期补母，产后补子，平时多补乱补，大量的肥甘厚味不断进入小儿体内，严重损害了本来小儿的脾胃功能，造成脾胃运化失司，有毒物质（含激素）不能正常、及时地排出体外，长久停留体内而致病。既然是病从口入，管住嘴是预防治疗本病的关键所在。如万全说："节戒饮食者，却病之良方也。"

2. 迈开腿　性早熟患儿普遍很少或不注意锻炼，特别是缺少户外有氧锻炼。加之作业多，侵占了孩子有限的活动时间，导致孩子不想锻炼、不愿意锻炼、拒绝锻炼、害怕锻炼等。很多患儿精神不振、面色萎黄、个子矮小、肌肉松弛、手握力差，身体素质变差必然降低抗病的能力。

通过锻炼，患儿普遍出现精神状态较好，朝气蓬勃。由于有氧运动促进骨骼的发育，有效防止骨骺提前关闭，患儿的身高按正常生理增加。通过有氧运动，可促进骨细胞兴奋、增多、增长。

3. 中药调　中药是治疗性早熟最有效的环节，由于该病的调治周期较长，在辨证组方的基础上，首先必须选用无毒副作用且不含雌激素（或类雌激素样作用）的中药，另外，还要特别注重口感。"中药调"不是用中药补，也非用中药攻，而是用气淡味薄、芳香淡渗功效的中药调节机体阴阳之间的平衡。这种平衡本着中医理论的核心，整体观和辨证论治观，着力于整体与局部相结合，调整与控制相结合，强调彼此间的相互关系和相互制约，即对立统一与消长平衡间的关系。遣方用药要紧扣病因病机，坚守主方，随症加减，不拘一格。其核心处方"保幼方"已获批国家发明专利（专利号：ZL201711161274.9），并通过四川省药监局评审验收，获准以传统剂型（保幼颗粒）院内制剂备案（备案号：川药制备字Z20210001000），已批量生产投入临床使用。

基本方（保幼方）：陈皮、麦芽、薏苡仁、白蔻仁、白术、浙贝母等。乳房发育、胀痛、压痛常加丝瓜络、白芍、柴胡、金铃子等。白带多常加椿根皮、煅龙骨、煅牡蛎等。内膜增厚常加紫草、蒲黄炭、大蓟、小蓟、白及等。

嘱患儿尽量不摄入含雌激素类的保健品、食品。进行户外有氧运动，以长跑为主，小学生每日跑步1000米，初中生每日跑步1500米。性早熟女童尽量减少上肢运动，对于乳房发育的性早熟女童，上肢运动有可能加重乳房提前发育的趋势。坚持每月测身高、体重。每月复查B超1次（乳房、腹部），每半年复查骨龄。进行小儿性早熟并发症筛查，性早熟治愈后，儿童来月经的3~5天内检查性激素水平。

4.耳针配

耳穴疗法是一种非药物疗法，具有简便、廉效的特点，也是中医治疗各种疾病的辅助方法，无痛苦无毒副作用，起到了中药协同作用，特别是调节内分泌方面发挥了中药所不能替代的作用，增进了治疗效果。耳穴分布像一个倒置的胎儿，分布和人体的体位一致，体现了耳穴分布独特的规律。

耳穴治疗常用穴位有神门、子宫、肾、内分泌、神阙、皮质下。每天自行按摩2~3次，每次每个穴位15下。1周或2周换1次。

舌苔厚腻加脾、胃穴。

笔者临床应用"四维一体"疗法方案纯中医药治疗小儿性早熟已14年，门诊治疗超20万人次，完整病历800余份。为了不断优化临床诊疗方案，定期抽取病历进行临床疗效分析。由于中医对该病缺乏诊断与疗效评估标准，故均参照西医标准制订。由于女童性早熟较男童发病率高，故以女童为例，临床疗效评定标准如下：

（1）B超复查（每月复查1次）：乳腺缩小或未快进展性增大；

（2）B超复查（每月复查1次）：内膜变薄或未快进展性增厚；

（3）B超复查（每月复查1次）：大于4mm卵泡减少或未快进展性增多；

（4）身高按正常生理平均标准增长（每月测量1次），每年增高5~8厘米；

（5）骨龄复查：（每半年复查1次）实际年龄与骨龄之间差距缩小，甚至达到1岁以内。

有效：临床治疗达到上述5条的任意3条标准。无效：临床症状无任何改善。

选择治疗时间1年的女童100例，包含8岁以下诊断为小儿性早熟（包括真性性早熟与假性性早熟）和8~9岁诊断为快进展型青春期患儿。经统计，治疗周期内，乳腺缩小或未快进展性增大的73例；内膜变薄或未快进展性增厚的81例；大于4mm卵泡减少或未快进展性增多的共89例；身高按正常生理平均标准增长，年增高5~8厘米的共78例；实际年龄与骨龄之间差距缩小，甚至达到1岁以内的共32例。以临床疗效评定标准（不重复计数），总有效率为83%。

❧ 养 ❧

性早熟的治疗周期长，往往寻求中医治疗的患儿需要治疗至10岁半，在此过程中，围绕四维一体疗法，家长要重视养育和观察疾病发展。

首先，对于患病女童，家长要做到每天观察白带情况，及时记录。坚持户外有氧运动。控制饮食，避免过多摄入高雌激素（或类似物）食物。放松心态，避免给患儿造成过重的心理负担。

医案

江某，女，8岁11个月。2019年8月21日初诊

主诉：双侧乳房发育伴白带出现1年余。

现症：其母发现患儿双乳发育并伴有压痛，遂至某医院就诊，检查后确诊为性早熟，服用知柏地黄丸、大补阴丸半年，于近日发现双乳明显发育，并伴有白带出现，纳眠可，二便调。

辅助检查：身高137厘米。骨龄相当于9.9岁，超出实际年龄约1.1岁。B超检查双侧卵巢可见多个卵泡回声，较大者约0.5cm。

诊断：小儿性早熟。

【治法】 调脾，护肾，疏肝。

【方药】 保幼方加减。

陈皮12g　麦芽20g　白蔻仁6g　白术12g　浙贝母12g　仙鹤草30g　夏枯草6g　昆布6g　丝瓜络30g　荔枝核6g　柴胡6g

28剂。

2019年9月29日二诊　双乳压痛缓解，B超示双侧乳腺未见进展性增大，偶见白带，纳可，眠一般。

原方去丝瓜络、荔枝核、柴胡，加白花蛇舌草6g、白芍9g、煅龙牡各30g。28付

2019年11月2日三诊　双乳压痛消失，B超示子宫内膜双层0.1cm，双侧可见多个卵泡，较大者0.6cm，白带较前减少。

9月29日方去白芍、煅龙牡，加蒲黄炭6g，大蓟6g，小蓟6g、白及6g。28付。

自此后，患者每14或28天定期复诊，基本方不变，根据B超情况加减调整用药。2021年5月22日，诊时年龄10岁8个月，月经初潮未至，身高154cm。按小儿性早熟诊断标准，该患者已痊愈。

按： 该患者确诊为中枢性性早熟，西医在该病的治疗上最常用的药物是促性腺激素释放激素类似物，一般患儿应用3~6个月后会出现生长抑制，身高增长速度减慢甚至停止，需同时注射生长激素。激素类药物停药后容易引起内分泌系统代偿性紊乱，且容易复发。在近2年的治疗中，主方调脾疏肝，护肾固元，根据现症与检查结果，调整用药，在抑制性早熟症状的同时，并不影响患儿的生长发育。最终该患儿10岁8个月月经初潮未至，且身高水平正常，说明治疗效甚佳。

（曾桂芳，研究员，曾桂芳传承工作室导师，

成都泰坤堂国医馆业务院长）

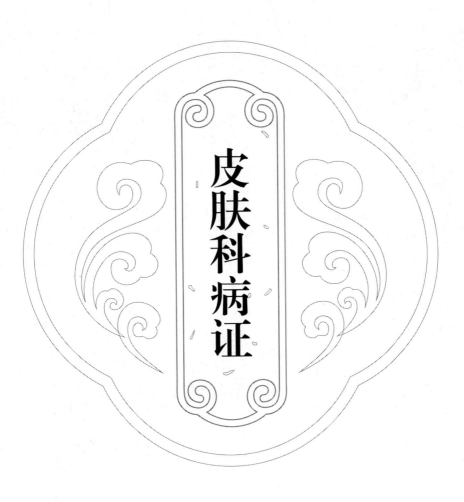

皮肤科病证

瘾 疹

概述

瘾疹相当于西医的荨麻疹，是一种以皮肤骤起风团为主要表现的瘙痒性过敏性皮肤病。临床以皮肤出现瘙痒性风团，发无定处，骤起骤退，消退后不留任何痕迹为特点，一般皮损持续时间不超过24小时，但易反复发作。《素问·四时刺逆从论》记载："少阴有余，皮痹而隐疹。"《诸病源候论》记载："人皮肤虚，为风邪所折，则起瘾疹，热多则色赤，风多则色白。甚者痒痛，搔之则成疮……邪气客于皮肤，复逢风寒相折，则起风瘙瘾疹。"

防

荨麻疹主要发生于特禀质人群，因素体禀性不能耐受某些物质而表现为过敏。中医认为禀性不耐之人营卫虚弱，卫外不固，药物、外界寒冷刺激等因素致使机体营卫失调，邪气郁阻皮腠而致病。所以荨麻疹最根本的预防保健措施是尽量避免接触各种过敏原，改善体质，并结合既往发作的寒热虚实属性和诱发因素采取相应的对策，避免复发。

1.起居预防 生活不规律，长期睡眠不足，经常熬夜，失眠，过度劳累，不良的生活嗜好（如吸烟、饮酒等），可诱发或加重本病。所以日常生活中尽量注意生活起居规律，不熬夜，保证充足的睡眠，不抽烟、酗酒，不过度疲劳，保持每天精力充沛，预防和减少疾病的发生。

2.饮食预防　能导致荨麻疹的食物比较多，常见的有部分动物蛋白、易致敏食物以及某些辛味食物。避免食用容易引起病变的食物，如海鲜、牛羊肉、酒、含咖啡因的饮料、乳制品、蛋、燕麦、坚果、草莓、菠萝、番茄、大蒜、洋葱等，以及含有香草醛、苯甲醛、桉油醇、单钠谷氨酸盐等添加剂的食物。多吃含维生素C、维生素A的食物，如菠菜、大白菜、小白菜、白萝卜等。注意食品的清洁卫生，预防寄生虫滋生。

3.情志预防　工作节奏快，时间紧迫，紧张、焦虑、烦躁、抑郁，情绪波动，使乙酰胆碱释放增多，或直接作用于肥大细胞使之释放组胺、激肽而致病。特别是慢性荨麻疹的发作和加重，与人的情绪或心理应激有一定的关系。中医学认为，情志内伤，伤及肝肾，肝肾不足，阴血亏虚，生风化燥，阻于肌肤而发病。部分患者在情绪紧张时荨麻疹就会发作或加重。所以保持良好的心态，放松心情，可以使人体气机调和，血脉流畅，正气充足，日久荨麻疹等疾病就会少发生或不药而愈。

4.季节环境预防　冷、热、光的刺激，污浊的空气，居住的生活环境潮湿阴暗，昆虫叮咬、动物咬伤，动物羽毛、动物皮屑，特殊花草等，都有可能引发荨麻疹。所以在花粉或灰尘较多的季节要注意关闭窗户。注意环境的清洁卫生，家里的床单、被套、枕套、地毯、窗帘等要经常换洗、暴晒，避免尘螨引起过敏。避免吸入油漆、杀虫剂、农药等。荨麻疹患者不宜接触及喂养宠物，因为动物的皮屑、唾液及尿中的蛋白质均易引起过敏。对于寒冷性荨麻疹，要注意防风寒，尤其冬天要保暖，夏天要少喝生冷饮料；对于热性荨麻疹，夏天要少运动，洗澡时水不要太热，防止烈日下暴晒等。

5.感染、疾病及药物预防　细菌、病毒、真菌、寄生虫等感染均可引起过敏而导致荨麻疹。有的患者发病与幽门螺杆菌感染明显相关；蛔虫、钩虫、蛲虫等寄生虫感染也可能导致本病。有些全身性疾病患者，如患有甲状腺疾病、糖尿病、肾炎、风湿热或肥胖的人群容易发生本病。中医学认为，此类疾病的发生导致脏腑功能失调，通过经络，引起肌肤病变。所以在日常起居上应注意清洁卫生，尽量避免各种感染。如果有其他疾病应积极进行治疗。

青霉素、四环素、氯霉素、链霉素、磺胺、安乃近、阿司匹林等多种抗生素，以及解热镇痛药、安眠镇静类药物可诱发荨麻疹。因而在其他疾病治疗的过程中注意药物过敏史，致敏药物不能使用，对容易引起过敏的其他药物应谨慎使用，或过敏试验阴性后才能使用，并密切观察。

❖ 治 ❖

（一）内治

1.风寒袭表

【证候】多发于冬春季节，常冬发夏愈，或冬重夏轻，遇冷或冷风外吹而发，得暖则减，风团色淡白或皮色。苔薄白，脉浮紧。

【治法】疏风散寒，解表止痒。

【方药】桂枝麻黄各半汤加减。

麻黄　桂枝　白芍　防风　黄芪　白术　生姜　大枣　生甘草

2.风热郁卫

【证候】多发于夏秋季节，日晒发病，或遇热则发，得冷则缓，起病急，风团色红，身热面红，便秘溲黄。苔薄黄，脉浮数。

【治法】疏风清热，解表止痒。

【方药】消风散加减。

金银花　连翘　黄芩　苦参　荆芥　防风　赤芍　天花粉　刺蒺藜　蝉蜕　甘草

风团颜色鲜红者，加牡丹皮、生地黄等。

3.胃肠湿热

多因食用了某些食物引起，风团色红而痒，伴有恶心呕吐、腹胀、腹痛，大便溏泄，纳呆乏力。舌质淡红，舌苔黄腻，脉滑数。

【治法】疏风解表，通腑泄热。

【方药】防风通圣散加减。

苍术　泽泻　茯苓　薏苡仁　茵陈　防风　大黄　枳实　半夏　竹茹

有肠道寄生虫者，加乌梅、使君子、槟榔等。

4.血虚风燥

风团反复发作，迁延日久，午后或夜间加剧，伴心烦易怒，口干，手足心热。舌质红少津，舌苔薄，脉沉细。

【治法】养血祛风，润燥止痒。

【方药】当归饮子加减。

当归　生地黄　熟地黄　黄芪　党参　白术　茯苓　白芍　夜交藤　酸枣仁　柏子仁　刺蒺藜　炙甘草

经久不愈者在此基础上加用搜风止痒之乌梢蛇、全蝎，效果更佳。

（二）其他治疗

除了中药治疗以外，荨麻疹的治疗还可以结合针灸、推拿等方法，效果更佳。

1.针灸

（1）体针：荨麻疹发于上半身者，取曲池、内关穴；发于下半身者，取血海、足三里、三阴交穴；发于全身者，配风市、风池、大椎、大肠俞等穴。除血虚风燥证外，其他证均用泻法。

（2）耳针：取肺区、枕部、交感、肝区、脾区、肾上腺、皮质下等耳穴。针刺后留针1小时，每次选2~3穴。

（3）拔罐：选取大椎、肺俞、脾俞穴，留罐5~10分钟，亦可背部走罐。可加血海、曲池两个穴位，先放血，再拔罐，疗效更佳。

（4）放血：耳背静脉放血或分别在双耳尖、双中指尖、双足趾尖常规消毒后，用三棱针刺之，挤出少许血液。

2.推拿　对于小儿荨麻疹患者可以进行推拿调养。

（1）点揉膻中穴，按揉曲池、风池、足三里、血海穴，擦肾俞至大肠俞的部位。

（2）按揉推擦患儿颈项部，点揉双侧风池穴，掐、揉血海、三阴交穴，顺时针摩动肚脐。

3.熏浴　取香樟木、蚕沙、艾叶、桃树叶、苍耳草、凌霄花、苦参、白鲜皮、地肤子、徐长卿、败酱草、紫苏各30g，加水煎煮后趁热先熏后洗，每晚1次。

❧ 养 ❧

1.动静调养　注意气温变化，自我调摄寒温，加强体育锻炼。如跑步、游泳等户外体育运动锻炼，可以增强体质，提高免疫力，增强对过敏物质的适应能力，也可达到预防治疗的目的。运动性荨麻疹患者不宜进行运动锻炼。

2.药膳调养　可以采用益气固表汤（玉屏风散合桂枝汤加减）煎汤代茶饮，以调和营卫、益气固表，适用于风寒型荨麻疹；大蓟茶，鲜大蓟100g，煎茶代饮，适用于风热型荨麻疹或荨麻疹遇热加重者；黑芝麻黄酒糊，适用于肝肾不足、气血虚弱型荨麻疹。

医案

高某，男，72岁。

主诉：反复全身散在风团伴瘙痒5年，复发1月。

现病史：近5年来经常不明原因出现全身皮肤散在风团，病变部位瘙痒难忍。1个月前又不明原因复发，自行药店购买西替利嗪服用，仍每天发作，于是来中医院希望服中药治疗。患者有糖尿病史多年，平时服用降糖药控制，体瘦，查体见全身有散在数块淡红色风团，分布于胸背四肢，胡豆至鸡蛋大小，有少量抓痕，饮食二便基本正常，有时因瘙痒影响睡眠，舌质淡红，舌苔微黄腻，脉弦细。

中医诊断：瘾疹（阴血不足，血虚生风化燥）。

【治法】养血祛风润燥。

【方药】当归饮子加减。

当归15g　赤芍20g　川芎15g　生地20g　刺蒺藜15g　防风12g　首乌藤30g　黄芪30g　炙甘草10g　全蝎6g　丹皮15g　白鲜皮15g　薏苡仁15g

每日1剂，煎汤分次温服，共7剂。

2周后病人复诊，效果满意。症状减轻，近5日上半身未发生风团伴瘙痒，仅仅只有下肢瘙痒时有发作。查见右大腿有一风团如鸡蛋大，舌质淡红，舌苔微黄腻，脉弦细。前方去首乌藤，加制何首乌15g、土茯苓5g、苍术15g、黄柏15g，每日1剂，煎汤分次温服，共7剂以巩固治疗。嘱尽量找到诱发的因素并避免之，忌食辛辣油腻刺激食物，尽量避免搔抓、洗澡不宜热烫，锻炼身体，增强免疫力。

（江琼，硕士生导师，重庆医科大学中医药学院）

痤疮

概述

痤疮是一种累及毛囊皮脂腺的慢性炎症性皮肤病，多发生在皮脂溢出较多的面部和胸背，表现为黑白粉刺、丘疹、脓疱、结节、瘢痕，因其好发于青春期，又俗称"青春痘"。该病有自愈倾向，但痤疮本身以及痤疮治疗不及时引起的瘢痕影响患者生活质量，造成精神压力和经济负担。

本病病因复杂，西医学认为痤疮的形成与4个方面有关：一是内分泌障碍，雄性激素水平增高；二是代谢紊乱，脂肪分泌旺盛；三是细菌感染，痤疮丙酸杆菌寄生；四是胃肠功能障碍，大便秘结。中医有"皶""肺风粉刺"等称谓。

早在2000多年前中医就已有关于"痤"的记载，《素问·生气通天论》："汗出见湿，乃生痤痱……劳汗当风，寒薄为皶，郁乃痤。"高度概括痤疮的病因病机为"郁"。因汗出、劳汗使腠理开，卫阳外出，风、寒、湿等外邪乘虚而入，郁遏卫阳于玄府汗孔，使之不得伸展，因而成"痤"。非但外感风、寒、湿可致痤，内伤之气、血、痰、火、食、湿等郁也可致痤。如青春期青少年因情志不疏，肝气郁结可成气郁；或因血热、血瘀使脉道失常而成血郁；或因暴饮暴食，食滞而成食郁；或因嗜食肥甘厚味、过食生冷，酿湿生痰，而成湿郁、痰郁；或因热灼津炼液为痰，痰气、痰湿、痰热互结，可成火郁，这些郁，其本根于内，却形诸外，本在脏腑、经络、气血失常，表现却在肌表、腠理。气郁于玄府汗孔，使卫气失于流通，壅遏闭郁，开阖不司，玄府闭塞，气化不行，水湿瘀血等病理产物积聚，不能排出，郁于肌表，因而成痤；卫阳内困，郁而不发则化热，邪气壅遏，经脉失畅，营气不从，逆于肉里，故发为高于皮面红色的疮疖，因而成疮，热胜肉腐，酿脓而成脓肿。痤疮反复发作，久蕴不解则热毒凝滞，变生痰瘀，胶着难解，渐成黄豆或蚕豆大小结节，肿硬疼痛或按之如囊，日久融合，凹凸不平，瘢痕叠起，皮肤粗糙，使之难于消解根治。概而言之，郁是痤疮基本病因，阳气怫郁是其主要病机，水湿瘀血等病理产物积聚堵塞玄府汗孔是其主要病理。

❧ 防 ❧

1.做好清洁卫生 勤洗头洗澡，用温水洗脸，及时清除脸、胸背部皮肤的油脂、灰尘，以免皮肤毛孔堵塞。衣着得体，寒温适宜，及时增减衣物，以免感冒或郁遏皮肤而发痤疮。发要常理，毛发过多、过密，可郁遏皮肤毛孔而生痤疮。不滥用化妆品，不化浓妆，以防油脂颗粒郁遏皮肤毛孔而生痤疮。不要挤压粉刺，以防扩散蔓延。

2.维护好身体内环境 调整心态，学会放松，舒畅心情。过度紧张、精神压力大会影响内环境、内分泌，导致气郁化火，引发痤疮。生活规律，劳逸适度，睡眠充足。生活不规律，昼夜不分，过劳过逸，熬夜少眠会耗气伤精，气郁化火，阴虚火动，引发痤疮。健康饮食，多菜、多果、多水、多纤维，少辣、少油、少生冷。多吃蔬菜、水果，多饮白开水，可益气养阴，使阴阳平衡，内环境稳定，郁不自生。多吃粗纤维食物，如全麦面包，可促进肠道通畅，使毒素不内生。辛辣、油腻食品，如火锅、麻辣烫、海鲜、巧克力、奶酪、花生、瓜子等食品，过食会酿生湿热。冰糕、冷饮等，多食则伤食碍脾，致水湿停聚。也不可吃得过饱，以免食积不化，因食成郁，痰湿内生，埋下痤疮的隐患。

此外，还要戒烟限酒，烟、酒均能耗气伤津，使阴伤热生，也能熬液化痰，使痰热互结而痤疮。

❖ 治 ❖

本篇主要介绍马有度教授运用加减五味消毒汤治疗痤疮的经验。

五味消毒饮出自《外科正宗》，由金银花、菊花、蒲公英、紫花地丁、紫背天葵5味组成，原本用于治疗疔疮初起。马老减去野菊花、紫背天葵，加入疮家圣药连翘和清热解毒的白花蛇舌草，山楂、泽泻，取名为加减五味消毒汤。常用剂量：金银花30g、连翘30g、紫花地丁30g、蒲公英30g、白花蛇舌草30g、山楂20g、泽泻12g。临床加减变化用于治疗痤疮，疗效满意。方中金银花清热透表，以解郁热，消痈肿；连翘清热解毒，以消肿痛，散郁结，二者共为君药。紫花地丁清热凉血；蒲公英消肿散结；白花蛇舌草清热解毒，化痰散结，助金银花、连翘以解毒散结止痛，为臣药。山楂消食化积，行气散瘀；泽泻利水渗湿，化浊降脂，二药使饮食不积，湿热不生，为佐助。七药合用，共奏清热解毒，除湿化瘀，通络散结之功，使郁热得散，火毒得解，水湿得消，瘀浊得散，痤疮自平。

马老强调，运用加减五味消毒饮还应根据不同病情加味治之。

痤疮而见脸红、舌质发红、舌苔薄黄，证属肺经郁热，加清泄肺热的黄芩20克。痤疮色红明显，舌红少苔，脉滑，属血分有热者，常加生地12g、丹皮12g、赤芍12g、紫草6g，以清热凉血活血。大便干燥者，加决明子30g以润肠通便。兼见痤疮瘙痒者，加地肤子30g、白鲜皮30以疏风止痒。

养

（一）生活调养

保持大便通畅，嘱患者每日用决明子泡水代茶饮，以利排便，养颜。保持面、胸背部等清洁卫生，每天洗 2~3 次温水脸，避免油污堵塞毛孔。

（二）注意饮食调养

1.饮水　合理补充水分对皮肤和祛痘大有好处。每天早上起来喝一杯温水。上班不要忘记喝水，少喝饮料，特别是冰凉的饮料，最好多喝温白开水。

2.健康的饮食习惯　多吃蔬菜、水果，里面含有丰富的维生素，对皮肤很有好处。饮食宜清淡，多吃新鲜的蔬菜、水果，多吃豆腐、豆浆、小米、玉米等。少吃辛辣、油腻的食品。

3.食疗

荷叶山楂粥：荷叶半张、山楂20g、粳米60g。先煮山楂10分钟，入粳米煮粥，米将烂时加入荷叶末，煮熟食用。山楂功效为消食化积，行气散瘀，用于过食肥甘厚味所致痤疮。

番茄胡萝卜汁：番茄2个，胡萝卜1个，洗净，放搅拌器挤汁饮，可减少痤疮发生。

医案

吕某，女，34岁。2019年12月20日初诊

主诉：面部、唇周长痘10年。

现病史：自诉面部及口唇周多发痤疮，大如黄豆，小如绿豆，屡发不止，已有10年。月经前明显。面部痤疮呈现明显的红、肿、热、痛特点，

部分痤疮顶部带有黄色脓点，有的痤疮呈瘤型。素嗜食辛辣，大便尚调，月经先期，量少。舌尖红，苔白，脉弦滑。

诊断：痤疮（湿热蕴结，气血瘀滞，蕴阻肌肤）。

【治法】清热除湿，凉血活血，解毒散结。

【方药】加减五味消毒汤加减。

金银花30g　连翘30g　蒲公英30g　紫花地丁30g　白花蛇舌草30g　山楂20g　泽泻12g　生地15g　丹皮12g　赤芍12g　紫草6g　甘草6g　大枣10g

7剂，1日1剂，分3次温服。

2019年12月27日二诊　药后面部及口唇周多发痤疮，红、肿、热、痛减轻，痤疮顶部黄色脓点消退。守方再进7剂而愈。

按：本患为青年女性，饮食不节，素食嗜食辛辣，湿热蕴积于胃肠，日久胃肠湿热之邪循手、足阳明大肠、胃经上泛于面、唇周，湿热蕴积，壅遏闭郁，使卫生开阖不司，玄府闭塞，气化不行，水湿瘀血等病理产物积聚，不能排出，郁于肌表，因而成痤，卫阳内困，郁而不发则化热，邪气壅遏，经脉失畅，营气不从，逆于肉里，因而成疮，热胜肉腐酿脓而成脓，加之妇女月经生理周期变化，气血偏盛偏衰，气血运行有所不畅，气血瘀滞，湿热与血瘀互结，入于血分，而见舌红，脉弦滑，故以加减五味消毒汤清热解毒，除湿化瘀，通络散结，合用生地、丹皮、赤芍、紫草以增大凉血活血之功，遂收良效。

（邹洪宇，副主任中医师，重庆市九龙坡中医院）

牛皮癣

概述

牛皮癣是一种皮肤状如牛项之皮，厚而且坚的慢性瘙痒性皮肤病。古籍中因其好发于颈项部，又称摄领疮；因其病情缠绵顽固，也称顽癣。

首见于《诸病源候论·摄领疮候》："摄领疮如癣之类，生于项上痒痛，衣领拂着即剧，云是衣领揩所作，故名摄领疮也。"

明代《外科正宗》："牛皮癣如牛项之皮，顽硬且坚，抓之如朽木也。"病之初起多为风湿热蕴于肌肤，不得疏泄；病久则耗血伤阴，血虚肝旺，以致生风化燥，肌肤失养。皮肤苔藓化及阵发性剧烈瘙痒是本病的重要特征。

本病相当于西医学的神经性皮炎，为常见皮肤病，多见于成年人，儿童一般不发病。目前认为神经精神因素是本病的主要诱因，好发于颈两侧、项部、肘部、腘窝、眼睑、会阴等部位；皮损多为圆形或多角形的扁平丘疹，坚硬有光泽，融合成片，剧烈瘙痒，搔抓后皮损增厚，皮沟加深，皮嵴隆起，极易形成苔藓样变，故又称慢性单纯性苔藓。皮损仅限于一二处者为局限性神经性皮炎；若皮损分布广泛，甚至泛发于全身，称为泛发性神经性皮炎。

防

1.**放松紧张情绪，保持心情愉快** 本病的发生与神经紧张、精神压力大关系密切，所以保持一颗平常心非常重要。乐观、积极向上的心态是预防本病发生的关键。肝藏血，主情志，喜条达通畅。若肝气不舒，气机不畅，郁而生热化火，耗损精血，肌肤失养，则发为本病。

2.**生活要有规律，注意劳逸结合** 古人尚知日出而作，日落而息，让身体得到很好的休息。今人往往因各种原因打破这个规律，加班熬夜，失眠，次日呵欠连连，精神不振或恍惚，食欲不振，工作中难免出错，加重心理负担，长此以往，造成脾虚肝郁，气血生化乏源，或痰湿阻滞，运行不畅而发生本病。

3.**饮食要有节制，保持大便通畅** 喝酒、抽烟，饮食辛辣、肥甘厚味，很容易导致胃肠功能紊乱，消化不良，腹胀，便秘或溏泄。尤其大便不畅，腑气不通，糟粕浊气不能顺利排出体外，湿热积聚，熏蒸肌肤，可发为本病。

治

（一）中医辨证治疗

1.风湿蕴肤

【证候】皮损呈淡褐色片状分布，粗糙肥厚，剧痒时作，夜间尤甚，舌淡红，苔薄白或白腻，脉濡缓。

【治法】祛风利湿，清热止痒。

【方药】消风散加减。

防风　荆芥　生地　当归　蝉蜕　知母　牛蒡子　苦参　苍术　石

膏　胡麻各6g　木通　甘草各3g

消风散中重用防风15g、生地15g，加蜈蚣2~3条、地肤子12g，加强疏风清热、解毒除湿止痒之力。

2.肝郁化火

【证候】皮疹色红，粗糙增厚，伴心烦易怒，失眠多梦，眩晕，心悸，口苦咽干。舌边尖红，苔薄黄，脉弦数。

【治法】疏肝理气，清肝泻火。

【方药】龙胆泻肝汤或丹栀逍遥散加减。

龙胆12g　栀子9g　黄芩9g　柴胡9g　生地黄9g　车前子15g　泽泻12g　木通9g　当归12g　甘草6g

丹栀逍遥散加减。

丹皮15g　栀子12g　当归12g　白芍15g　柴胡12g　茯苓12g　薄荷6g　黄芩15g　生地20g　珍珠母30g（先煎半小时）　蜈蚣3条（去头脚）　防风15g　夏枯草20g　甘草6g

3.血虚风燥

【证候】皮损色淡或灰白，状如枯木，肥厚粗糙似牛皮，伴心悸怔忡，失眠健忘，多梦，女子月经不调。舌淡苔薄，脉沉细。

【治法】养血润燥，祛风止痒。

【方药】四物汤或乌蛇止痒汤加减。

当归10g　熟地黄12g　川芎8g　白芍12g

乌蛇止痒汤加减。

乌梢蛇10g　制首乌15g　四物汤全方　防风15g　北沙参15g　乌梅20g　徐长卿15g　五味子12g　炙甘草6g

滋阴养血，搜风止痒，效果明显。

本病除以上几个常见证型外，临床还可见痰湿内蕴证及气血瘀滞证，可分别用除湿胃苓汤加二陈汤、桃红四物汤或血府逐瘀汤加减。

临床上常伴失眠健忘者，加夜交藤、酸枣仁、远志；心烦而失眠者，加钩藤、栀子、珍珠母；月经不调者，加女贞子、墨旱莲、泽兰；肥厚粗糙甚者，加桃仁、红花、丹参；瘙痒剧烈者，加刺蒺藜、地肤子、猫抓草；皮肤干燥明显者，加知母、麦冬、天花粉；久治不愈者加三棱、莪术、贝母、鸡血藤。

（二）中医特色外治

1.火针 皮损局部消毒后，用特制火针或0.5的毫针3~5根在酒精灯上将针尖烧红后迅速点刺，反复至增厚皮损部位轻微发红、渗血即可。当日忌水。每4~7天1次，2~3次可使局部皮损明显变薄或消失。适用于皮损增厚伴剧烈瘙痒者。需要提前沟通并观察患者的承受能力。

2.梅花针 局部消毒后以梅花针轻叩，轻微渗血即可。一般用于前额、颈部、四肢末端等皮肤较薄的部位。

（三）西医治疗

1.系统治疗 可选用抗组胺类药物、钙剂等对症止痒，辅以B族维生素内服；瘙痒严重者可选用镇静剂；皮疹泛发者可予普鲁卡因静脉封闭或联合使用雷公藤类药物。

2.局部治疗 可选用糖皮质激素软膏、霜剂或溶液外用，肥厚者可封包或联合使用10%黑豆馏油软膏外用。难治性皮损可予局部皮损内注射曲安奈德注射液等。

❧ 养 ❧

（1）避免精神刺激，保持情绪稳定，乐观——养心情。

（2）尽量清淡饮食，减少辛辣刺激食物——养饮食。

（3）积极戒烟限酒，保证充足睡眠，不熬夜——养睡眠。

（4）减少局部刺激，严禁用手搔抓及烫洗，避免硬质衣领或其他物质摩擦刺激，同时注意保湿滋养——养皮肤。

医案

周某，男，56岁。2020年5月8日初诊

主诉：颈项部皮肤瘙痒3年，粗糙增厚1年多。

现病史：3年前因工作忙，多次喝酒、熬夜后身上瘙痒，尤其颈项部位，抓后出现红斑丘疹，皮肤逐渐粗糙，洗澡热水烫后瘙痒更甚。1年多前因夫妻感情问题，心情不好，瘙痒加重，刺激后皮肤越来越厚，像牛皮一样坚硬、干燥，伴口干苦，心烦易怒，失眠梦多，大便溏而黏。

既往史：乙肝小三阳，肝功正常。否认糖尿病、高血压等病史。

查体：颈部双侧及后项部发际边缘暗红斑、扁平丘疹明显，皮肤粗糙增厚，皮嵴加深，扪之碍手，有些许皮屑。舌红偏暗，苔黄厚腻，脉弦细数。

中医诊断：牛皮癣（肝经郁热，化火伤阴证）。

西医诊断：神经性皮炎。

治则：疏肝清热，滋阴降火。

【方药】丹栀逍遥散加减。

丹皮15g　栀子15g　柴胡15g　黄芩15g　生地20g　车前草20g　泽泻10g　白芍15g　当归12g　茯苓15g　防风15g　厚朴12g　蜈蚣3条　茵陈12g　生甘草6g

7付，每日1付，水煎分3次，饭后0.5~1小时服。忌辛辣油腻、虾、蟹等食物，忌烟酒。嘱患者避免搔抓及热水烫洗。

配合局部火针治疗1次（3个部位），当日不洗澡。次日维生素E乳液与氯倍他索松软膏外用，日2次。

5月16日二诊 诉颈部红斑丘疹及瘙痒明显减轻，但遇热或情绪激动时仍瘙痒明显，口苦好转，大便比之前好冲洗，日2次。黄腻苔略减，脉弦细。

【**处方**】前方去茵陈、泽泻，加侧柏叶15g、珍珠母30g（先煎半小时）、苍术15g。

7剂，每日1付，水煎分3次、饭后0.5~1小时服。

继续局部火针治疗第2次。

5月23日三诊 自觉颈部瘙痒明显好转，偶尔抓之，皮肤变薄，手感光滑，心烦、失眠诸症好转，心情大悦。大便基本成形，每天1~2次。

【**处方**】前方去蜈蚣、苍术，加乌梢蛇10g、知母15g。

搜风养阴，润燥止痒，防清热除湿过度伤阴之虞。连服10剂。

局部火针治疗第3次。停止外用氯倍他索松软膏，以维生素E乳液外用保湿修复皮肤，直至完全恢复。

该患者后来未再复诊，直至年底偶遇，表示效果不错，平时注意饮食休息，少喝酒，病情比较稳定。

按： 本例为神经性皮炎常见证型，非常顽固。患者为壮年男性，工作、家庭双重压力，加上不良饮食生活习惯、夫妻感情等多方因素，导致肝郁气滞，湿热郁而化火，熏蒸肌肤而成本病。日久耗阴伤津，血虚风燥，虚实夹杂。丹栀逍遥散疏肝解郁、健脾除湿，非常好用。再配合中医火针之特色疗法，引邪外出，内外合治，能收到较理想的疗效。

（张贵菊，主任中医师，重庆市北碚区中医院）

缠腰火丹

概述

缠腰火丹是由肝脾内蕴湿热，并感邪毒所致。以成簇水疱沿身体一侧呈带状分布排列，宛如蛇形且疼痛剧烈为特征。因其多缠腰而发，故名缠腰火丹。亦有发生于胸部、肩部、臀部、手背及颜面部者。亦称蛇串疮、蛇胆疮、火带疮、蜘蛛疮。

该病相当于西医学的带状疱疹。缠腰火丹首载于《医宗金鉴》，书中方药详备，《外科启玄》中亦有其形如蜘蛛疮的记载。《外科正宗》记载了用艾火拔毒散瘀的治疗方法。该病好发春秋季节，四季皆有。病程2周左右，老年人约3~4周。

该病多由情志不遂，肝郁气滞，久而化火，肝经火毒蕴积，夹风邪上窜头面而发，或发于躯干；或饮食不节，湿热内蕴，夹湿邪下注发于阴部及下肢。年老体弱者，常因血虚肝旺，湿热毒蕴，导致气血凝滞，经络阻塞不通，以致疼痛剧烈，病程迁延。总之，本病初期以肝气郁结或湿热蕴结为主，后期是正虚血瘀，兼夹湿邪为患。本病治疗以疏肝散郁、清热利湿为主要治法，后期兼顾体质，扶正祛邪与通络止痛并用。

⟨ 防 ⟩

1.调志养心　首贵静养。主要是淡泊宁静，少思寡欲，心胸宽广，精神内守。若忧思恼怒，心烦气躁，七情不节，最易导致精神紧张，以致肝气郁结，郁久客脾土，而致运化失常，可致精神、消化、循环等系统诸多见证。因此，笑口常开，豁达乐观，养心调志是预防疱疹的首要措施。

2.起居有常　入睡和起床有规律。每个人应根据季节变化和自己的生活习惯按时入睡、起床。尽量避免熬夜，避免疲劳，随季节变化而增减衣被，以防寒保暖。这样人体规律活动，体温恒定，中枢神经和自主神经功能正常，新陈代谢正常，人的精神和身体就能循其常道而长盛不衰。

3.饮食有节　即饮食节制有规律。《吕氏春秋》"食能以时，必不无灾"；《尚书》"食哉维时"讲饮食定时；孔夫子的"食不厌精，脍不厌细"，讲饮食要精致、美味、可口。因此提倡饮食定时定量，不过饥过饱，忌暴饮暴食，勿过食生冷之品，以防损伤脾胃，酿生湿浊。忌食辛辣荤腥之品，戒烟酒以防助湿生热。讲究饮食卫生，饭前洗手，饭后漱口，不食腐败霉变污染食物。

4.不妄作劳　适当的劳动或运动，会使人身心健康，精神奋发。正如《妙真经》说："养生者，慎勿失生，使道与生相守，生与道相保。"

⟨ 治 ⟩

（一）内治

1.肝气郁结

【证候】皮损鲜红，灼热刺痛，疱壁紧张，累累如串珠。闷闷不乐，两侧胁肋部、胸部、乳房、少腹、两侧头部、巅顶窜痛或胀疼，精神抑郁，心烦气躁，胃脘痞满，呃逆吐酸，失眠，健忘，纳欲迟钝，小便黄赤，舌淡暗，苔白，脉弦细。

【治法】疏肝理气，通络止痛。

【方药】四逆散合瓜红汤化裁。

心烦眠差者，加珍珠母、牡蛎、山栀子、酸枣仁；疼痛剧烈者，加延胡索、制乳香、制没药、蜈蚣。

2.湿热

【证候】皮损鲜红，灼热刺痛，疱壁紧张，累累如串珠；头昏目眩，面红目赤，口干咽燥，口苦口臭，胸中烦热，吞酸嘈杂，心下堵塞，心烦易怒，纳呆，身重体困，四肢乏力，大便黏滞或小便短赤，舌质红，苔薄黄或黄厚，脉弦滑数。

【治法】寒热平调，消痞散结。

【方药】半夏泻心汤合瓜红汤化裁。

发于头面者，加牛蒡子、野菊花；有血疱者，加水牛角粉、牡丹皮；疼痛明显者，加制乳香、制没药。

我早期治疗疱疹，皆按教材分肝经郁热、脾虚湿蕴、气滞血瘀三型而论治，临床效果不太满意。随着阅历增加，现主要分两类，一类是肝气郁结，所以用四逆散；一类是湿热为主，选用半夏泻心汤。但这两个主方都要加入瓜蒌皮、红花、甘草这三味药效果才圆满。探讨其原因，疱疹多肝经郁热，遵"火郁发之"治疗，但发散之药皆苦寒燥，发散增燥或伤脾胃而加重病情。明代名医孙一奎的《医旨绪余》记载治疗带状疱疹的方法：大瓜蒌一枚，重至一二两，连皮捣烂，加甘草二钱、红花五分，一剂而愈。现代的名老中医王幸福也用此方治疗带状疱疹，并称为"瓜蒌甘草红花汤"，此方甘寒生津，入络行瘀，正好牵制发散药物的燥性，切合病情。

《药性类明》记载瓜蒌"甘合于寒，能和，能降，能润，故郁热自通"。《重庆堂随笔》说："瓜蒌实润燥开结，荡热涤痰，夫人知之，而不知其疏肝郁、润肝燥、平肝逆、缓肝急之功有独擅也。"可见瓜蒌能豁痰清热，润肠通便，使热从大便而走，而且瓜蒌还能疏肝，红花入络行瘀，甘草和中缓急止痛，三味药合用非常适合治疗带状疱疹。加入这三味药，会出现大便不成形或腹泻，但是泻后能快速缓解疼痛，达到治疗效果。瓜蒌的用量要根据患者的病情和平素身体状况进行调整，体质壮实或病情重者，可用30~40g，次之用20~30g，再弱者用15g。药后若轻泻一二次，见效尤速。

（二）外治

1.外敷治疗 目前疱疹外敷方法很多，效果参差不一，笔者临床常用且效果优良的方法供参考。初起用自拟四味拔毒散和蛋清调匀外涂。该外用药出自《医宗金鉴》二味拔毒散和民间验方青黛、冰片加蛋清调敷。每天3次，临床运用观察十之八九效佳。鲜马齿苋、野菊花叶、芦荟等量捣烂外敷，实用于农村患者，因取材方便，简单便捷，疗效优异。

2.针刺 取穴内关透外关、阳陵泉、足三里、合谷、曲池、灵骨、大白、太冲。留针30分钟，每日1次。疼痛日久者，加支沟，或加耳针，刺肝区，埋针3天。或阿是穴强刺激。

3.棉花灸 用医用脱脂棉，依据皮损面积大小做成薄片状，覆盖在皮损面上，用明火点燃即可烧灼，在燃烧时可听见噗噗的爆破声音，一般治疗2~3次即可见效。

4.放血拔罐 局部消毒，用放血针点刺疱疹局部，一般先点刺疱疹头部，再刺尾部，然后拔罐，1~3次即可。

养

1.养浩然正气 人在天地之间，食五谷之气味而养，若气清身正，百病难入，故"恬淡虚无，真气从之，精神内守，病安何来"。要求我们性格娴静，欲望淡雅，胸怀宽广，淡泊名利，心境平和宁静，无欲无求，乐观逍遥，外不受物欲之诱惑，内不存情虑之激扰。乐观豁达，情绪稳定就是最大的养。故改善病室环境，怡悦心情，能减轻疼痛，树立信心。

2.生活调养 避风寒，慎起居，避免外感和外伤。治疗期间，做到饮食有节，饥饱适宜，寒温得当。饮食宜清淡易消化，忌暴饮暴食，少食辛辣高粱厚味、冰冷、生冷之物。病期穿宽松柔软的衣服，勤换衣被，勤剪指甲，保持皮肤和手部清洁，以免抓伤皮肤，继发感染或留下疤痕。皮损局部保持干燥、清洁，忌用刺激性强的软膏涂敷，以防皮损范围扩大或加重病情。戒烟酒，不熬夜，节制性生活。

医案

患者，女，35岁。2021年6月22日初诊

现症：1周前于左侧胁肋和肩背部出现针刺样疼痛，并放射至左臂，自贴风湿止痛膏。2天后，疼痛仍不减，反而加重。此时左侧胁肋和左肩臂出现数处鲜红色斑片，其上有成群水疱，疼痛剧烈，无休无止。心烦气躁，口苦咽干，纳食不香，夜间痛甚，难以入眠，大便干，小便黄赤。近因家庭原因而焦虑、烦躁，易生气。

查体：左肩臂、胁肋及腋下6处鲜红色斑片，其上有密集成群的米粒至绿豆大小的水疱，疱壁丰满紧张。舌质红，苔薄黄稍腻，脉弦。

西医诊断：带状疱疹。中医诊断：蛇串疮（肝气郁结）。

【治法】 疏肝理气，通络止痛。

【方药】 四逆散加瓜蒌、红花、甘草化裁。外用四味拔毒散和蛋清调匀外涂，每日2次。

上方连服7剂。复诊时，病情明显改善，疼痛已止，水疱多已干燥结

痂。上方加白术，再服7剂，皮损全部消退。

按语： 该患者肝气郁结，气滞久而化火，循肝经胁肋而发。肝气郁结阻塞经络，导致气血瘀滞，故而疼痛剧烈。综观其内外征象，病位在肝胆，病性属气郁有化热之象，舌脉表现为一派实热。故以火郁发之，合用苦寒泄热化瘀通络之品，散肝胆之郁，清肝胆之热，使郁去热解，后加白术健脾助护正气，邪去正安，疾病痊愈。

（刘显红，主任医师，贵州省遵义市绥阳县中医院）

缠腰火丹

褥 疮

概述

褥疮又名压疮，多见于长期卧床患者。因卧床患者长期局部受压、摩擦、潮湿，以及尿液、粪便中的尿素等化学物质刺激引起。好发于骶部、髋部、足跟部等部位，尤以骶部常见。该病患病人群不分胖瘦，但以瘦人居多。以"大肉已脱"之人常见，多有"胃气败绝"之状。

褥疮多由于长期卧床，久病体虚，气血衰少瘀滞，局部受压，肌肤失养，缺血坏死溃烂导致。不同体质、不同部位、不同的受压程度与时间，创面也不尽相同，处理方法和药物也不同。笔者在临床上治疗褥疮，常以整体辨证与局部辨证相结合。重视整体辨证，对于整体虚弱，骨瘦如柴的患者，常在局部治疗的基础上加补益气血之内服中药，方能速愈。如果患者体质弱，则单纯局部治疗就能起效。

防

褥疮的产生与护理不当关系密切。一旦产生褥疮将会给日常护理增添困难，病人的生活质量也会下降，所以防止褥疮的产生至关重要。在日常护理中要勤翻身，原则上每两小时翻身一次。或给病人使用防褥疮气垫，垫子上的铺盖物不要过厚。铺盖物尽量选用柔软吸水的布料。保持皮肤清洁干爽。排泄的粪便、尿液要及时清理更换尿垫，以免排泄物中的尿素、细菌等损害皮肤。

❧ 治 ❦

根据褥疮的具体情况可参考以下处理。

如果受压皮肤已经出现发红的现象，在避免局部受压的基础上可以在发红皮肤周围的正常皮肤上做轻柔的按摩，以促进局部血液循环。也可以用艾条局部温和灸。如果局部皮肤潮湿可用"褥疮扑粉"局部外扑。

褥疮扑粉

滑石粉50g　煅炉甘石20g　煅石膏20g　黄柏20g　地榆20g　红花20g

除滑石粉外，余药共研细末，与滑石粉合匀。清热燥湿，活血敛疮。用于褥疮初起（瘀滞期），红肿浸润渗出明显者的日常护理。

如果出现皮肤表皮的破损、糜烂渗出，并没有出现红肿，则可以用"三黄地榆散"外扑患处或用凡士林调成膏局部涂抹，盖上一层纱布，以保护创面及药物，纱布不要覆盖太厚，如果有尿液浸湿及时更换。

三黄地榆散

大黄30g　黄芩30g　黄柏30g

地榆30g共为细末，调敷患处。燥湿解毒收敛，用于褥疮初起，皮损感染渗出。

如果病人较肥胖，一般不先出现皮损，而是首先出现局部红肿，这种往往发展为深部化脓性褥疮。一旦出现则可用血竭散或如意金黄散调敷。

血竭散

土鳖虫10g　胆南星10g　血竭10g　没药10g　乳香10g　红花10g　白芷10g

共研细末，凡士林调敷患处。活血化瘀消肿止痛。用于褥疮瘀肿期。

对外伤瘀血肿痛亦有良好疗效。

如果褥疮已经溃烂，感染脓腐较重，可用生理盐水清洗后，用双氧水再清洗。避免使用碘伏类消毒剂。双氧水一般首次清洗时用，后面换药只用生理盐水清洗即可。清洗后可用白砂糖散堆积填敷，一般隔日换药1次，生长较快。面积较小或感染脓腐比较严重，不可控者，可用八二丹。溃烂创面不必人工清创，随着肉芽的生长会自然脱落或化为脓水，最终被肉芽组织覆盖。渗出较多加煅石膏面。

白砂糖散

白砂糖500g　当归10g　黄芪10g　乳香10g　没药10g　儿茶10g　血竭10g

除白砂糖外，其他药品均研细末，加入白砂糖混匀，备用。

如果创面清洁肉芽生长缓慢或欲促其快速生长，予十全大补汤，重用黄芪。或静脉予黄芪注射液，以托疮生肌。局部可用蛋黄油生肌膏或白砂糖散。需要注意的是，每次换药生理盐水清洗即可，不必用碘伏、双氧水等消毒剂。双氧水会破坏肉芽组织，反而不利于收口。不必每天换药，根据情况可隔日或隔2日换药1次。

蛋黄油生肌膏

乳香10g　没药10g　儿茶10g　血竭10g　龙骨10g　蛋黄油10毫升　凡士林200g

除蛋黄油和凡士林外，其余药品共研细末，加入凡士林调匀，混入蛋黄油备用。

养

褥疮一旦发生较难短期内治愈，除了药物治疗外，增加营养和热量的供应也至关重要。饮食尽量以谷物等碳水化合物类为主，避免食用辛辣、

中医百病防治养

鱼虾等发物。注重护理，减少局部重压。督促患者多做肢体运动，促进血液循环。勤洗澡或擦浴，防止再有压疮出现。

医案

我治疗的第一例褥疮，是我治疗的所有病例中最重的一例。这个患者是我们村一个小脑萎缩患者。身体很胖，一开始还能坐着，慢慢就长期卧床了。大约在2013年的冬天，这个患者突然高热、昏迷。当时我还在村里开办卫生室，家属喊我出诊，见病人血压低，遂建议到上级医院诊治。家属说怕半路出事儿，不愿去上级医院。其女儿也惊慌哭泣。我随即给患者做了检查，未找到原因。然后给患者用了抗生素、激素等药物，依然高热不退。当时还计划用参麦注射液，但由于当时没有参麦注射液，所以给患者输的黄芪注射液。用药两天左右，接到患者女儿电话，说患者腰后面流出了脓汤。我想应该是褥疮。我赶到一看，患者腰骶部有一个直径三四厘米的黑斑，脓水从中流出，氨臭味很重。询问得知前些天停了一天电，防褥疮气垫没气了，也没有翻身。剪下黑斑，因患者肥胖肉厚，溃洞深度难以衡量。其中向大腿部的一个窦道，止血钳探不到底。夹持纱布用生理盐水清洗，清洗后用纱布覆盖。次日予白砂糖散填其洞满，用纱布封严洞口。隔日换药一次。第三次换药便有触碰出血的现象。经过几次换药，已经出现肉芽疙瘩。但溃洞缩小后肉芽生长变得比较缓慢，经过大约三四个月才收口痊愈。随着脓液的流出，病人的发热也慢慢退去。后来思考黄芪托疮生肌，《神农本草经》记载黄芪主久败疮。所以后来一直将黄芪作为治疗褥疮的主药。

（王海超，中西医结合执业医师，冀州王海超中医诊所）

银屑病

概述

银屑病是一种常见的慢性复发性炎症性皮肤病，其特征性损害为红斑附有多层银白色鳞屑，脱屑，瘙痒，渗血，好发于四肢、头面部、胸腹部和背臀部。其病因与发病机制尚未明确，主要与遗传因素、感染、紧张、应激、药物等环境因素及免疫因素有关。银屑病多发于8岁以上儿童或青壮年。本病根据临床特征，西医分为寻常型、脓疱型、关节病型、红皮病型；中医临床分为血热型、湿热蕴积型、血虚风燥型、脓毒型。

防

中医"治未病"的含义是未病先防、既病防变，其意为预防。

（1）银屑病的预防主要是控制诱因，防止感冒，提高人体的防御功能，注意皮肤清洁及生活卫生。

（2）保持良好的心理状态，养成合理的饮食起居习惯，工作和生活中避免六淫（风、寒、暑、湿、燥、火）、七情（喜、怒、忧、思、恐、悲、惊）等病因病机致使银屑病再次发生或复发。

（3）扶正祛邪，初次将银屑病治愈后，预防复发的主要举措为每月服用四君子汤，加黄芪、黄精各30g，5剂，连用一年，可以预防银屑病复发。

❖ 治 ❖

1. 血热湿毒

【证候】新生皮疹不断出现，如点滴状或斑块状，表面覆盖白色鳞屑，剥去鳞屑基底有点状出血，常伴有口干舌燥、心烦易怒。部分患者瘙痒明显，多数患者不痒，并有便干、尿赤等症状，舌质红，苔薄黄。

【治法】清热凉血，活血祛银。

【方药】

金银花15g 连翘15g 紫草10g 白花蛇舌草10g 牡丹皮20g 茯苓20g 白鲜皮20g 赤芍15g 甘草10g 白茅根15g 地黄15g 苦参15g 花椒10g 天花粉30g 板蓝根10g 栀子30g

每日1剂，水煎服，每日2次，早晚分服。

2. 血虚风燥

【证候】皮肤肥厚，呈斑块状或蛎壳状，表面鳞屑附着较紧，强行剥离后底部出血不明显，但颜色暗红，病程较长，经久不愈，舌质暗红，舌面有瘀斑或瘀点，脉沉细。

【治法】活血补血、化瘀祛银。

【方药】桃红四物汤加减。

当归15g 川芎15g 红花15g 桃仁15g 益母草15g 赤芍15g 丹参15g 甘草10g 牡丹皮15g 半枝莲15g 蜂房20g 生地黄15g 白蒺藜15g

每日1剂，水煎服，每日2次，早、晚分服。

3. 脓毒（西医称关节病型）

【证候】除血热血虚型证候外，还有全身不适，各关节肿胀疼痛，伴有肌肉疼痛，关节腔积水，尤以四肢关节损害最为严重，四肢活动受限，重度病变至中晚期可见双下肢膝关节、踝关节轻微畸形。此型最为严重，最为难治，最易复发，病因病机、临床证候比较复杂。

【治法】清热解毒，活血化瘀。

【方药】

黄芪60g 黄精50g 丹参50g 金银花30g 连翘30g 败酱草30g 蒲公英30g 黄连15g 黄柏15g 忍冬藤15g 虎杖15g 玄胡15g 皂刺30g 茵陈15g 黄芩15g 金钱草15g 山栀子15g 苍术15g 甘草10g

每日1剂，水煎服，每日2次，早、晚分服。

另有个人经验方：轻粉4g、炉甘石100g、蒲公英100g、马钱子100g、白鲜皮100g、苦参100g、白蔹100g，研细成粉，用温开水调和成糊状，根据病变部位，将糊状配方药物捆敷患处，用保鲜膜包扎，12小时更换一次，每疗程为15~30天，2~3个疗程痊愈。

外洗法个人经验方：虎杖100g、丁香100g、吴茱萸100g、大腹皮100g、天仙藤100g、茵陈100g、蜈蚣20g、檀香100g。将此方剂加水1000ml煎至500ml，用毛刷蘸药液反复涂擦所有病变部位。全身多发性、泛发性者，让病人脱衣仰卧或伏卧，全身擦洗，每次擦10分钟，每日2~3次，15~30天为1个，共治2~3个疗程。

❖ 养 ❖

养即保养，病中养或病后养，目的就是治愈疾病，防止复发和减少痛苦。中医提倡五养精神，即养神、养气、养血、养骨、养筋，本文重点探讨银屑病的养护。

1.养神 即保持良好心态，《黄帝内经》说"恬淡虚无，真气从之，精神内守，病安从来"。简言之，思想清净，没有杂念，就能保持精气和神气内守，养好心神，从精神上树立战胜银屑病的信心。

2.**养气**　中医学认为"气"是一种极其微小、不断活动的精微物质，它构成并维持人体生命活动。《医门法律》记载："气聚则形成，气散则形亡。"由于"气"在人体生命活动中具有重要作用，清代医家黄凯钧在其《友渔斋医话》中总结了"养气训"：少思虑养心气，莫嗔怒养肝气，薄滋味养胃气，少言语养肺气，节房室养肾气。这就是中医的奥妙。

3.**养血**　血是构成人体组织器官最基本的物质基础。《黄帝内经》记载："肝受血而能视，足受血而能步，掌受血而能握，指受血而能摄。"我们的精神意识、思维活动也受到血的影响，如《黄帝内经》说："血气者，人之神也。"所以说血气旺盛，人体正气足了，也就不易得银屑病，血气虚弱，人体正气不足，银屑病邪有可能侵袭肌肤而得病。因此养神、养气、养血对于银屑病防治与防护非常重要。

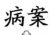

病案

马某，男，15岁。2018年12月20日初诊

主症：全身性白疕二年。

现症：患者于两年前开始，在四肢、胸部、腹部、背部、臀部泛发钱币样鳞屑，筛状出血点，板状鳞屑多，脱屑，瘙痒，患者由于皮损困扰，常常忍不住抓挠，至出血仍不能自控。因瘙痒常常寡欢郁闷，夜寐不安，噩梦连连，无食欲，口干苦，大便燥结，小便短少色黄。舌质红，苔薄黄，脉弦数或滑数。

中医诊断：白疕病（血热湿毒型）。

【治方】清热凉血，活血祛银。

【方药】个人经验方剂和特色用药。

金银花15g　连翘15g　紫草10g　白花蛇舌草10g　牡丹皮20g　茯苓20g　白鲜皮20g　赤芍15g　甘草10g　白茅根15g　地黄15g　苦参15g　花

椒10g　天花粉30g　栀子30g　苍术15g　佩兰15g　知母15g　丹参15g

每日1剂，水煎服，每日2次，早晚分服。并用外敷法、外洗法等三法进行，全程、足量、规范地综合治疗。

杨某，女，10岁。2021年5月29日初诊

主症：泛发性白疕1年余。

现症：患者于1年前开始，头面部突发红色皮疹，上附着白色皮屑，反复发作，剧痒难受，于夜间及天冷时加重，初起范围较小，后逐渐扩大，皮疹蔓延至胸腹部、四肢，皮肤多呈斑块状，皮肤潮红，皮屑脱落，表面鳞屑附着较紧，瘙痒不止，多处求医未果。舌质淡红、苔少、脉弦细或濡细。

中医诊断：白疕病（血虚风燥型）。

【治法】活血补血、化瘀祛银。

【方药】个人经验方剂和特色用药。

当归15g　川芎15g　红花15g、桃仁15g　生地黄15g　益母草15g　赤芍15g　丹参1g　甘草10g　牡丹皮15g　半枝莲15　蜂房20g　白蒺藜15g

每日一剂，水煎服，每日2次，早晚分服。并用外敷法、外洗法等三法同行，全程、足量、规范地综合治疗。

本疕病采用内服、外敷、外洗三法综合治疗，仅用3个疗程全部治愈，随访至今未见复发。

（杨成义，主任医师，甘肃省广河县盛和中医医院院长

杨健，中医师，甘肃省广河县盛和中医医院）

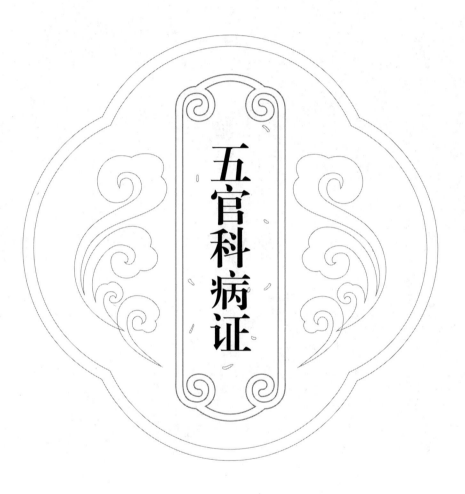

五官科病证

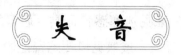

失 音

概述

失音，古称喑，是指声音严重嘶哑，或完全不能发声的病证。

失音病因病机多为外感邪气，以风、寒、燥为常见，或情志忧患，气道不利所致；或因久病津液亏损，声道失润，导致声音沙哑；或因高声吼叫，声带劳损，肺气失宣。

失音有外感、内伤和虚实之分，西医的急慢性喉炎、声带劳损、声带小结等症，均可参照失音辨证治疗。

防

临床上，因外感而致失音者多见，有些教师因声带劳损致失音，是其职业所致。失音的预防主要在防六淫风寒、风热邪气侵袭，又防辛辣饮食、熬夜伤津。教师、导游等职业不要高声吼叫，练气息以科学发声，尽量减少声带劳损。

治

因外感所致失音者，治疗当以宣肺散邪为主；因久病失音者，治宜润肺滋肾；因高声呼叫，声带劳损致失音者，治宜清热利咽，化痰散结。

1.外感失音

【证候】声音沙哑，兼见风寒感冒证候。恶寒发热、头痛、身痛、鼻塞流涕，舌苔薄白，脉浮紧。或兼见风热感冒证候，发热重、恶寒轻、咳嗽、口渴、咽痛，舌边尖红，苔微黄，脉浮数。

【治法】宣肺散邪，清热利咽。

【方药】三拗汤加减（外感风寒失音）。

麻黄12g　杏仁15g　甘草12g　生姜9g

桑杏汤加减（外感风热失音）。

桑叶15g　浙贝15g　香豉12g　栀子12g　梨皮30g　杏仁12g　沙参15g

2.久病失音

【证候】声音沙哑或声音难出，常兼咽干痛、潮热虚烦等，舌红少津，脉细数。

【治法】润肺滋肾。

【方药】百合固金汤加减。

熟地20g　生地20g　当归身15g　白芍15g　甘草10g　桔梗15g　玄参15g　浙贝母15g　麦冬25g　百合30g

3.声带劳损失音

【证候】声音沙哑，咽干口燥，舌苔薄白，脉数有力。

【治法】清热利咽，化痰散结。

【方药】海藻玉壶汤加减。

海藻15g　昆布15g　牡蛎30g　当归12g　赤芍12g　川芎12g　麦冬15g　蒲公英20g　金银花20g　浙贝母15g　陈皮12g

养

1.避免外感　注意气候变化，避免风寒、风热等邪气侵袭是失音病调养的重要措施。

2.调畅情志　情志不畅，气机郁滞而生郁热。保持心情舒畅，气机畅达，病易痊愈。

3.忌食辛辣　辛辣食物，伤津耗气，对久病失音及声带劳损失音者更是雪上加霜。

4.科学发声　声带劳损失音者，应注意说话时用气息支撑发声，尽量不大声喊叫。注意休息。

医案

龙某，男，46 岁。2021 年 7 月 8 日初诊

患声音嘶哑 4 月有余，电子鼻咽喉镜报告咽喉部黏膜慢性充血，舌根、咽后壁淋巴滤泡增生，前裂合可见新生物。

现症：声音嘶哑，咽部有异物感。口不渴，二便尚可，苔薄白，脉浮略滑。

诊断：外感失音。

【**治法**】祛风散邪，清肺化痰，利咽散结。

【**方药**】六味汤合消瘰丸加味。

荆芥 15g　防风 15g　桔梗 15g　炒僵蚕 15g　薄荷 12g　甘草 10g　蝉蜕 10g　玄参 20g　浙贝母 20g　牡蛎 30g

3 剂，水煎服，2 日 1 剂，1 日 3 次。

2021 年 7 月 11 日二诊　述服上方后，声音嘶哑已好转，但仍觉声音还没有完全清亮，咽喉仍有不舒服的感觉。

效不更方，用上方加麸炒苍术 12g、连翘 20g，3 剂。

2021 年 7 月 18 日三诊　自述服上方后，诸症大有好转，声音已不嘶哑。

遂守上方，加白鲜皮 15g。3 剂。巩固疗效。

按：六味汤之荆芥、防风、薄荷、僵蚕四药配合，具有祛风散邪、利咽散结之功；桔梗配甘草，宣肺利咽，又引药力达于病所；甘草兼能调和诸药。消瘰丸主治痰火凝结之瘰疬痰核，具有清热化痰、软坚散结之功效。蝉蜕功能疏风止痒，利咽开音。诸药合用，共奏祛风散邪、清热化痰、利咽散结、开音之功，诸症得愈。

（曹杨，女，师承刘世峰副主任中医师）

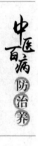

鼻衄

概述

鼻衄，亦称鼻出血，可发于任何年龄段。出血量可多可少，少者仅鼻涕带血，多者出血量达到上百毫升，引起失血性休克。鼻出血的原因颇多，鼻部原因常见于鼻腔炎症、外伤、肿瘤、解剖结构异常、不良挖鼻习惯等；全身因素常见于各种发热性传染病、高血压、心脏病、血液病、肝肾慢性疾病、营养障碍、内分泌失调、化学药物中毒。

鼻出血原因不同，出血表现不同。多数鼻出血为单侧，亦可为双侧，可间歇反复出血，亦可呈持续性出血。出血部位多发生于鼻中隔前下部的易出血区，有时可见喷射性或搏动性小动脉出血，少年儿童、青年人鼻出血多发生于此区。中老年人的鼻出血常常与高血压和动脉硬化有关，出血部位多见于鼻腔后部，出血一般较凶猛，不易止血。出血常迅速流入咽部，从口中吐出。局部疾患引起的鼻出血多发生于一侧鼻腔，而全身疾病引起者可能两侧鼻腔交替或同时出血。

中医认为，除鼻外伤外，脏腑功能受损亦可引起鼻出血。其发病可因热（火）、瘀、虚。热（火）灼伤脉络，络伤出血，血瘀影响气机通畅。鼻出血的病理产物也是不可忽视的致病因素。气不摄血，血溢脉外，不寻常道，发生鼻衄。

中医药从民间到临床，从外治到内治，从治疗到预防和养护，有独特方法和效果。

❖ 防 ❖

1. 防饮食搭配失调 多吃新鲜水果和蔬菜，补充足量的维生素，保持大便通畅。

2. 防不良习惯 杜绝挖鼻行为。儿童要勤剪指甲，勤洗手，尽量少抠鼻。成人要戒烟限酒。老年人要避免用力擤鼻。

3. 防环境过冷过燥 保持鼻腔温度，气候干燥的季节，可在室内使用加温器，户外可适当戴口罩。

4. 防原发性全身疾病 鼻出血伴高血压占10%~25%，且高血压鼻出血部位位于后鼻道，出血剧烈，患者往往情绪紧张，血压会上升。反复发作的鼻出血是脑出血的前兆，因此积极治疗导致鼻出血的全身性疾病非常必要。

5. 防情志不畅 鼻出血极易引起出血者恐慌，反复出血易引起患者焦虑；反复出血而又未及时查明原因易引起患者抑郁。所以，要保持心情放松，杜绝紧张和焦虑。

❖ 治 ❖

鼻出血是临床急症，应严格按照急则治标，止血为先的原则，采用内治与外治相结合的方法。

（一）内治法

国医大师干祖望认为鼻出血主要有燥气伤阴、火迫血行、脾不统血、阴虚阳亢4种证型，四者相互影响。

1.燥气伤阴

【证候】多见于春秋季节，鼻黏膜干燥，利特尔区粗糙，甚至皲裂，或见鼻甲干瘪，鼻道空旷，或有少许干痂，伴有口唇干燥，大便秘结，舌红少苔，脉细数。

【治法】养阴润肺生津。

【方药】养阴清肺汤或清燥救肺汤加减。

桑白皮10g　沙参10g　玄参10g　生地10g　麦冬10g　丹皮6~10g　白茅根10g　侧柏叶10g　黄芩6g　山栀10g

2.火迫血行

【证候】发病较急，出血量多，出血部位大多在利特尔区，稍受外来刺激，如擤鼻涕、喷嚏、咳嗽、热水洗脸、低头等即可引起出血。检查见鼻黏膜充血糜烂，或有溃疡，或有活动性出血，伴有烦热，口渴多饮，大便秘结，小便黄赤，舌红苔黄，脉细数。

【治法】清热泻火。

【方药】

属肺火者，清肺为主，选方加减清衄汤。

桑白皮10g　黄芩16g　山栀10g　黄连3g　丹皮10g　赤芍10g　生地10g

属心火者，清心泻火，选方导赤散。

川木通3g　生地10g　竹叶10g　白茅根10g

属胃火者，清胃泻火，方选加减清胃汤。

生石膏30g　黄连3~6g　黄芩10g　生大黄10g　山栀10g　丹皮10g　赤芍10g　芦根30g　藕节10g　侧柏叶10g　蒲黄炒阿胶10g

属肝火者，清肝泻火，常拟下方。

龙胆草3g　夏枯草10g　钩藤10g　菊花10g　丹皮6g　黄芩10g　山栀10g　生地10g　白茅根10g　侧柏叶10g

血压高或发病急者，加用羚羊角粉0.5~1g，每天1~2次，症情缓解后即可减量或停用。

3.脾不统血

【证候】气虚脾不统血，出血多为渗出性。量或多或少，频繁反复，在疲劳、少寐等情况下更易发作，伴有神疲乏力，头晕目眩，食欲不振，大便不调。舌质淡而胖嫩，脉细无力，血液检查常见血红蛋白及血小板减少。

【治法】补脾摄血。

【方药】止血归脾汤加减。

黄芪10g　党参10g　白术10g　蛤粉炒阿胶珠10g　山药10g　当归10g　熟地10g　陈棕炭10g　血余炭10g

4.阴虚阳亢

【证候】出血多见于夜间，量较多，不易找出出血点，黏膜干燥而充血，伴有头昏目眩，心烦失眠，口干，耳鸣，舌红少苔，脉细数。

【治法】滋阴潜阳，平肝摄血。

【方药】羚角钩藤汤加减。

石决明15g　羚羊角粉1g　钩藤10g　菊花10g　桑叶10g　白芍10g　白蒺藜10g　玄参10g　生地10g　丹皮6g　茜草10g

见腰膝酸软、潮热盗汗等肾阴不足者，酌用知柏地黄汤。

干老认为中医中药治疗鼻衄甚有特色。一般而言，发病急者多为实火；病程长者，黏膜红者多为阴虚；黏膜色淡者多为气虚。但应注意，鼻为人体呼吸出入之门户，与自然界气候变化关系最为密切，春季之风、夏季之暑、秋日之燥、冬日之寒，均对鼻衄病情有较大影响，治疗过程中应区别对待。在辨证用药的同时，春季可配疏风宣肺之品，夏季可配解暑化湿之品，秋季可配润燥之品，冬季可配化瘀之品，提高临床效果。

在临床中，鼻出血的治疗亦可辨证与分期治疗相结合，在辨证的基础

中医百病防治养

上，出血初期以凉血止血为主，辅以活血化瘀；中期以活血化瘀为主，佐以清热凉血；后期以破瘀生新为主，佐以扶正祛邪。出血初期若单用凉血止血，将导致瘀血凝滞，结成血块，对预后有不良影响；反之，若一味活血化瘀，会导致出血更甚。故在新出血之时，稍稍佐以活血化瘀，有益于止血。止血目的达到后，务必进一步对病因进行检查和治疗。

（二）外治法

1.滴鼻止血 用具有止血作用的药物滴鼻，如云南白药、三七粉等。

2.烧灼止血 鼻腔后部的出血点可在鼻内镜帮助下电灼止血，也可采用冷冻、激光、微波等方法进行止血。

3.堵塞止血 对出血量多、出血部位不明、局部止血无效的患者，可采用前鼻孔堵塞或后鼻孔填塞止血，填塞物无菌凡士林纱条，一般在鼻腔留置24~48小时。

4.外科止血 根据情况可采用血管结扎等方法止血。

❧ 养 ❧

1.养情志 紧张、焦虑、恐惧是鼻出血最常见的心理特征，要时刻保持心情舒畅和平静。

2.养行为 要绝对杜绝不良用鼻习惯，比如用力擤鼻、不正确喷嚏、经常抠鼻、手不卫生等。要积极治疗引起鼻出血的原发性疾病，比如高血压等引起的鼻出血要控制血压，鼻炎、鼻息肉等引起的出血要积极治疗原发病。可每天晨起时以常温清洁水洗鼻，保持鼻腔清洁。

3.养饮食 合理膳食，多食水果蔬菜，保持大便通畅。对于长期鼻出血的患者，可在医师的指导下辨别体质，根据体质搭配饮食。

4.养环境 保持呼吸环境湿润，远离干燥空气、冷气，保持鼻卫生等。

5.养知识　尤其是长期鼻出血的患者，应适当掌握鼻出血的止血措施，比如鼻翼按压、冷敷法、经络压迫等。

医案

孔某，男，25岁。1993年2月9日初诊

患者从4岁始鼻出血，20年来反复发作，7年前鼻腔黏膜做过烧灼，平稳一段时间后近来又发。局部检查：鼻左侧利特尔区糜烂，有血痂，无活动性出血。舌薄尖红，脉实。

【方药】

夏枯草10g　菊花10g　生地10g　白茅根10g　丹皮6g　赤芍6g　麦冬10g　苏子10g　盐水炒牛膝10g　黄芩3g

7剂而愈。

按：本病例为陈小宁、严道南著《百岁名医干祖望耳鼻喉科临床证精粹》记录病例，介绍了干老在治疗鼻出血时降气法的运用。干老认为春天主生发之气，万物复苏，其色在青，在脏为肝。肝为将军之官，肝喜条达而恶郁，肝气疏泄太过，气机横逆，血运于诸经，离于经外，则血出经外，出血频作。鼻为肺之窍，居上焦，肝居中焦，木旺则升而侮金，肝实则上逆凌肺，降气法必不可少。《杂病广要·诸血病》："血随气上，越出上窍，法以苏子、沉香之类顺其气，气降则血自归经矣。"干老在治鼻出血时常会根据出血的情况由轻到重依次添加苏子、牛膝、沉香、旋覆花等品。本案患者正符合肝失疏泄而致鼻衄的特点，治宜伐木降气，佐以清热凉血。夏枯草、菊花清肝泻火；苏子、牛膝降气而引血下行；黄芩清热燥湿；丹皮、赤芍、白茅根清热凉血，丹皮与赤芍又有散瘀之效，使得止血而不留瘀；生地、麦冬柔肝绝其病根。全方清热凉血降气，润燥止血祛瘀，彰显了干老构思周密、方法精确和选药准确。

胡某，男，28岁。2018年6月17日初诊

现症：因鼻出血急诊入我科就诊。患者右手用纸巾紧压鼻部，满脸血迹，在朋友的搀扶下进入诊室。患者松手，见右侧鼻孔活动性出血，经检查，黎氏区无活动性出血，初步判断为中鼻道出血，立即行鼻孔堵塞。舌红，苔黄，脉实数，大便结。

诊断：鼻衄（心火亢盛）。

【方药】 泻心汤加减。

黄连10g 黄芩12g 制大黄10g 丹皮12g 牛膝12g 生地10g 白茅根10g

2剂，每日1剂，水煎服。两日后，撤去堵塞条，未见出血点，血止。原方继服2日后复诊，症状消失停药。

按：《巢氏病源》："血得热即流散妄。"《金匮要略》说心气不足，吐血、衄血，泻心汤主之。本例为血热内蕴，治宜清热凉血止血，泻心汤为宜。加丹皮、生地清热凉血，使得血热得除，出血得止，不仅清血分之热，又有散瘀之功；白茅根凉血止血，是血热出血之良药；牛膝降气引血下行，火入坎地，不浇自灭。

（李官鸿，主任中医师，重庆市九龙坡区中医院副院长）

鼻鼽

概述

鼻鼽，又称鼽嚏，是以突然和反复发作的鼻痒、喷嚏、流清涕、鼻塞等为特征的一种常见鼻病，具有突然发作和反复发作的特点。相当于西医学的变应性鼻炎、血管运动性鼻炎及嗜酸细胞增多性非变应性鼻炎等。

鼻鼽的发生，《素问·脉解》说："头痛、鼻鼽、腹肿者，阳明并于上，上者则其孙络太阴也，故头痛、鼻鼽、腹肿也。"后世医家对本病的论述也较多，如金代《刘河间医学六书》说："鼽者，鼻出清涕也。"对鼻鼽的病因，明代《证治要诀》说："清涕者，脑冷肺寒所致。从古今医家所论得知，鼻鼽主要由肺气虚，卫表不固，风寒乘虚侵入引起。本病一年四季变化之际及冬季寒冷时节较为多见。

❦ 防 ❦

1.虚邪贼风，避之有时 即生活起居有节，注意冷暖，衣着适宜，避免受凉，夏季空调风等勿直接吹，从事粉尘环境工作的，需加强劳动保护及个人防护。

2.治病求因，注意防范 注意观察，寻找诱因，避免接触引起个人过敏的物质、食品、药品等，必要时做过敏原检查。

3.病从口入，切勿贪凉　避免过食寒凉、生冷及易致过敏的食物，发作期间生冷海鲜也要少食，宜食温补之品。

4.加强运动，增强体质　多运动，调整机体免疫力，避免感冒等呼吸道感染诱发鼻炎。

◆ 治 ◆

（一）内治法

1.肺气虚寒

【证候】发作性鼻痒，喷嚏连作，清涕量多，鼻塞，嗅觉减退；鼻黏膜色淡、肿胀。语声低，易患感冒，经常咳嗽、咳痰。舌淡红，苔薄白，脉细弱。

【治法】温肺散寒。

【方药】温肺止流丹加减。

党参10g　诃子10g　细辛3g　荆芥10g　苍耳子10g　白芷10g　辛夷6g
白术10g　防风10g　蝉蜕6g　桂枝10g　干姜10g　甘草3g

2.脾气虚弱

【证候】发作性鼻痒，喷嚏连作，清涕量多，鼻塞，嗅觉减退，鼻黏膜色淡、肿胀，食少，便溏，倦怠乏力，舌淡红或胖，边有齿痕，苔薄白，脉细弱。

【治法】健脾益气。

【方药】补中益气汤加减。

党参10g　苍耳子10g　白芷10g　辛夷6g　白术10g　陈皮10g　山药20g
当归10g　升麻6g　柴胡10g　干姜10g　砂仁6g　甘草3g

伴腹部虚痛，可加小建中汤。

3. 肾阳不足

【证候】发作性鼻痒，喷嚏连作，清涕量多，鼻塞，嗅觉减退，鼻黏膜苍白、肿胀，畏寒、肢冷、腰背酸软，舌淡，苔白，脉沉细。

【治法】温补肾阳。

【方药】金匮肾气丸加减。

制附子10g　肉桂3g　熟地黄10g　山药10g　山茱萸10g　丹皮10g　泽泻10g　茯苓10g　乌梅10g　五味子10g

畏寒、鼻塞明显者可用桂枝去芍加麻黄附子细辛汤加减

4. 肺经伏热

【证候】发作性鼻痒，喷嚏连作，清涕量多或为黏稠涕，鼻塞、嗅觉减退，鼻黏膜偏红、肿胀，舌红，苔薄白或薄黄，脉数。

【治法】清肺通窍。

【方药】辛夷清肺饮加减。

辛夷10g　黄芩10g　石膏30g　栀子10g　桑白皮10g　麦冬10g　茜草10g　紫草10g　墨旱莲10g

以流清涕、打喷嚏为主者，本人还常用桂枝汤加减；鼻塞较重，清涕多，可用小青龙汤加减，待鼻塞缓解、流涕减少，即可停用，以健脾补中之品巩固；反复发作，晨起明显者，可加小柴胡汤；鼻痒明显者可用过敏煎（银柴胡10g、荆芥10g、防风10g、乌梅10g、五味子10g、蝉蜕6g、地龙10g）；伴咽部或皮肤出血者，加脱敏汤（紫草10g、茜草10g、墨旱莲10g、蝉蜕3g、干地龙10g）。

过敏性鼻炎多遇寒则发，以脾肺阳虚多见，发作期温阳散寒，宣肺通窍；稳定期健脾益气，补虚安中。另因患者体质多为虚寒，有虚不受补情况，性温药物常会出现所谓的"上火"，以其寒主收引，经络不畅之故也，故常佐活血之品如川芎、当归、丹参等，也可少许反佐清热之品，如黄

芩、石膏等，以防辛温过度及寒热隔拒。

（二）外治法

外治法为过敏性鼻炎的特色疗法。常用如下几种。

1.针灸 鼻三针（印堂、迎香、上迎香）、鼻内针（鼻丘、内迎香）、新吾针（针刺蝶腭神经节）。以埋针、锹针、耳穴埋豆。其中以新吾针起效最为快速，同时针感最强，操作难度也最大，锹针、耳穴埋豆以其无痛性，较易为儿童接受度。

2.中药鼻腔填塞 苍耳子油，棉条浸泡药油塞入鼻腔，20分钟左右取出，可有大量鼻腔分泌物流出，连续1周。

3.中药熏蒸 可用藿香、佩兰、辛夷、薄荷、鹅不食草等熏蒸鼻腔，每次10分钟左右，每天2次，连续1周。

4.三伏贴、三九贴 三伏天、三九天时将温阳药物贴于大椎、肺俞、膏肓、肾俞、足三里等穴位，10天1次，连续3~5次，改善机体免疫力。

5.艾灸 包括督灸、脐灸、热敏灸等，用艾条、艾绒直接灸或者隔物灸相应部位，温阳通络调整机体免疫力。

6.穴位注射 可选用丹参针、卡介菌注射液，选取迎香、印堂、天突、曲池、足三里等进行穴位注射，一周1~2次，每次1~3穴。

7.割治法 可在前鼻镜、鼻内镜下，在鼻丘、内迎香穴部位用勾刀进行"井"字划割，从而降低鼻腔敏感度，减少过敏性鼻炎发作。

8.足浴方 起于引火归元理论，温阳药物如艾叶、肉桂、吴茱萸、麻黄、花椒、白芷、干姜等，每天晚上泡脚15分钟，有很好的疗效。

⚜ 养 ⚜

1.治疗期间应注意饮食调养 做到饮食有节，饥饱适宜，寒温相适。饮食宜以清淡为主，减少进食虾蟹及生冷食品，避免进食致过敏食物。

2.生活调养 应适寒温，慎起居，避免外感和腹部受凉。

3.多做有氧运动 如跑步、跳绳、八段锦、五禽戏、太极拳等。

4.鼻鼽的食疗调养 多吃绿色叶菜、胡萝卜、山药等。

黄芪山药茯苓粥：黄芪90g、茯苓60g、山药60g、大米或糯米50~100g，诸药烘干为细末，装瓶备用。煮粥将成时加药末15~20g同煮，早、晚作主食或佐餐。功能益气健脾，温中补虚。

医案

叶某，5岁。2021年1月4日初诊

主诉：反复鼻塞流涕数月。

现病史：患者数月前出现鼻塞、鼻痒，阵发性喷嚏，流清涕，量多，晨起明显，面色苍白，气短自汗。

既往史：无殊。

其他病史：无药物过敏史。

体格检查：鼻黏膜苍白，双下鼻甲水肿，总鼻道及鼻腔底可见清涕。舌质淡，苔薄白，脉软。

中医诊断：鼻鼽（肺气虚寒）。

西医诊断：过敏性鼻炎。

【治法】温肺散肺，益气固表。

【方药】柴胡桂枝汤加减。

桂枝5g 白芍5g 生石膏12g 大枣5g 生甘草3g 柴胡5g 黄芩5g 半夏3g 黄芪10g 细辛3g 苍耳子5g 辛夷5g 蝉蜕3g 川芎5g

7剂，每日1剂，早晚分服，开水冲服。

避免接触敏感物质。加强体育锻炼，增强体质。常做鼻部按摩。避免过食生冷油腻之物。

复诊 鼻塞流涕明显缓解，偶有清涕，予以玉屏风颗粒温中补虚，并用足浴方（艾叶10g、肉桂5g、吴茱萸5g、麻黄10g、花椒5g、白芷10g、干姜10g、桑枝10g），每晚睡前泡脚15分钟。嘱其多运动，多吃山药及叶菜。随访半年，未发。

（施正贤，副主任中医师，温州市中西医结合医院耳鼻喉科）

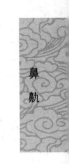

鼻　渊

概述

鼻渊亦名脑漏、脑渗、脑崩、脑砂，是指鼻窍时流浊涕，或急或缓，甚者经年累月不止，涕出腥臭的一种鼻病。常伴头额胀痛、鼻塞不利、香臭难辨等症状。多因六淫外袭、胆热上犯、脾经湿热、正气亏虚所致。

鼻渊之论述，最早见于《黄帝内经》。后世多有论述，不外虚、实二证之分。暴起初病多实，久则由实转虚，而以虚实夹杂证为多。其病机总不外邪壅清道、蒸液下流与正气亏虚、不能固摄两端。邪实主要是风、湿、热为患；正虚则有气虚、阴虚、阳虚之异。

西医学所称急性鼻窦炎、慢性鼻窦炎，属于中医鼻渊范畴。

防

（1）积极锻炼身体，增强体质，大力开展快走、慢跑、骑自行车、游泳等为主的有氧运动，提高机体免疫力和抵抗力，特别要注意预防感冒，并积极进行治疗。

（2）寒冷季节要注意及时添衣，加强防寒保暖，外出戴好口罩，保持鼻腔温度，减少风寒刺激，提高鼻部耐寒力和抗病力，预防单纯性鼻炎的发生。

（3）重视鼻腔卫生，保持鼻腔清洁，不用手抠鼻。游泳时要防止水入鼻道，擤鼻亦须避免鼻涕倒流入鼻窦。平时注意鼻道通畅，避免用口呼吸。

（4）加强劳动保护，在粉尘、扬尘和烟尘等工作环境中要戴好口罩，室内注意开窗透气和通风换气，加强鼻部保健，避免有害及各种刺激性物质吸入。

（5）注意环境卫生，遇雾霾、沙尘以及大气污染、花粉季节等，外出要戴好口罩，加强鼻部保护，避免有毒、有害以及致敏物质吸入。

（6）生活起居合理调摄，作息守时，起居有常，劳逸结合，睡眠充足，注意营养，纠正不良生活习惯。又如《疡医大全》所言："最宜戒怒以养阳，绝欲以养阴，断煿炙、远酒面以防作热。"

（7）积极治疗诸如鼻炎、鼻息肉、鼻甲肥大、鼻中隔偏曲、鼻异物、鼻外伤等鼻科疾病，以免引发鼻窦炎。

（8）加强鼻周围及邻近病灶的治疗，如慢性扁桃体炎、龋齿、牙周病、牙槽溢脓等，以防侵犯鼻窦，诱发如牙源性上颌窦炎等鼻病。

（9）对急性鼻窦炎（鼻渊实证）要做到早发现、早诊断、早治疗，以防迁延日久转为慢性鼻窦炎（鼻渊虚证），或并发周围组织器官的疾病。

（10）健鼻操：两手拇指外侧相互摩擦，在有热感后，用其外侧沿鼻梁、鼻翼两侧上下按摩30次左右，接着，按摩鼻翼两侧的迎香穴15~20次，每天摩鼻3~4次。若配合早或晚冷水浴鼻，效果会更好一些。即将鼻浸在冷水里，闭气不息，少顷，抬头换气，再浸入水中，如此反复10次左右。

治

（一）实证

1.肺经风热

【证候】发病较急，邪尚在表，涕黄或黏白而量多，从鼻道上方流下，间歇或持续鼻塞，嗅觉减退，鼻黏膜及鼻甲红肿，可伴发热，恶寒，头痛，咽喉不利，咳嗽，舌尖红，苔薄白或微黄，脉浮数。

【治法】疏风清热，宣肺利窍。

【方药】苍耳子散加减。

苍耳子10g　辛夷12g　薄荷12g　白芷10g　金银花30g　连翘12g　菊花12g　黄芩10g　桔梗12g　生甘草6g

2.胆腑郁热

【证候】邪热入里，鼻塞，涕黄浊黏稠如脓样，有臭味，嗅觉差，鼻黏膜红赤、肿胀，头痛及患处疼痛剧烈，可伴发热，口苦，咽干，耳鸣，目眩，寐少梦多，烦躁，舌红，苔黄，脉弦数。

【治法】清胆泄热，化浊通窍。

【方药】龙胆泻肝汤加减。

龙胆草12g　栀子12g　黄芩12g　车前子15g　木通12g　泽泻12g　生地12g　柴胡10g　苍耳子10g　薄荷12g

（二）虚证

肺脾气虚

【证候】病后失于调理，迁延不愈，鼻塞较重，涕黏白或黄稠而量多，嗅觉差，鼻黏膜淡红、肿胀，鼻甲肥大，可伴头晕头胀，面色不华，气短乏力，咳嗽痰白，食少纳差，舌淡，苔薄白，脉缓弱。

【治法】补脾益肺，化湿固表。

【方药】补中益气汤合温肺止流丹加减。

黄芪30g　党参12g　白术12g　茯苓15g　陈皮10g　薏苡仁15g　桔梗12g　荆芥12g　辛夷10g　细辛3g

（三）其他疗法

1.外治疗法　滴鼻灵或辛夷滴鼻液滴鼻，每天3~4次，以通利鼻窍，排出脓涕。

2.针刺疗法　①实证：取迎香、印堂、太阳、合谷、风池、曲池等穴，强刺激，留针15分钟。②虚证：取迎香、合谷、百会、上星、攒竹、风池等穴，平补平泻；或新吾蝶腭神经节针刺法，1周1次，6~8次为一疗程。

3.物理疗法　超短波、红外线等局部照射。

❀ **养** ❀

（1）加强生活调理，保证睡眠，防止过劳，足量饮水，慎避风寒和冷空气刺激，使用空调设备要注意调节和控制好温度，切忌室内外温差过大。

（2）鼻腔分泌物多时，擤鼻要合理、得法，不可用力擤或捏住两个鼻孔一起擤，可分别轻柔用力擤，或将鼻涕由咽回口腔，然后自口腔吐出。否则则会增加鼻腔压力，不利鼻窦内脓性分泌物引流和排出。

（3）吸气引流，先缓出一口气，而后轻轻捏鼻，闭口，用力由鼻腔向内吸气，使鼻腔成为负压，这样鼻窦内浓液就会引流至鼻腔，恢复正常通气功能。此外，大凡鼻窦功能欠佳者，感冒后可及时应用此法，能够减轻症状，减少鼻窦炎的发生。

（4）鼻塞严重者，可配合外用滴鼻药，前组鼻窦炎（上颌窦炎、额窦炎、前筛窦炎）取侧卧位，后组鼻窦炎（后筛窦炎、蝶窦炎）取仰卧位。

睡眠时若一侧鼻塞严重，可睡向对侧，以缓解压迫症状。

（5）实证者，饮食宜清淡，可多吃莴苣、白萝卜、大白菜等新鲜蔬菜；虚证者，可食用山药、扁豆、薏苡仁、枸杞及各种鱼类。

（6）忌食辛辣炙煿、肥甘油腻之品，以防化热生火或热郁湿阻，加重病情。戒烟酒。

（7）老刀豆（带壳）焙干，研成细末，每次5g，开水冲服，每日2次，适用于鼻渊之鼻塞头痛、鼻流浊涕。

（8）鲜薄荷15g、菊花15g、金银花10g，煎汤饮用，每日1剂，适用于急性鼻窦炎。

医案

陈某，男，16岁。1990年2月18日初诊

5天前原因未明突感左眼疼痛并逐渐加重，每于晨起发作，晚间减轻，位置不定，自觉目睛微红微热，头昏困重，舌红苔薄黄，脉浮数。询问患者在出现目痛后，鼻中曾擤出少许脓涕。双眼视力1.2，眶下缘压痛、叩痛，眼结膜与鼻黏膜充血。鼻窦X线摄片示双侧上颌窦密度增大，黏膜增厚，窦腔狭窄，尤以左侧为甚。

西医诊断：急性上颌窦炎。

中医辨证：鼻渊（实证，肺经风热型）。

【方药】

苍耳子　辛夷　薄荷　白芷　黄芩　荆芥　菊花　夏枯草　车前子各10g　蔓荆子12g　川芎18g　金银花30g

服药次日目痛减轻，服完3剂目症缓解，再进2剂诸症悉除，自感目睛恢复如常。随访半年，未复发。

按：鼻、目分别为肺、肝之窍，手太阴肺经与足厥阴肝经经脉交接，

联系密切。又，肝胆互为表里，故鼻渊以目症求治者不在少数。本案采用自拟三合散（由苍耳子散、银翘散、荆防败毒散三方化裁而来），清热宣肺，疏肝明目，两法合一，两窍共利，标本兼治，故而奏效。

（宁蔚夏，副主任医师，成都市第二人民医院）

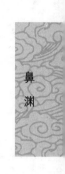

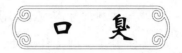

口　臭

概述

口臭是一种常见症状，可由多种多样的原因引起。口腔、牙周、鼻、咽、喉、支气管、肺等呼吸系统疾病，食管、胃、肠等消化系统疾病都可导致口臭。进食酒、蒜、葱、韭菜等有特殊气味的食物之后，都可能有难闻的口腔气味发出。中医认为，大多数口臭多由胃热盛，或湿热蕴脾，浊气上逆所致，亦与寒湿困脾、脾胃虚弱、消化不良、积食等有关。

防

医学研究认为，口臭是一种反映内在疾病的症状，防止和减少口臭的发生，最根本的方法是尽早发现原发病灶，及时消除病因，在任何情况下都要特别注意饭后和睡前刷牙漱口，掌握正确的刷牙方法，保持口腔卫生。还应该戒除烟酒。饮食宜清淡，多食易消化食物，少食辛辣。

治

1.湿热蕴脾

【证候】口臭，口干，口苦，脘腹痞闷，喜冷饮，呃逆，舌苔黄厚或黄腻，脉滑数或濡数。

【**治法**】清热燥湿，降气化浊。

【**方药**】王氏连朴饮加减。

制厚朴　川连（姜汁炒）　石菖蒲　制半夏　香豉（炒）　焦山栀　芦根　荷叶　藿香　佩兰

口渴甚者加用石膏。

2.胃热壅盛

【**证候**】口臭，口干舌燥，牙龈红肿痛，喜冷饮，或口苦，面色红赤，舌红苔黄，脉数。

【**治法**】清胃泻火，凉血解毒。

【**方药**】清胃散加减。

生地黄　当归　牡丹皮　黄连　升麻

兼肠燥便秘加大黄，牙衄加川牛膝导血热下行。

3.寒湿困脾

【**证候**】口臭，口不渴，大便稀溏。舌质淡，苔白厚，脉濡细。

【**治法**】温散寒湿，芳香化浊。

【**方药**】

藿香　陈皮　枇杷叶　白蔻仁　佩兰　麸炒苍术　荷叶　丁香　干姜　姜半夏　甘草

❧ 养 ❧

平素有口臭但症状较轻的，可用藿香3g、薄荷1.5g、白菊花6g、绿茶少许，以沸水冲泡代茶饮，清新口气。

由于积食引起的口臭可取藿香、佩兰、焦栀子、谷麦芽、生山楂各9g，甘草4.5g，水煎服，每日1剂，7剂为1个疗程。能改善积食，促消化，消除口臭。

由于口腔细菌引起牙病或胃肠道疾病所致口臭，用藿香提取物制剂口服或漱口，能抑制金黄色葡萄球菌、白色葡萄球菌及枯草杆菌的生长，从而改善口臭。如口臭迟迟未能得到纠正，则需积极寻找原发病，及时治疗。

医案

陈某，女，66岁。2019年12月13日初诊

刻下症：诉口臭2月有余，家中3岁孙子不堪忍受，连连捂鼻，避而远之，脘腹胀满，呃逆，眼睛干涩，大便质稀，小便调，舌苔白腻，脉滑。查C14呼气试验阴性，排除幽门螺杆菌感染。

诊断：口臭（寒湿困脾证）。

【治法】散寒化湿，芳香化浊。

【方药】

藿香15g（后下） 陈皮15g 枇杷叶12g 荷叶15g 白蔻12g（后下） 佩兰12g 麸炒苍术12g 干姜6g 生姜9g 薄荷12g 甘草10g 白菊花12g

3剂，水煎服，2日1剂，每日3次。

2019年12月20日复诊 诉口臭明显改善，脘腹胀闷不适减轻，食欲增加，眼睛干涩有所缓解，仍呃逆，但频率减少，上方去白菊花，加丁香5g，3剂续服，2日1剂，每日3次。半月后随访，患者诉口臭大有改善，脘腹胀闷大有好转，呃逆减轻。嘱其饮食清淡易消化，忌食生冷刺激食物。

房某，女，44岁。2019年7月23日初诊

刻下症：患者自诉口臭1月余，经他医治疗，吃中药治疗无效。现症见

口臭，大便溏泻，日2~3次。口不渴，舌质淡，苔白厚，脉濡细。

诊断：口臭（寒湿困脾证）。

【治法】温散寒湿，芳香降浊。

【方药】荷叶15g　广藿香12g（后下）　干姜6g　豆蔻10g（后下）　蜜枇杷叶10g　丁香6g　陈皮15g　炙甘草6g　生姜9g　法半夏10g

免煎颗粒，3剂，1日1剂，用开水300~500毫升冲服，分3次温服。

2019年7月28日复诊　自诉服上方后病情好转，口臭减轻，大便已干。因吹空调受凉后脚心发冷，效不更方，仍用上方加防风6g、细辛3g。4剂，服法如前。

按：医案一，以藿香为君，后下，取其芳香化浊，和中止呕之功；白蔻仁、佩兰、麸炒苍术为臣，为辛温辛平之药，可助君药芳香燥湿、化浊之力；荷叶性平，清阳利湿而不伤津，佐以陈皮增强降逆止呃之力；生姜、干姜同用温脾散寒；甘草调和诸药。诸药相伍，共奏芳香燥湿、降气化浊之效。再加白菊花、薄荷疏肝解郁。复诊时诸症皆有缓解，肝经郁滞而热得解，故去白菊花，加少许丁香以温中，使脾胃得暖，则行气而消滞，呃逆自除。

医案二属于典型的脾胃寒湿证，经多个医师诊治并未取效，多半拘泥于湿热蕴脾或胃热盛所致口臭而清热利湿，口臭未愈脾胃更伤，辨证失策则步步错。巧用温法治疗，消痞散结，脾气升清，胃气降浊，口臭即消。

（唐成芳，主治中医师，重庆市荣昌区人民医院）

口
臭

415

口 疮

概述

复发性口腔溃疡，中医称"口疮"。主要表现为唇、舌、软腭等部位的黏膜上起粟状红点，进而形成圆形或椭圆形浅表性溃疡，或出现数个散在的、可融合成片的疱疹，伴有明显的灼痛。就其病因，多与情志失调、饮食失节、起居失常、过度劳伤及先天禀赋不足、后天失养（包括自身免疫反应和激素水平改变）等密切相关。多数中医擅从"热毒"论治，或肺热，或心火，或肝热，或胃火，或虚火等，投以大量的清热利湿、泻火解毒药治之，症状能有效缓解或疾病基本向愈，但停药症状再现或疾病依旧，反复发作，始终断不了根，严重影响患者的生活、学习和工作。

防

1.积极调整心态，增强精神力量 心态决定成败，精神带来力量。面对口腔溃疡，不要惧怕，不要沮丧，要以积极态度、乐观情绪、阳光心理正确面对。

2.调节生活节律，均衡饮食营养 在日常生活、工作中，要注意调节好生活和工作节律，做到劳逸结合，保证充足的休息时间，强化自我保护，防止外邪侵入；饮食要均衡，营养要充分，不偏不嗜，少食腥发食物和煎炒、油炸、辛辣等食物，多食含维生素 B 和维生素 C 的新鲜果蔬。

3.适当运动锻炼，增强体质 每天抽出一定时间进行运动锻炼，增强自身体质素质。

◆ 治 ◆

1.脾肾阳虚

【证候】口舌生疮，溃疡面色白，周围不红，数量少，久治不愈，四肢不温，口干喜热饮，腰背酸痛，尿频清长，大便稀溏。舌质淡苔白腻，脉沉弱。

【治法】温补脾肾，引火归原。

【方药】附子理中汤、金匮肾气丸、右归丸等方加减化裁。

2.脾胃虚弱

【证候】口舌生疮反复发作，疮面色淡凹陷，伴神疲气短，不思饮食，四肢不温，大便稀溏，舌质淡苔白，脉细弱。

【治法】补中益气，健脾化湿。

【方药】补中益气汤、香砂六君子汤等方加减化裁。

3.外感时毒

【证候】多发于外感后1~2天，伴有外感症状。初起口腔黏膜局部充血、红肿、微痛，舌尖或唇内出现粟粒样小红点或小疱疹，数日后疱疹溃破，呈表浅溃疡，边界清楚。舌质红苔薄黄，脉浮或数。

【治法】清热解毒，健脾化湿。

【方药】银翘散、黄连解毒汤等方加减化裁。

4.脾胃积热

【证候】口舌多处糜烂生疮，疮面红肿、灼热疼痛，甚则口臭、牙龈肿痛。伴口渴引饮，尿黄便秘，舌质红苔黄，脉滑数。

【治法】清热泻火，荡涤胃热。

【方药】清胃汤、大承气汤、导赤散等方加减化裁。

5.心肾阴虚

【证候】溃疡颜色鲜红，数量多且形状不一、大小不等，疼痛昼轻，夜重。伴心悸气短，失眠多梦，健忘，眩晕耳鸣，腰膝酸痛，咽干口燥，小便短黄。舌质嫩红苔少，脉细数。

【治法】滋阴降火，养心安神。

【方药】天王补心丹、六味地黄汤、交泰丸等方加减化裁。

6.寒热虚实错杂

【证候】溃疡面广，遍及口唇、口腔黏膜、舌体及牙龈等，且数量多、形状不一、大小不等，颜色时红时白、时鲜时暗，疼痛时轻时重。伴有不同程度的口干口苦、声低气短、身软乏力、食欲不振等症状，病程缠绵，反复发作。舌质淡红苔薄白，脉濡缓或沉细。

【治法】清热泻实，补虚温阳。

【方药】三才封髓丹合连理汤为基本方加减化裁。

❧ 养 ❧

医养结合是为道，医即补其体，养即筑其基。医治疾病是为了修补受伤害的身体，疗养疾病是为了补充机体不断消耗的能量。因此，一旦患了疾病，不但要及时医治，以纠其偏；还要紧跟疗养，以扶其正，方能愈后不复。

1.选择正规医院，规范化治疗 复发性口腔溃疡其病虽然单纯、轻小，但症状较重，难以治愈，易反复发作。在求医问药过程中，一定要选择正规医院施以规范化的治疗，切莫乱投医、乱用药。尤其是不要选用大剂量的激素类药物治疗，以免造成次生损害。要辨证求因，审因论治，循序渐进，稳扎稳打，把疾病扼杀于初发时和复发的萌芽状态。

2.摸索复发规律，寻找复发诱因 复发性口腔溃疡本身就有复发性、周期性、自限性。轻者1个月发作1次，重者1个月发作数次，此起彼伏，没有间歇期，非常难以琢磨。所以就患者本人而言，应该积极摸索复发的规律，寻找复发的诱因，避免或减少这些诱因的刺激，降低复发的可能。

3.增强信心，与疾病抗争到底 在患病及治疗过程中，要调节好自己的情绪，保持良好心态，坚信疾病迟早会痊愈。

医案

潘某，男，42岁。2018年8月10日初诊

主诉：反复出现唇、舌、软腭等部位溃疡2年余，复发3天。

刻下症：患者两年前唇、舌、软腭等部位的黏膜上出现粟状红点，进而形成圆形或椭圆形浅表性溃疡，伴有灼热疼痛、口干口苦、声低气短、睡眠差、讲话及进食不便等，曾在当地乡镇卫生院、村卫生室遍行中、西药物治疗，时好时发，反复不愈，服药期间症状能够减轻，溃疡能消失，但停药3~6个月后即复发。3天前无明显诱因口腔溃疡再次发作。

中医诊断：口疮（寒热虚实错杂型）。

【方药】三才封髓丹合连理汤加减。

党参15g　玄参15g　熟地黄15g　生地黄15g　天冬15g　麦冬15g　黄柏15g　砂仁12g　生黄芪18g　黄连12g　白术15g　干姜15g　荜拔15g　肉桂12g　大枣15g　炙甘草6g

2剂，嘱其用清水浸泡后连煎3次，取汁和匀，每次服100~150毫升，每日3次。患者服药一天后打来电话，称此药汁有辛辣味，怕造热生火，嘱其继续服用。

2018年8月14日二诊　自诉把两剂药坚持服用完后，灼热疼痛、口干口苦、声低气短已经消失，溃疡面也开始缩小。

　　原方再进5剂。10天后打来电话称已经痊愈。随访两年余，未再复发。

（秦木良，副主任中医师，重庆市潼南仁义医院）

牙 痛

概述

牙痛是指因某种原因引起牙齿疼痛的症状。本症在《黄帝内经》中称为"齿痛"，属中医"牙宣""骨槽风"范畴。齿为骨之余，骨为肾所主，龈护于齿，为手足阳明经分布之处。《杂病源流犀烛·口齿唇舌病源流》说："齿者，肾之标，骨之本也。"《诸病源候论·牙齿病诸候》载："齿者，骨之所终，髓之所养。"牙痛主要与肾、胃、大肠等脏腑功能失调相关。《寿世保元》说："论一切牙齿肿痛，皆属胃经火盛。"

牙痛是由外感风邪、胃火炽盛、肾虚火旺、虫蚀牙齿等原因所致。但风、冷、火、虫、湿、瘀等邪侵袭是牙痛发生的外因，骨髓不充、手足阳明络脉空虚则是其发生之内因。外邪既可单独侵袭，也可乘肾虚髓减、阳明络脉空虚入侵，以致邪聚不散，停于牙龈，导致局部气血不畅，痰瘀阻滞络脉而发为牙痛，甚者化热成脓。

防

（1）养成良好的卫生习惯，每日刷牙2~3次，饭后漱口，除去食物碎屑，保证牙齿间隙及牙齿周围清洁，减少菌斑和牙石的形成，从而减少牙龈炎、牙周炎、牙髓炎的发生。

（2）饮食清淡，少吃辛辣、肥甘厚腻、油炸烧烤及刺激食品，多食粗糙食物和纤维丰富的耐磨食品，这些食物对牙面具有洁净的功效，可以减少食物残屑堆积。硬质食物需要充分咀嚼，增强牙周组织，又能摩擦牙齿咬面，减少牙痛的发生。

（3）多食牛奶、胡萝卜、莴苣、鸡肉、蛋、薯类等含氟食品，氟素进入牙组织后，能增加釉质的抗酸性能，起到防龋作用。

（4）减少糖分摄入，少吃一些含糖量高的食物及酸性食物，多吃一些新鲜蔬菜、水果及含钙、磷及维生素比较多的食物。

❧ 治 ❧

以下介绍恩师马有度教授运用加味双骨蜂韦汤治疗牙痛的经验研究。

1961年，马有度毕业实习时在成都跟师鄢莹光老师实习，鄢老传授一首治疗牙痛的经验方：地骨皮、骨碎补、露蜂房、石韦，屡用屡验。后来马老又加入黄连、延胡索，取名为"加味双骨蜂韦汤"，方用地骨皮20g、骨碎补20g、露蜂房12g、石韦15g、黄连10g、延胡索15g。用于治疗牙痛，疗效更佳。

双骨蜂韦汤为基础方，以地骨皮泻肾火，祛伏热，为君，使肾火去，骨髓生而齿得固，阳明经伏热得清，则牙龈肿痛乃消；骨碎补补肾生髓以固齿，露蜂房祛风镇痛，共为臣；石韦利尿凉血，引热下行以消肿止痛，则为佐助之品。四药合用，共奏补肾泻火、益髓固齿、消肿止痛之功，使齿得髓养而固，邪祛络通，气血畅行则牙痛消失。马老在原方的基础上，既加清泻胃火的黄连，又加止痛妙药延胡索，全方效力进一步增强。

马教授强调，运用加味双骨蜂韦汤还应根据不同病情，加味治之。

牙痛而见牙龈红肿，呈阵发性，遇风发作，得冷痛减，受热痛增，口渴，舌红苔薄黄，脉浮数，证属风火犯齿者，加金银花、连翘、薄荷、牛蒡子；牙痛剧烈，牙龈红肿明显，甚则肿连腮颊、头痛，口渴引饮，口气臭秽，大便秘结，小便短黄，舌红苔黄，脉洪数，证属胃火燔齿者，加黄连、石膏、蒲公英、生地；牙痛隐隐，牙根浮动，齿龈红肿，午后痛甚，五心烦热，小便短黄，舌红苔少，脉细数，证属虚火犯龈者，加知母、黄柏、麦冬；牙齿微痛，龈肉萎缩，不红肿或虽肿不红，牙齿浮动，咬物无力，少气乏力，面色少华，腰膝酸软，舌淡胖嫩，脉弱者，证属肾虚齿动者，加熟地、山药、山茱萸。

❖ 养 ❖

1.注意生活调养 积极改善个人口腔卫生，早晚刷牙。饭后及时漱口，避免食物残渣滞留。保持大便通畅，避免过度疲劳和睡眠不足。

2.注意饮食调养 饮食有节，避免食用辛辣以及刺激的食物，如牛羊肉、八角、茴香及辣椒等；避免食用过冷、过热及坚硬的食物，少吃甜食，不吃糖，多吃新鲜水果及绿色蔬菜。吃甜食后，及时漱口，清理牙齿。吃了醋、酸奶或其他酸性食物后牙齿疼痛，可以咀嚼核桃仁。

3.两冬粥 麦冬50g、天冬50g、大米100g，将麦冬、天冬洗净切碎，同大米加水适量煮粥，每日1次，适用于虚火牙痛。

4.生地黄玄参鸭蛋汤 生地黄30g、玄参20g、鸭蛋2枚、冰糖20g，用清水2碗浸泡生地黄、玄参30分钟，将鸭蛋洗净后与生地黄、玄参共煮，蛋熟后去壳，再放入生地黄、玄参汤内煮片刻。食时加冰糖调味，吃蛋饮汤，适用于虚火牙痛。

医案

廖某，女，70岁。2019年3月29日初诊

刻下症：反复牙痛1年，3天前因吃火锅后牙龈肿痛甚剧，伴口干，烦热，张口困难，小便黄，大便正常，舌红苔花剥，脉弦细。

诊断：牙痛。

辨证：肝肾阴虚，胃热上蒸。

【治法】益肾泻火，清泻胃热，消肿止痛。

【方药】

地骨皮20g　骨碎补20g　露蜂房10g　石韦20g　石膏25g　延胡索15g　金银花30g　连翘30g

3剂，每日1剂，水煎服，后随访病人牙痛症状消失。

朱某，女，36岁。2018年5月16日初诊

刻下症：平素喜食辛辣，自诉左侧磨牙疼痛，反复发作近1年，因工作较忙，未予以重视。本次发作已10余日，现患牙疼痛不止，已腐蚀掉块，有浮动感，不敢对咬，牙龈红肿明显，左腮肿痛发热，牵掣至左侧头痛，口渴喜冷饮，口臭明显，大便秘结，小便短赤，月经鲜红量多，带下色黄而臭，舌红苔黄腻，脉弦滑数。因不愿去口腔医院拔牙，遂求中医诊治。

诊断：牙痛。

辨证：胃火燔齿，湿热下注。

【治法】清胃泻火，除湿止痛。

【方药】双骨蜂韦汤合清胃汤加减。

地骨皮20g　骨碎补15g　露蜂房12g　石韦15g　黄连10g　延胡索15g　生地20g　石膏20g　丹皮15g　升麻12g　当归15g　知母20g　黄柏15g　蒲公英30g　生甘草6g

6剂，每日1剂，水煎服，服药期间忌食辛温燥烈之品。

2018年5月23日二诊 述服上方2剂后牙痛明显减轻，现牙痛已止，大便畅通，头痛全无，他症大减，再予原方3剂以巩固疗效，随访半年未见牙痛复发。

按： 本患因平素喜食辛辣，易酿生脾胃湿热，其中胃火循经上蒸牙床，伤及龈肉，损伤脉络则发为牙痛。其局部火热结聚不散，肿连腮颊，上扰于头，故出现左腮肿痛发热，牵掣至左侧头痛。而热易伤津，耗损津液，则见口渴喜冷饮，大便秘结，小便短赤；湿热搏结于齿，故牙齿被腐蚀掉块，有浮动感，口臭明显；且热易迫血妄行，故见月经鲜红量多。又因湿热下注，故见带下色黄而臭，而舌红苔黄腻，脉弦滑数，均为胃火燔齿、湿热下注之征。故以双骨蜂韦汤合清胃汤泻火固齿、消肿凉血以止痛，其中黄连、石膏清泻胃火，丹皮、生地养阴清热、凉血止痛，升麻宣散阳明之火，当归活血通便，延胡索行气止痛，知母、黄柏清热泻火、燥湿解毒，蒲公英清热解毒、消肿散结、利湿通淋，生甘草清热解毒、调和诸药。诸药合用，共奏泻火固齿、除湿止痛之功，药味不多，邪祛络通，则牙痛及他症悉除。

（张红，主任中医师，重庆市渝中区七星岗街道

社区卫生服务中心）

面 瘫

概述

面瘫即周围性面神经瘫痪，大多是由急性非化脓性茎乳突孔内的面神经发炎引起，故又称周围性面神经炎属中医学的"口眼㖞斜""吊线风"范畴。

本病的病因目前尚未明确。多数病例都有局部受寒、着凉的诱因，故一般认为可能是局部营养神经的血管因受风寒而痉挛，使神经组织缺血、水肿而致病。面瘫以一侧面部表情肌突然瘫痪，同侧额皱纹消失，眼裂扩大，鼻唇沟变浅，面部被牵向健侧为主要特征。

本病以20~40岁最多见，男性多于女性，起病迅速，在几小时至一两天面肌麻痹达到高峰。如果调治得当，持续2~3周可逐渐恢复；若治疗不及时或不当，3个月不能恢复者，则会留下后遗症，故早期治疗非常重要。中医可以内外合治，杂合以治，综合治疗。

防

"正气存内，邪不可干""邪之所凑，其气必虚"人体抵抗力低下的时候最容易感受风寒之邪，所以平常要注意锻炼身体，使身体抵抗力保持在很强健的状态。尽量避免感受外邪，尤其是面部不要正对着吹空调冷风。

❧ 治 ❧

面瘫常发生于季节变化和温度变化明显的时候，主要分为以下3种症型。

1.风痰阻络

【证候】风痰阻络而偏于寒性者，以猝然口眼㖞斜，舌淡苔白为证治要点。

【治法】祛风化痰止痉。

【方药】牵正散加减。

白附子 僵蚕各5~9g 全蝎（去毒，生用）3~5g

水煎服。病属痰热及阴虚肝阳上亢者忌用，孕妇慎用。另方中白附子和全蝎均为有毒之品，用量宜慎。

2.气虚风袭

【证候】突发口眼㖞斜，目闭不能，漏气漏水，伴神疲乏力，气短汗出，苔薄白，脉细弱。

【治法】益气扶正，祛风通络。

【方药】四君子汤合牵正散加减。

党参12g 白术15g 茯苓15g 黄芪30g 当归6g 桂枝12g 僵蚕12g 防风12g 白附子10g 甘草6g 生姜 大枣各10g

日1剂，水煎服。

3.痰湿阻络

【证候】头身困重，咯痰黄白，纳呆胸痞，苔腻，脉滑。

【治法】化湿祛痰，健脾通络。

【方药】化痰汤加减。

胆南星12g 白附子12g 天竺黄12g 半夏12g 陈皮12g 瓜蒌20g 白

术12g　茯苓15g　泽泻12g　鸡血藤20g　丹参30g　红花12g　僵蚕10g　全蝎10g　地龙15g　甘草6g

日1剂，水煎服。

古训有云："风为百病之长""风为百病之始""风为六淫之首"。风邪为患，不单独侵犯人体，其他邪气往往借风邪而入，相杂为病。风寒、风热、风湿、风燥等六淫邪气都可以兼之，全可以相杂，然临床实践中以感受风寒者为多。又因近年经济水平的提高，膏粱厚味、生猛海鲜类摄入过多，导致痰湿体质的人增多，湿性黏腻重着，故加重病情，延长病程，化湿浊、健脾胃之法不可小觑。患者多有恐慌急躁情绪，所以调节情志、疏肝柔肝之品不可不用；年老体衰患者又多有三高等基础病，故养血活血、化瘀通络为必用之法。

养

可用厚热毛巾对整个面部进行湿热敷，同时轻轻拍打揉按，以促进局部血液循环。面肌开始恢复时，需做面肌的肌力训练，以训练表情肌为主，做睁眼、皱额、吸吮、翘嘴唇、开口笑、提嘴角、吹口哨、噘嘴唇、拉下颌等动作，每次约20分钟，每日1次，直至最终康复。

有味觉障碍的患者应注意食物的冷热度；避免坚硬的食物；尽量将食物放在健侧舌后方，细嚼慢咽；注意饭后及时漱口，保持口腔清洁。

调控情志也尤其重要，因为"诸风掉眩，皆属于肝"，"肝主筋"，所以不能过于急躁，不要动怒，关键是要做到心情舒畅，轻松愉快。

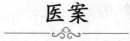

医案

马某，男性，68岁。2016年11月6日初诊主诉：右侧面瘫3天。

刻下症：肝郁病容，因吹冷空调后突然出现右侧口角㖞斜，鼓腮无力，吹气漏风，眼睑不能闭合，睡眠差，便秘不畅，舌质暗红，瘀点，舌苔少，脉弦细紧，有高血压病史13年，脑梗死病史5年。

诊断：面瘫（风寒袭络，气滞血瘀）。

【治法】祛风散寒，理气活血。

【方药】牵正散合柔肝熄风汤加减。

柴胡12g　白芍15g　桃仁10g　红花6g　川芎15g　丹参20g　当归20g　赤芍15g　黄芪30g　防风10g　生白术30g　僵蚕12g　全蝎10g　白附子10g　葛根30g　怀牛膝20g　甘草10g

水煎服，日一剂，连服7剂。

针灸患侧太阳穴、阳白穴、颊车穴、地仓穴（颊车透地仓）、水沟穴及双侧合谷穴，留针半小时，然后用自拟复方牵正膏贴外敷患侧太阳穴、颊车穴、地仓穴，3小时后取下，6~8小时皮肤出现发泡，大小不一，小者自行吸收，大者用一次性5毫升针管从下端将水液吸出后消毒。同时嘱患者用厚毛巾湿热敷，1次半小时，1日2次。

2016年11月13日二诊　诸证减轻，继续上方加减治疗，配合针灸两周而愈。

郝某，男性，56岁。2021年12月26日初诊

主诉：突发左侧口眼㖞斜，目闭不能，漏气漏水2天。

刻下症：患者身形高大魁梧，诉常年打工做体力活，偶感头昏、乏力，纳差多日，舌质暗红，苔少，脉细弱。

诊断：面瘫（气虚复感风气外邪）。

【治法】益气养血，祛风通络。

【方药】当归补血汤合牵正散加减。

黄芪30g　当归6g　川芎12g　白芍15g　桂枝10g　甘草10g　白术

15g　茯苓15g　僵蚕12g　全蝎6g　白附子10g　生姜10g　大枣10g

　　水煎服，日1剂。并采用上述针灸、穴位贴敷外治疗法，热毛巾热敷。嘱其早睡早起，多休息，3周而愈。

（刘敬章，主治中医师，河北省沧州市孟村县中医院）

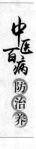

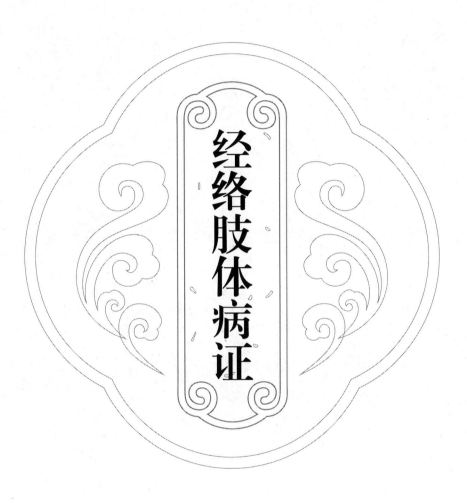

经络肢体病证

颈椎病

概述

颈椎病是颈椎间盘退化，进而发生椎体骨质增生硬化、边缘骨赘形成、黄韧带肥厚及后纵韧带骨化等病理改变，刺激神经、血管或颈脊髓造成各种临床症状的疾病。可出现颈臂疼痛麻木、头晕、恶心、呕吐、心悸，甚则肢体无力瘫痪、大小便失禁等相应临床表现。

颈椎病属中医"痹证""痿证""项强""眩晕"范畴。中医认为颈椎病的病因无外乎外感风寒湿邪、慢性劳损、肝肾亏虚、气血不足、外伤、畸形等方面。在内外致病因素的作用下，机体气血瘀滞，经络痹阻不畅，"不通则痛"，随之出现一系列临床症状。多数医家认为本病为"本虚标实"，肝肾亏虚，气血不足为本；风寒湿邪客居经脉，气血瘀滞为标。一般认为肝肾亏虚、筋骨劳损，复加风寒湿邪侵袭，气血运行不畅，瘀血、痰浊痹阻经络产生痛、麻、酸、重是本病主要病机，肾精亏虚，脊髓不充，骨骼退变，发生骨赘，压迫刺激神经、血管、韧带产生颈僵痛诸症。

防

颈椎病多发生在中老年，而今智能手机、电脑、游戏机在人群中广泛运用，发病年龄已经大大提前，人群普遍易得。颈椎病重在预防，预防可从以下几方面着手。

1.合理用枕 枕头应适合颈椎正常的生理弯曲。枕头必须具备科学的高度、舒适的硬度和合理的形状。高度以8~10厘米为佳，粗略的标准是仰卧枕高约一拳，侧卧枕应与肩膀同高。枕芯应有适当弹性或可塑性，硬度适中且透气性好，以木棉为宜。形状为中间低、两端高的元宝形，对颈部起到相对的支撑作用。

2.正确姿势 预防颈椎病的发生，最重要的是要改善日常工作学习姿势，工作时要使案台与椅子高度相称，尽量避免过度低头屈颈，应正面对电脑显示屏，勿扭转颈椎侧向面对。应避免躺在床上或把头靠在沙发扶手上看电视、看书、玩手机。

3.避免受伤 坐车打瞌睡，遇到急刹车头部向前冲去，会发生"挥鞭样"损伤，所以尽量不要在车上打瞌睡。体育运动时更要避免颈椎损伤，如顶牛、头倒立、前滚翻、骑颈娱乐、在浅水处跳水等均可造成颈椎损伤。上班午休时避免前趴睡觉，以免伤害颈椎。可采用向后仰躺的姿势稍事休息，为颈椎找到扶托点。一旦发生外伤，要积极治疗，防止病情进一步发展。

4.空调使用 空调的广泛使用为颈椎病患病率不断上升的重要原因之一。长期处于低温环境，尤其是座位正对空调，颈部受寒冷刺激，会产生类似于风寒湿侵袭的病变，造成气血瘀滞，加重颈部板滞疼痛，久而久之造成颈部肌肉关节的损伤。空调温度不能太低，避免空调冷风直吹颈部，以免颈部受凉而引发或加重颈椎病。

5.适当锻炼 加强锻炼，促使椎体周围肌肉组织强壮有力，增强脊柱的稳定性。日常可在工作、学习间隙做舒缓的颈部保健操。但颈椎的锻炼应该慎重，要避免无目的的快速旋转或摇摆，尤其是在颈椎病急性发作期，更需注意。

❖ 治 ❖

颈椎病的治疗分为药物疗法和非药物疗法。

（一）常见药物疗法

1.风寒痹阻

【证候】颈、肩、上肢串痛麻木，以痛为主，头有沉重感，颈部僵硬，活动不利，畏风寒，舌淡红，苔淡白，脉弦紧。

【治法】散寒除湿，理气活血，祛风通络。

【方药】葛根汤合黄芪桂枝五物汤加减。

黄芪30g　麻黄10g　葛根30g　桂枝12g　白芍12g　炙甘草10g　生姜10g　大枣10g

伴颈肩部沉重僵硬，舌淡苔白腻，脉濡，可加苍术、白术、羌活、防风、薏苡仁，以疏风散寒除湿。伴肩臂刺痛、手指麻木、舌暗苔白、脉迟涩，可加当归、川芎、姜黄、鸡血藤、威灵仙，以理气活血散瘀。

2.痰湿阻络

【证候】颈部僵硬不适，头晕目眩，头痛如裹，心悸胸闷，耳鸣泛恶。舌暗红，苔厚腻，脉弦滑。

【治法】化痰通络，降水逐饮，利湿开窍。

【方药】半夏白术天麻汤合苓桂术甘汤、泽泻汤加减。

天麻12g　法半夏12g　白术15g　陈皮15g　茯苓30g　泽泻30　桂枝12g　石菖蒲12g　制远志6g　炙甘草10g　生姜10g　大枣10g

伴口苦口黏可加黄芩、藿香、佩兰、豆蔻，以芳香化湿、理气和胃；伴心悸胸闷，可加厚朴、苏梗、枳壳、杏仁，以宽胸理气、化痰逐饮。

3.肝肾不足证

【证候】颈酸无力，身体困乏，目眩头晕，耳鸣耳聋，失眠多梦，肢体麻木，面红目赤，舌红少津，脉弦无力。

【治法】滋补肝肾，益气养血，通络活络。

【方药】桂枝加葛根汤合独活寄生汤加减。

葛根30g　桂枝12g　白芍12g　桑寄生12g　杜仲12g　牛膝12g　生地12g　当归12g　党参12g　川芎12g　鸡血藤30g　炙甘草10g　生姜10g　大枣10g

伴颈部恶风恶寒，得温则减，可加白附片、干姜、淫羊藿、巴戟天、肉苁蓉等温阳之品；伴腰膝无力，耳鸣目眩，心烦失眠，可加熟地、山茱萸、枸杞子、菟丝子、制首乌等滋补肾精之品。

（二）非药物疗法

非药物疗法是当今治疗颈椎病的重要手段，方法众多，可根据情况酌情选用。

1.针刺治疗　颈夹脊穴、风池、肩井、肩中俞、肩外俞、曲池、外关、合谷、阿是穴等，留针30分钟，每日1次。电针疗法：上述穴位针刺后加用电针20分钟。疼痛为主，选用密波；肢体无力为主，选用疏波；肢体麻木为主，选用疏密波。

2.其他外治法

（1）灸法：选取相应穴位艾灸，每次20~30分钟，每日1次。

（2）拔罐：在肩背部肌肉丰满处行拔罐疗法，每周1~2次。

（3）颈椎推拿：在颈部及周围行点、按、揉、提、滚、斜扳等手法治疗，每日1次。

（4）中药蒸汽浴疗法：每次30分钟，每日1次。

（5）针刀疗法：颈部肌腱、筋膜、韧带及关节囊等部位行小针刀治疗，1周1次，一般3~5次。

（6）颈椎整脊：定点旋转复位手法及整脊疗法能够快速改善椎体错位

及小关节紊乱。

（7）手术治疗：若以上保守治疗颈椎病无效，症状持续进展，甚或出现肢体瘫痪无力、呼吸困难等症，应尽早寻求外科手术治疗。

❧ 养 ❧

颈椎病患者应避免长时间低头玩手机、看书等，需定时改变头颈部体位，注意休息，劳逸结合。低头学习、工作半小时后，应抬起头并向四周适当轻轻活动颈部，不要让颈椎长时间处于弯曲状态。伏案工作持续时间不宜过长，超过2个小时以上的持续低头工作，难以使颈椎椎间隙内的高压在短时间内得到有效恢复缓解，会加重加快颈椎的退变。

颈椎病患者在工作中应该避免长时间吹空调和电风扇。寒冷和潮湿容易加重颈椎病的症状，应当尽量减少在气温过低或寒冷潮湿的条件下长期低头伏案工作的时间，以防止颈椎病症状的出现，或诱发颈肩背部酸痛的症状。

颈椎病患者应避免参加重体力劳动，上肢应该避免提取重物，当上肢提重物时，力量可以经过悬吊上肢的肌肉传递到颈椎，从而使颈椎受到牵拉，增加颈椎之间的压力。

颈椎病患者在症状缓解后应加强颈部肌肉力量训练，如做低头、旋颈、后伸的对抗阻力训练，以提高颈部肌群肌力肌张力，维护脊柱的稳定性，防止复发。

医案

熊某，女，65岁。2021年9月23日初诊

主诉：颈痛伴左上肢疼痛麻木4天。

现病史：4天前患者无明显诱因出现颈部疼痛，呈酸胀性疼痛，以左侧为甚，转颈活动时左侧上肢牵扯感，伴左手手指麻木，夜间为甚，平时自觉腰部酸软，下肢沉重无力。既往检查有"骨质疏松"病史，发病后，自行予颈部按摩，症状改善不明显，遂来我科诊治。

查体：颈椎生理曲度存在，颈3~6椎旁压痛，左侧臂丛牵拉试验阳性，旋颈试验阳性，椎间孔挤压试验阳性，左手手指感觉稍减退，左上肢诸关节活动无异常，舌暗淡苔薄白，脉浮软无力。

辅助检查：颈椎MRI示颈椎中度骨质疏松伴轻度骨质增生。颈5~6、6~7椎间隙狭窄。颈2~7椎间盘退行性性变。颈2~3、3~4、4~5、5~6、6~7椎间盘轻度突出。

西医诊断：颈椎病（神经根型）

中医诊断：项痹（肝肾亏虚，气滞血瘀型）

【方药】黄芪桂枝五物汤合独活寄生汤加减。

黄芪30g　葛根30g　桂枝12g　白芍12g　桑寄生12g　杜仲12g　牛膝12g　熟地12g　当归12g　党参12g　川芎12g　巴戟天12g　肉苁蓉12g　鸡血藤30g　姜黄10g　炙甘草10g　生姜10g　大枣10g

10剂，每日3次温服。

电针治疗：颈2~7椎夹脊穴，左侧曲池、外关、合谷、后溪，留针20分钟，并予以电针疏波治疗，强度以患者耐受为度。每天1次。

手法治疗：予以颈部舒缓推拿手法治疗10分钟，勿端提板拉（患者年纪大，且伴骨质疏松）。每天1次。

嘱患者勿疲劳用颈，少玩手机等电子产品，颈部避风寒，特别避免空调冷风直接吹袭颈部。

10日后，患者诉颈部疼痛及左上肢麻木感减轻七成，续第2疗程后，症状基本消除。

按：患者为老年女性，年老肝肾不足，髓海空虚，筋骨失养，近日因迷上手机视频，闲暇时长时间低头看手机，筋骨失养复加疲劳用颈，伤气耗血，气虚血瘀，血不养筋，经脉不通，以致颈肩疼痛及手指麻木，舌暗淡，苔薄白，脉沉无力，证属肝肾亏虚伴气滞血瘀，治宜补肝益肾、强筋健骨、活血理气、解肌舒经，故选用黄芪桂枝五物汤合独活寄生汤加减。黄芪、党参、熟地、当归、白芍、川芎益气养血，活血逐瘀；桑寄生、杜仲、牛膝、巴戟天、肉苁蓉温阳益肾，强筋壮骨；葛根、桂枝、鸡血藤、姜黄温筋通脉，养血逐痹；生姜、大枣、炙甘草以固中和胃，滋后天生化之源。诸药合用，强筋骨，活气血，通经脉，逐血痹。选取颈部夹脊穴及上肢经脉腧穴，予以电针并推拿治疗，舒缓颈部筋脉，调气血合筋骨，气血得养，筋骨归位，诸症渐消。

（冉传生，主任中医师，重庆三峡医药
高等专科学校附属人民医院）

颈椎病

漏肩风

概述

漏肩风又称肩周炎、五十肩、冻结肩。是以肩颈部位疼痛和功能障碍为主要症状的常见病症。本病好发年龄在五十岁左右，女性发病率略高于男性，多见于脑卒中后遗症和体力劳动者，亦有运动过大拉伤引起的，更有癌症患者转移引起的。如得不到及时和有效治疗，严重影响肩关节功能活动。一般认为本病的发生为经络气血不畅致气滞血瘀，肩膀外露致风寒入侵，脑卒中后遗症致筋脉拘急而不通，筋脉失养而引起血瘀血虚生痛，故痿而不用。外伤筋骨，跌仆闪挫，瘀血内阻，脉络不通，不通则痛引起"扛肩"。早期呈阵发性疼痛，常因天气变化及劳累而诱发，以后逐渐发展到持续性疼痛，并逐渐加重，昼轻夜重，夜不能寐，不能向患侧侧卧。肩部受到抬举或牵拉时，可引起剧烈持续性疼痛。此外，颈部及肩关节周围有广泛性压痛并放射至肘关节处。肩关节囊及肌肉粘连，长时期废用引起肌力降低，可使肩关节主动和被动活动受限。特别是当肩关节外展时，出现典型"扛肩"现象，致梳头、穿衣服等动作难以完成，严重时，肘关节功能亦受限，屈肘时手不能摸肩。日久，三角肌等可以发生不同程度的失用性萎缩，导致肩峰突起、上臂上举不便、后伸欠利等。

❧ 防 ❧

（1）科学进行功能锻炼，运动要适量适度，切忌运动量过大、时间过长。每次运动十分钟左右。

（2）纠正不良姿势，如偏、倒、侧、倾压等，避免一次性伏案时间过长，防止舞蹈引起肩袖综合征、颈椎病引发肩颈疼。

（3）外伤性骨折、习惯性肩关节脱位都应及时有效预防治疗。

（4）防寒保暖很重要，无论是炎热的夏天还是寒冷的冬天都不要使肩颈部位受凉，更不要使冷风直接吹肩颈部位。

（5）年轻的时尚女性尽量少穿露肩装、吊带裙。

（6）偏瘫病人防止肩关节粘连、僵硬、肌肤萎缩。

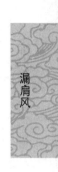

❧ 治 ❧

按摩推拿是治疗漏肩风有效的方法。如《素问·血气形志》说："形数惊恐，经络不通，病生于不仁，治之以按摩醪药。"又如《素问·举痛论》说："寒气客于背俞之脉，则脉泣，脉泣则血虚，血虚则痛……按之则热气至，热气至则痛止矣。"

1.主要手法 㨰法或一指禅推、点、按、拿、扳、拔伸、摇、抖、搓、柔、压、提、拉、拍打等。

2.取穴 合谷、曲池、缺盆、肩髃、肩贞、肩井、肩前、肩后、天宗、阳陵泉等穴位。

3.疏皮疗法 先背部，后胸部，反复抓推、㨰、提拉、揉搓，捻10分钟左右。

4.舒筋活络法 放松上肢及肩颈部和背阔肌等部位，按手三阳经脉循行走向推拿按摩10分钟左右。

5.局部按摩 揉肩，手法宜轻中重，反复抓提肺俞、膏肓、风门、风池、风府、大椎等穴位。推拿按摩时可用按摩乳、活络油、扶他林软膏、红花油、万特力等。寒邪入络的用解痉止痛疗（温经散寒）或弘力贴及药酒等。

6.其他 针灸选穴与推拿按摩取选穴基本相同。艾灸治疗对肩周炎效果不错。TDP照射治疗肩周炎每次治疗30分钟左右。口服复方氯唑沙宗片，每次2片，一日3次。内服中药自拟肩痛方：黄芪35g、羌活18g、姜黄18g、峰房15g、桂枝12g、土鳖虫6g、细辛6g、葛根40g、甘草5g，5剂。药渣加醋，怕冷加老姜汁，保鲜膜包在肩关节处8小时左右取下。

❧ 养 ❧

（1）经常参加有益运动，如跳坝坝舞、跳绳及健身操，吊单扛，做引体向上、俯卧撑。

（2）经常性单手或双手举过头顶，双手交叉或反背拉手，前后交替拉手。只能适度，不宜过猛。

（3）中风偏瘫的病人应加强锻炼患侧肩关节，适度锻炼。

（4）避免肩关节部位受风、寒、湿邪气侵犯。

医案

李某，男，51岁。2010年1月中旬初诊

自述左侧肩关节疼痛伴活动受限3个月，加重1个月，曾在某医院及诊所针灸、推拿按摩，治疗效果不佳，经人介绍前来就诊。

查左肩关节肿胀伴僵硬，肩关节活动受限，向后拉动剧痛难忍，穿衣困难，无外伤史。4个月前天气冷，肩关节受凉所致。考虑寒邪侵犯入络。

中医诊断：漏肩风（肩周炎）。

【方药】

黄芪40g　桂枝12g　羌活18g　姜黄18g　蜂房18g　秦艽12g　细辛6g　葛根35g　红花12g　土鳖虫6g　甘草5g　桑枝12g

5剂，2天1付，共吃10天。药渣加醋、老姜汁，炒热包肩关节周围，外用保鲜膜、透明胶带固定，6小时后取下。同时给予针灸推拿按摩治疗（取穴同前述），加TDP照射，每次40分钟，30分钟左右，推拿按摩时加解痉止痛酊外擦，以祛寒通经络。经过1个疗程共10次治疗痊愈。随访十年未见复发。

（陈茂长，副主任中医师，重庆市酉阳县中医院原副院长）

强直性脊柱炎

概述

强直性脊柱炎（AS）属风湿病范畴，是以脊柱为主要病变部位的慢性病，累及骶髂关节，引起脊柱强直和纤维化。

强直性脊柱炎属中医"大偻"范畴，是"身体俯曲，不能直立""腰不能直，身不能仰"的一种病症。主要侵犯骶髂关节、脊柱骨突、脊柱旁软组织及外周关节，并可伴发关节外表现。严重者可发生脊柱畸形和关节强直。中医对强直性脊柱炎的认识历史久远，对本病的描述最早见于公元前475~前221年，《素问·痹论》云："肾痹者，善胀，尻以代踵，脊以代头。"比较形象地描述了强直性脊柱炎的脊柱、髋关节的畸形改变。

防

1.注意防寒保暖　强直性脊柱炎的发生与长期受到风、寒、湿等不良刺激有关，因此如果有效预防疾病的发生就要注意防寒保暖，季节变化时及时增减衣物，不可居住在潮湿的房间里，不要让肢体长时间浸泡在冷水中。

2.坚持经常锻炼　经常锻炼身体，增强自身体质，提高对疾病的抵抗力。

3.避免过度负重 不可长时间坐立，每隔1小时要起身活动，避免脊柱部位过度负重受压，少做让脊柱受力过大的重活，以防脊柱发生病理性变化。

4.加强日常护理 为了预防强直性脊柱炎发病，患者应该做好日常护理，睡硬质木板床，如果感到背脊部僵硬或疼痛，可采用热水浴的方式缓解。另外该病也和精神过度紧张有一定关系，因此要保持愉悦的心情，全面预防疾病。

❧ 治 ❧

（一）中医辨证论治

1.阳虚络瘀

【治法】益肾温阳，化瘀通督。

【方药】痹通汤加减。

当归10g　鸡血藤30g　威灵仙30g　土鳖虫10g　僵蚕10g　乌梢蛇10g　地龙10g　蜂房10g　甘草6g

加青风藤30g　金刚骨50g　生黄芪30g　泽兰　泽泻各30g　补骨脂30g　骨碎补30g　制南星30g　淫羊藿15g　山萸肉15g

每日1剂，水煎服，早晚各1次。

舌质淡，舌边齿痕重者，黄芪加量至60~100g；寒甚者加制川乌10g、川桂枝10g，或熟附片10~15g、干姜3g；夹痰者加炒白芥子15g、半夏10~15g；痛甚者加生白芍30g、制延胡索30g；血沉、C反应蛋白显著升高者加拳参30g、忍冬藤30g。

2.阴虚脉痹

【治法】益肾养阴，通调督脉。

【方药】痹通汤加减。

痹通汤加青风藤30g　金刚骨50g　生黄芪30g　泽兰　泽泻各30g　补骨脂30g　骨碎补30g　制南星30g　生白芍30g　生地　熟地各15g

每日1剂，水煎服，早晚各1次。

兼血虚者加当归10g、枸杞子15g；热象明显者加虎杖15~20g、秦艽15g、萆草30g；口干口苦者加知母10g、黄柏10g；血沉、C反应蛋白显著升高者加拳参30g、忍冬藤30g；痛甚者加制延胡索30g。

（二）其他治疗

1.体针法

（1）阳虚络瘀型：三阴交、关元、腰阳关、阿是穴。

（2）阴虚脉痹型：三阴交、太溪、照海、阿是穴。

2.腹针法

主穴：中脘、下脘、气海、关元。

配穴：颈部疼痛加商曲、滑肉门；背部疼痛加滑肉门、石门；腰背部疼痛加商曲、天枢；肩及上肢疼痛加商曲、滑肉门、上风湿点、上风湿外点；髋关节及下肢疼痛加外陵、下风湿点、下风湿下点。

3.中药熏蒸

根据患者具体情况，辨证选用中药熏蒸治疗，每次30分钟，每日1~2次。以本院专家经验方为基础，根据病人体质情况及病情进行辨证加减，加用中药熏蒸治疗（熏蒸方见内服方），充分体现中医个性化治疗原则。

❧ 养 ❧

1.一般护理　疼痛较轻者，给予疼痛关节按摩、热敷，嘱患者注意休息；疼痛较重者，要让患者卧床休息，给予疼痛关节理疗，内服中药，外敷止痛药物。

2.情志调护 强直性脊柱炎患者普遍存在不良情绪，如焦虑、烦躁、悲观等，均可导致应激失调，影响患者生活质量，故应给予患者更多关心和照顾，消除患者负性情绪。

3.饮食调护 对于强直性脊柱炎病人，要给予蛋白质、维生素等营养丰富的食物，饮食宜清淡、易消化，忌辛辣、肥腻食物。

4.功能锻炼 肢体晨僵、关节僵硬是强直性脊柱炎患者常见症，要注意提醒患者睡眠时经常变换体位，促进全身血液循环，减轻晨僵。早晨醒后，可在床上轻微活动，按摩容易僵硬的肢体关节，使局部血流改善，肌肉放松。起床后再行肢体屈伸、腰背扭转等活动，使晨僵尽快缓解。日常生活中，要提醒患者注意不要长时间同一体位坐、站、卧，体位改变时，动作要轻缓，以免发生摔跤、骨折等。纠正患者的不良生活习惯，告诫患者行、走、站、坐都要保持良好的姿态，保证腰背的生理曲度，减轻畸形的发生。

医案

刘某，男，25 岁。2016 年 1 月 13 日初诊

患者 2010 年始出现右髋关节疼痛，渐累及腰骶关节，2010 年某院诊断为强直性脊柱炎，予益赛普注射，口服白芍总苷、塞来昔布，疼痛缓解。2014 年底出现咳嗽、咳血，完善检查后考虑为使用生物制剂并发肺结核，停用益赛普，予异烟肼、利福平抗结核治疗。停用生物制剂后患者腰骶、髋关节疼痛加重，行走不利，遂来请中医治疗，就诊时两髋关节疼痛，右侧尤甚，伴腰骶酸痛，行走不利，下肢畏寒，纳寐一般，二便自调，舌质淡红，苔薄白腻，脉细弦。CT 检查示双侧骶髂关节炎，左侧股骨头欠均匀，符合强直性脊柱炎表现。胸部 CT 示上肺结核（部分增殖），纵隔内淋巴结。

ESR：25mm/h；CRP：26mg/L。

诊断：强直性脊柱炎（阳虚络瘀）。

【治法】益肾温阳，蠲痹通络。

【方药】痹通汤合下药。

青风藤30g　金刚骨50g　拳参30g　忍冬藤30g　葎草20g　地骨皮30g　蒸百部20g　骨碎补30g　补骨脂30g　鹿角片15g　生黄芪30g　泽兰　泽泻各30g　制川乌14g　桂枝14g　生白芍30g　人中黄15g　全蝎粉3g　蜈蚣粉3g　凤凰衣7g　莪术7g

日1帖，每煎3包，餐后服用。

2016年1月20日二诊　腰骶酸痛不适明显改善，双髋关节疼痛仍作，活动欠灵活，咳嗽时作，纳寐均可，二便自调。舌淡红，苔薄白，脉细弦。

上方加金荞麦60g、功劳叶15g。日1帖，餐后服用。

2016年1月27日三诊　患者腰骶僵痛基本缓解。双髋部疼痛减，行走较前灵活，咳嗽缓解，纳可，寐安，二便调，舌淡红，苔薄白，脉细弦。复查ESR、肝肾功能均正常，CRP：21.6mg/L。药既有效，原方继服。

2016年2月27日四诊　患者腰骶部僵痛已缓解，咳嗽未作，双髋部疼痛偶作，活动已如常人，复查血常规、ESR、肝肾功能均正常，CRP：7.8mg/L。胸部CT示肺结核（部分增殖），纵隔内淋巴结，较前片（2016年1月14日）相比有所吸收。患者病情稳定，目前仍在服药巩固中。

（何峰，副主任中医师，师承朱婉华主任中医师，
南通市良春中医医院）

类风湿关节炎

概述

类风湿关节炎（RA）是一种以关节和关节周围组织的非感染性炎症为主的自身免疫性疾病。发病初期以关节疼痛、晨僵、肿胀为主要表现，后期可导致关节变形，并丧失正常功能。其在中医古籍中常被描述为"痹症""历节""风湿""鹤膝风"等。风湿病泰斗焦树德先生确立了"尪痹"病名，国医大师朱良春因本病病程较长、病情顽缠、久治不愈而名之曰"顽痹"。

防

1.饮食调摄　俗话说"病从口入"。应合理饮食，防病保健。过度节食可致气血津液生化无源，身体虚弱；过食生冷，损伤脾胃，影响运化。饮食有节，结构合理，营养均衡，使人体气血旺盛，脏腑功能协调，达到预防类风湿关节炎的目的。

2.运动锻炼　运动锻炼可以促进气血流通，强健肌肉筋骨，使脏腑功能旺盛，增强机体抗病能力，达到强筋壮骨、通利关节的目的。对于关节类疾病，运动锻炼尤为重要。正如《吕氏春秋》所载："若要防病，肌肤欲其密致，血脉欲其通利，筋骨欲其坚固，心志欲其调和，精气欲其行也，何以能做到？流水不腐，户枢不蠹，动也。"

3.精神调摄 脏腑精气阴阳是情志活动产生和维持的物质基础。情志调和，则气血调畅，脏腑功能正常，使疾病的发生率降低。七情太过或持续时间过长，则会损伤脏腑，影响气机，导致精血亏损、阴阳失调，增加发病概率。因此应保持乐观开朗的情绪，可以多听舒缓的音乐，阅读积极进步的书籍，保持心情舒畅，预防或改善疾病。

❧ 治 ❧

国医大师朱良春先生勤求古训，博采众长，传承先师章次公先生的学术经验，并结合自身70余年的临证经验总结而成益肾蠲痹法，是集病名、病理、治则、治法、方药、调摄于一体的中医药诊疗技术体系。其独创的痹通汤，由当归10g、鸡血藤30g、威灵仙30g、土鳖虫10g、僵蚕10g、乌梢蛇10g、地龙10g、蜂房10g、甘草6g组成，具有扶正祛邪、标本兼顾、补益气血、化瘀通络之功，是治疗各种痹症的基础方。

朱婉华教授在益肾蠲痹法的基础上不断完善，创制了一套相对标准化的使用规范，更有利于临床推广应用。其包含3种治疗方案，均在辨证论治的基础上选用痹通汤加减配合浓缩益肾蠲痹丸，A方案再加干动物药蝎蚣胶囊，B方案加草木药和鲜动物药混合的扶正蠲痹胶囊，C方案加纯鲜动物药金龙胶囊。根据患者病情及经济条件酌情选用，临床观察发现，疗效依次递增。

（一）中医辨证论治

1.风寒湿瘀阻络

【治法】温经散寒，祛风除湿。

【方药】痹通汤加减。

痹通汤加青风藤30g　金刚骨50g　生黄芪30g　泽兰30g　泽泻30g　川

桂枝10g　制川乌10g　半夏15g　熟地15g　凤凰衣6g　莪术6g

风胜者加钻地风20g；寒胜者加熟附片10~15g，干姜3g；湿胜者加苍术、白术各15g，生薏仁、熟薏仁各20g；舌质紫或关节刺痛者加制乳香、制没药各6g；关节肿胀明显者加白芥子15g；痛剧、苔腻者加延胡索30g、制南星30g；CRP、ESR显著升高者加拳参、忍冬藤各30g。

2.邪郁日久，化热伤阴

【*治法*】清化郁热，温经通络。

【*方药*】痹通汤加减。

痹通汤加青风藤30g　金刚骨50g　生黄芪30g　泽兰30g　泽泻30g　川桂枝8g　制川乌8g　白芍20g　知母15g　生地20g　寒水石20g　拳参30g　忍冬藤30g　凤凰衣6g　莪术6g

热甚者，酌减桂枝、川乌，加虎杖20g或黄柏10g、萆草20g；阴虚内热，舌红，便干者重用生地；痛剧者加六轴子2g；有环形红斑及皮下结节者加水牛角30g、陈胆星30g。

3.正虚邪恋

【*治法*】益肾培本，蠲痹通络。

【*方药*】痹通汤加减。

痹通汤加青风藤30g　金刚骨50g　生黄芪30g　泽兰30g　泽泻30g　骨碎补30g　补骨脂30g　山萸肉15g　生地15g　熟地15g　凤凰衣6g　莪术6g

气虚甚者黄芪改为80~100g、党参20g；阴虚者加川石斛10g、生白芍30g；阳虚者加鹿角片15g、淫羊藿15g；血虚者加当归10g、枸杞子15g；寒胜者加川桂枝10g、制川乌10~15g。

（二）其他治疗

1.针灸　针刺治疗能够疏经通络、消肿止痛；艾灸治疗可以温经通络，二者结合可通经活络、调和阴阳、平衡气血，达到扶正祛邪、温经散寒、通络止痛的目的。

2.外敷　对于关节肿痛，局部皮肤灼热的患者，可使用本院制剂芙黄膏外敷，其具有清热解毒、消肿止痛之功效。

3.中药熏蒸　以专家经验方为基础，根据患者体质及病情进行辨证加减，采用中药熏蒸治疗仪治疗，对于寒证明显者效果显著。

❖ 养 ❖

1.一般护理　急性活动期应卧床休息，以减少体力消耗，并注意疼痛关节的保温，减少对疼痛关节的不良刺激，鼓励患者早晨起床后行温水浴，或用热水浸泡僵硬的关节，而后活动关节以减轻晨僵。

2.情志调护　类风湿关节炎患者普遍存在不良情绪，如焦虑、烦躁、悲观、失望等，给予患者更多关心和照顾，督促患者谨遵医嘱用药、运动、饮食，详细向患者讲解类风湿关节炎相关知识，帮助患者养成良好的认知观念和健康习惯，消除患者负面情绪，通过正确的心理疏导，让患者及时将不良情绪发泄出来，提升患者自我管理水平。

3.饮食调护　食物的选择与疾病相宜，有利于疾病康复。类风湿关节炎病人要进食蛋白质和维生素充足、营养丰富的食物，宜清淡、易消化，忌辛辣、刺激的食物，忌食肥腻食物，忌食虾、蟹、海鲜等发物，忌食坚硬油炸食物等。

4.功能锻炼　功能锻炼可以促进关节功能的改善，维持关节正常生理功能，保持良好的活动度，防止关节出现畸形或僵直挛缩，防止或减轻肢体废用及肌肉萎缩，降低致残率，延缓疾病的进展。又能调节心理状态，消除焦虑，提高生活质量，振奋精神，增强康复的信心。而且功能锻炼简单易行，疗效好，应作为治疗各类风湿病必不可少的辅助治疗。

医案

王某，女，57岁。2020年9月初诊

双侧指、腕、肘、肩、膝关节疼痛剧烈，局部关节肿胀明显，活动受限，舌质淡紫，苔薄白，脉细弦。查ESR 105mm/h，CRP 138mg/L，RF（－），ASO 204IU/mL，抗ds-DNA 8.66IU/mL，HLA-B27（－），DAS-28（CRP）6.92。

西医诊断：类风湿关节炎。

中医诊断：尪痹（风寒湿瘀阻络）。

【治法】祛风除湿，活血通络。选择A方案。

【方药】痹通汤加减。

痹通汤加桂枝14g　制川乌14g　青风藤30g　金刚骨50g　骨碎补30g　补骨脂30g　鹿角胶6g（烊化）　生黄芪30g　泽兰30g　泽泻30g　生白芍20g　凤凰衣7g　莪术7g

日1帖，餐后30分钟服用。

二诊　患者自觉关节疼痛较前有所减轻，肿胀关节亦有所消退，舌质淡紫，苔薄白，脉细弦。查血常规：RBC 3.36×10^{12}/L，PLT 587×10^9/L，余基本正常。ESR 105mm/h，CRP 44.95mg/l，RF正常。DAS-28（CRP）5.13。

上方中加拳参30g、忍冬藤30g、当归10g。

三诊　患者自觉关节肿痛明显好转，已基本不影响活动，纳寐均可，二便自调。舌质淡红，苔薄白，脉细。查血常规：PLT 359×10^9/L，余均正常。ESR 41mm/h，CRP 20.07mg/L，RF正常。DAS-28（CRP）3.92。疗效确切，续当原法继进。

（沙滨，主治中医师，师承朱婉华主任中医师，

南通市良春中医医院）

膝痹

概述

《中医疾病诊疗术语·疾病部分》将膝关节骨性关节炎称为"膝痹"。膝关节骨性关节炎是一种老年人的慢性退行性骨关节疾病，以关节软骨的退行性变伴半月板和滑膜病变为主要病理特征，主要症状是膝关节疼痛、肿胀、畸形和功能障碍。

骨关节炎属中医学"痹证"范畴，与"骨痹""鹤膝风"类似。中医学认为膝关节骨性关节炎的发病与肝肾亏虚、气滞血瘀、风寒湿阻有关。《黄帝内经》最早提出了"骨痹"，《素问·长刺节论》说："病在骨，骨重不可举，骨髓酸痛，寒气至，名曰为骨痹。"点明了骨痹的发病部位在骨，其临床表现以关节沉重、疼痛为主要特点。《诸病源候论·风痹候》说："痹者，风、寒、湿三气杂至，合而成痹。"《张氏医通》说："膝为筋之府，膝痛无有不因肝肾虚者，虚则风寒湿气袭之。"

防

1.**防寒保暖** 根据不同季节适当增减衣物，冬天不穿露膝装，夏天炎热不要即冲凉水，不要直吹空调，做好防护。

2.**减肥** 肥胖之人会加重关节负重，需减肥。

3.适当运动　长期关节制动可导致关节软骨基质降解，最终导致关节降解，需适当运动来保护软骨，但又不宜长期高强度活动。

4.减少不良活动　反复登高、搬运重物、穿高跟鞋、不良坐姿等持续重复性运动会加速骨性关节炎的进展，应避免。

5.应避免的运动　一些不利于膝关节的体育运动，如美式橄榄球、动作幅度过大的广场舞，可使关节处于高压力和扭转负荷，会增加关节退变的风险。

6.特殊人群防护　具有解剖及功能异常，如关节面断裂及不平整、关节发育不良、对线不良、关节不稳、关节或肌肉的神经支配障碍、肌力或耐力不足的人，退行性骨关节病的易患性高，疾病发展快。针对这类人群要做好防护，如有不适，应及时治疗。

❖ 治 ❖

马有度教授强调膝痹以肝肾亏虚为本，风寒湿痰瘀为标。马老用独活寄生汤加减治疗此病取得很好的疗效。

1.风寒湿阻　膝关节肿痛，时轻时重，重坠胀痛，伸屈不利。游走性痛为风重，重坠肿甚为湿重，固定冷痛为寒重，舌淡苔白腻，脉弦紧。

2.肝肾亏虚　膝关节疼痛，程度较轻，膝软无力，上下楼及下蹲时疼痛较甚。偏阴虚者口干，手足心热，小便短少，舌红，脉沉细；偏阳虚者腰膝酸软，畏寒肢冷，口淡，小便清长，舌淡苔白，脉沉。

3.湿热阻络　膝关节红肿热痛，尤以肿胀为甚，扪之灼热，按之胀痛，膝关节困重坠胀，屈伸不利，伴口苦咽干，舌红苔黄或黄腻，脉数或滑数。

4.痰瘀内停　膝关节肿痛持续日久，关节活动不便，疼痛固定不移，昼轻夜重，筋粗筋结，舌淡苔白腻，舌下少许瘀点，脉滑或涩。

【方药】独活寄生汤加减。

独活10g　寄生15g　秦艽12g　熟地15g　威灵仙12g　党参15g　土鳖虫10g　鸡血藤20g　茯苓20g　川牛膝20g　当归15g　白芍15g

风寒湿阻者加防风、秦艽；肝肾亏虚偏阴虚者加枸杞子、菟丝子，偏阳虚者加杜仲、淫羊藿；湿热阻络者加黄柏、苍术；痰瘀内停者加薏仁、地龙、赤芍。

水煎煮3次，取汁合用，早、中、晚各服1次，日1剂，7剂为1个疗程，每疗程间隔2日，内服1~3个疗程。

选取内膝眼、外膝眼、鹤顶、血海、阳陵泉、足三里辅助针刺治疗。

常规消毒后，选取1.5~2寸的一次性无菌性毫针，进针后用平补平泻法至得气，内、外膝眼配合温针灸，选1~2对穴位配合电针治疗仪疏密波刺激，同时以TDP照射患膝。每次约20分钟，日1次，7次为一疗程。

风寒湿阻加风门；痰瘀阻络加丰隆、膈俞，气血失调加丰隆、三阴交；肝肾亏虚，阴虚加太溪，阳虚加昆仑、绝骨；湿热阻络加阴陵泉、曲池；瘀血阻络可加阿是穴或于疼痛明显、阳性结节处刺络拔罐治疗；怕风怕冷加温针灸或艾灸盒；屈伸不利可行推拿治疗。

养

1.**心胸有量**　心态平和，调养精神，不要有心理负担，积极治疗，病愈仍应保持好的心情。

2.**动静有度**　避免负重久站久行，尽量减少上下楼梯，不要爬山。做有氧运动，如平路快走、平卧蹬自行车等，加强关节肌肉力量。锻炼需循序渐进，持之以恒。关节负重差或步态不稳者可拄拐杖。

3.**饮食有节**　多吃含维生素A、C、D和E的新鲜蔬菜、水果、五谷杂粮等，中老年人还要多晒太阳，补充维生素D，促进钙的吸收。也可以配合药膳。

枸杞山药粥：枸杞10g、山药30g、粳米100g。将枸杞、山药淘洗干净，熬煮成粥，早晚温热食用，有滋补肝肾、补肾益气的作用。适用于肾阴虚的患者。

当归生姜羊肉汤：当归30g、生姜50g、羊肉250g。炖汤食用，有补血温经散寒的作用，适用于血虚感受寒湿之人。

4.起居有常 避风寒，保暖，不吹空调，不贪凉，怕冷的可戴护膝，保护好膝关节。

5.平素体质虚弱 可行足三里艾灸，行三伏贴、三九贴调补气血，益气通络，防止疾病复发。

医案

赵某，女，64岁。2018年7月20日初诊

主诉：双膝关节反复肿痛半年余，加重2天。

现病史：患者6个月前因爬山游玩，次日出现双膝关节肿胀、活动不利，自行外贴云南白药膏药，口服芬必得，有所缓解，一直未予正规治疗。2天前吹空调后症状加重，就诊时见双膝关节轻度肿胀、疼痛，活动不利，尤以遇冷风和上下楼梯、久站久行后疼痛明显，行走跛行。舌淡红，苔薄白，脉细涩。

查体：双膝关节肿胀，双膝胫股关节间隙内侧缘压痛明显，双膝髌骨尖下缘压痛，双膝内、外膝眼较饱满，局部压痛，浮髌试验阳性，研磨试验阳性，抽屉试验阴性。

辅助检查：双膝关节MRI检查示双膝部骨关节退行性变，双膝部分半月板损伤改变，双膝髌下脂肪垫损伤，双膝关节腔及髌上囊少量积液。血常规、尿酸、RF、抗"O"、血沉、CRP检查未见异常。

中医诊断：膝痹（寒瘀阻络证）。

西医诊断：双膝骨性关节炎、双膝半月板损伤、双膝髌下脂肪垫损伤、滑膜炎。

【治方】补益肝肾，温经散寒，通络止痛。

【方药】独活寄生汤加减。

独活10g　寄生15g　秦艽12g　熟地15g　威灵仙12g　党参15g　土鳖虫10g　鸡血藤20g　茯苓20g　川牛膝20g　当归15g　白芍15g

7剂，水煎取汁分3次服，日1剂。

在口服方药渣的基础上加入艾叶20g、透骨草20g、露蜂房15g、防己20g、三棱20g、莪术20g、木通20g，水煎熏洗双膝关节，早晚各1次。

针刺加艾灸，每日1次，共做1周。选穴内外膝眼、阴陵泉、曲泉、阴谷、足三里、阳陵泉，用平补平泻法，均配合温针灸2壮。拔针后内侧阿是穴刺络拔罐。嘱避上下楼梯，保暖。

2018年7月28日二诊　患者诉双膝关节疼痛减轻，以内侧减轻明显，怕冷好转，但下楼梯、下蹲膝前疼痛存在。

效不更方，继续中药7剂，并用艾灸盒灸足三里、鹤顶20分钟，每日1次。每次中药熏洗后按摩内外膝眼、血海、足三里。嘱其加强双膝关节功能锻炼。

2018年8月10日三诊　患者诉双膝关节疼痛明显减轻，行走活动明显改善，可蹲厕所，但起立时需稍用力。怕冷改善。嘱其加强双膝关节主动适宜功能锻炼，避风寒，防止外伤，勿参加剧烈运动。后随访，诸症消失，行走、活动恢复正常。随访半年未复发。

按：本案患者为老年女性，肝肾渐亏，不能濡养筋骨，加之行走过度，筋骨劳损，血瘀气滞，不通则痛；病程日久，气血失和，受寒受冷，致膝关节筋脉凝滞，以致疼痛加重，证属寒湿阻络。运用中药内服、外洗，配合针刺、艾灸综合治疗，温经散寒、通络止痛，病获痊愈。

（黄宗菊，主任中医师，重庆市江北区中医院）

产后痹

概述

产妇在产褥期内出现肢体关节酸痛、麻木、重着，称为"产后痹"。相当于西医学产褥期因风湿、类风湿引起的关节痛、产后坐骨神经痛、多发性肌炎等病。

对于产后痹的病因病机，宋代陈自明《妇人大全良方》说："不避风寒，脱衣洗浴，或冷水洗濯，当时虽未觉大损，盈月之后即成蓐劳，手脚及腰腿酸重冷痛，骨髓间飕飕如冷风吹，即有名医亦不能疗。"可见产后痹的发病原因多为正气亏虚，感受外邪。妇女在妊娠期间，需大量气血孕育胎儿，一朝分娩，百脉空虚，四肢关节、肌肉筋骨失于濡养，风寒湿邪乘虚侵袭人体，阻遏阳气，气机不行，经络不通，血脉不畅。不通则痛，不荣则麻，湿阻则酸沉胀，阳气失于温煦则怕风怕冷，故而为痹。

防

1.预防外邪 产后避免外出受风，不碰冷水，在避风且温暖的沐浴环境下洗澡，建议淋浴。

2.适当穿衣 穿衣厚度随天气温度而定，勿穿过厚或穿过少，尽可能选择棉质、宽松的衣物。

3.动静结合 分娩后以卧床休息为主，后期适当运动（如散步），促进宫腔内的恶露排出，并且有利于子宫恢复。

4.饮食均衡 合理膳食，注意营养，勿食生冷、辛辣食物，既要增加高蛋白食物的摄入，也要多食新鲜蔬菜、瓜果。

5.情绪舒畅 放松心态，听舒缓身心的音乐。情绪低落时多寻求家人、朋友的帮助和支持。

❖ 治 ❖

产后痹是在气血亏虚的基础上，或肾气损伤，或外感风寒，或气血瘀滞，兼有情志因素，或夹杂有之，属本虚标实之候。故治疗上应当分清标本虚实，扶正为主，兼以祛邪。临证常见证型如下。

1.气血亏虚

【证候】产褥期妇女全身多关节、肌肉游走性疼痛，怕风怕凉，头晕乏力，心悸失眠，唇甲色淡，舌淡，苔薄白，脉细。

【治法】益气养血。

【方药】黄芪桂枝五物汤合八珍汤加减。

黄芪45g 桂枝15g 白芍15g 人参12g 茯苓15g 白术15g 川芎10g 当归12g 熟地黄15g 大枣12g 炙甘草6g

腰痛者，可加杜仲15g、续断15g、肉桂10g。

2.肝肾不足

【证候】关节肌肉疼痛，屈伸不利，时有筋脉拘急，腰膝酸软，头晕耳鸣，形寒肢冷，腰膝冷痛，喜温，舌淡，苔薄白，脉沉细。

【治法】补益肝肾，祛风散寒。

【方药】独活寄生汤加减。

独活15g　桑寄生15g　杜仲15g　牛膝15g　细辛6g　秦艽15g　茯苓15g　肉桂心6g　防风15g　人参12g　当归15g　芍药12　干地黄15g

3.肝郁气滞

【证候】关节肌肉疼痛，疼痛程度常因情绪波动而变化，怕风，怕凉，情绪焦虑，舌红，苔薄，脉弦。

【治法】疏肝解郁。

【方药】柴胡疏肝散合甘麦大枣汤加减。

柴胡15g　川芎10g　枳壳15g（麸炒）　芍药10g　香附15g　陈皮15g　炙甘草6g　小麦15g　大枣12g

❖ 养 ❖

1.**生活调养**　注意保暖，保持室内空气流通。切忌汗出当风。勤换洗衣物。

2.**情志调养**　练习呼吸，避免不良情志刺激。

3.**针灸调养**　针刺腧穴，以背俞四穴（膈俞、肝俞、脾俞、肾俞）为主穴，配合局部取穴。上肢痛加曲池、合谷；下肢痛加委中、足三里、昆仑；颈、肩、背痛加风池、大椎、天宗；腰、骶、臀痛加命门、秩边、环跳。

4.**推拿调养**　取穴期门、日月、肩中俞、肩井、中府、百会、风池、手三里、曲池、合谷、足三里、三阴交、阴陵泉、血海等，采用推揉、点按手法。

5.**药浴调养**　药浴时间20~30分钟，以皮肤微微汗出为度。

6.**中药穴位贴敷调养**　气血亏虚、肝肾不足者可选用肾俞、肝俞、命门、涌泉、足三里；风寒湿痹者可选用风池、大椎、天突、肺俞。

医案

孙某，女，41岁。2021年11月4日初诊

主诉：多关节疼痛2个月。

现症：患者2个月前产后出现多关节疼痛，以双手指间关节为主，伴双手晨僵。怕冷，怕风，乏力，舌淡红，苔薄白，脉细。

西医诊断：产后风湿。

中医诊断：产后痹（气血两虚）。

【治法】补益气血，祛风止痛。

【方药】黄芪桂枝五物汤合八珍汤加减。

黄芪45g　桂枝15g　酒川芎15g　熟地黄15g　当归15g　白芍15g　炒白术15g　茯苓12g　防风15g　党参30g　鸡血藤30g　延胡索30g　炙甘草6g

10剂，每日1剂，水煎服，同时嘱患者注意手足部位保暖，避免受风。

2021年11月17日二诊　服用10剂后双手已无晨僵，双手指间关节疼痛、肿胀均较前好转，但双上臂乏力，畏寒，舌淡红，苔薄白，脉沉。

在前方基础上，去党参，加红参10g。14剂，每日1剂，水煎服，嘱患者注意饮食营养，多休息。后随访患者病愈。

按：我的导师吴斌主任中医师认为产后痹以虚为主，即使有夹寒、夹瘀兼证，也要立足于补，否则会得不偿失。患者本已中年，复因产后出现失血耗气，血不营经，气不充体，骨节百脉空虚，不荣则痛。吴斌主任中医师在治疗该类气血亏虚引起的产后痹时，常用黄芪桂枝五物汤合八珍汤，益气温经、和血通痹。方中重用黄芪以甘温益气，补在表之卫气，桂枝散风寒而温经通痹，与黄芪配伍，益气温阳，和血通经。桂枝得黄芪益气而振奋卫阳，黄芪得桂枝，固表而不致留邪。芍药养血和营而通血痹，与桂枝合用，调营卫而和表里。合用四君子汤健脾气以化生气血。心主

血，肝藏血，合用四物汤以养血。再加之鸡血藤、延胡索活血通络，在补益气血的同时以防气血瘀滞，共奏益气补血、通络止痛之功。

（许砚秋，主治中医师，重庆市中医院，
吴斌，博士研究生导师，主任中医师，重庆市中医院）

产后痹

痛 风

概述

痛风之名，始于金元。元代朱丹溪明确提出"痛风"的病名，其《格致余论·痛风论》说："痛风者，四肢百节走痛，方书谓之白虎历节风证是也。"痛风以关节红、肿、热、痛反复发作，关节活动不灵活为主要临床表现，属于中医痹证范畴。本文所论痛风为西医学所讲的血尿酸过高引起的痛风性关节炎。

中医认为痛风的发病是正邪相争、脾肾功能失调的结果。脾肾二脏清浊代谢紊乱，浊毒内伏，复因劳累、暴饮暴食及外感风寒而诱发。《类证治裁·痛风》指出："寒湿郁痹阴分，久则化热攻痛。"《证治准绳·杂病·痛风》认为："风湿客于肾经，血脉瘀滞所致。"但亦有血气虚劳者，如《医学入门·痛风》说："血气虚劳不营养关节、腠理，以及嗜食肥甘酒酪以致湿郁成痰流注关节者。"朱良春认为痛风乃浊毒瘀滞使然，其名为风而实非风，症似风而本非风，命名为"浊瘀痹"。路志正强调内因是痛风病发病的关键，认为风、寒、暑、湿、热、毒等外邪仅是内因病变前提下的诱发因素。马有度强调痛风应重在防、治、养结合，非独重于治。

防

《素问·四气调神大论》说："不治已病治未病，不治已乱治未乱。"即在疾病发生之前选取适当的措施提早干预，防止疾病的产生和进一步发展。

高尿酸血症是痛风发病的前提，血尿酸水平越高痛风发病率越大。我国高尿酸血症的患病率约为10%，此期患者往往无关节症状。为预防痛风发生，日常饮食应以低嘌呤饮食为主，控制进食油腻辛辣之物，且需控制酒品摄入。除节制饮食外，还需控制体重。适量进行体育锻炼可以促进气血循环，强壮肌肉骨骼，增强身体素质，进而预防痛风发生。

治

痛风急性期为邪盛，多属风湿热痹和湿热痹范畴。应从清热通络、祛风除湿着眼，以阻止病情发展。若发展到慢性期阶段，又有正虚，根据阴阳气血的虚衰，注意培本，补养气血，调补脾肾，针对兼夹痰浊、血瘀者，随证参用化痰泄浊、祛瘀通络之法。包括中药汤剂、中成药、中医外治等方法。合理选择不同方法治疗痛风才能取得良好疗效。

（一）邪盛

1.湿热蕴结

【证候】局部关节红肿热痛，发病急骤，病及一个或多个关节，多兼有发热、恶风、口渴、烦闷不安或头痛汗出，小便短黄，舌红苔黄，或黄腻，脉弦滑数。

【治法】清热利湿，通络止痛。

【方药】苍藤独活汤或四妙散合白虎汤加减。

苍术15g　黄柏10g　怀牛膝15g　独活12g　桑寄生12g　土茯苓30g　秦艽15g　萆薢15g　泽泻15g　石膏30g　知母20g　薏苡仁30g　甘草10g

2. 痰湿浊瘀

【证候】关节疼痛反复发作，日久不愈，时轻时重，或呈刺痛，固定不移，关节肿大，甚至强直畸形，屈伸不利，皮下囊肿或痛风石，或皮色紫暗，舌下瘀点，脉弦或沉涩。

【治法】活血散结，化痰通络。

【方药】二陈桃红饮加减。

桃仁12g　红花10g　炒芥子6g　川芎10g　陈皮10g　白芍15g　制天南星6g　白附子10g　香附15g　萆薢12g　薏苡仁30g　土茯苓30g　生地黄20g　当归15g　地鳖虫12g　蜈蚣6g

（二）正虚

1. 肝肾阴虚

【证候】关节肿痛迁延反复，伴有腰膝酸软，五心烦热，汗出，耳鸣口干，口苦，面色潮红，脉细数。

【治法】补肝益肾，分清化浊。

【方药】知柏地黄丸合萆薢分清饮。

生地25g　山药15g　山茱萸15g　牡丹皮12g　赤芍12g　茯苓15g　萆薢15g　泽泻15g　知母20g　黄柏10g

2. 脾肾阳虚

【证候】无症状期，或仅有轻微的关节症状，或高尿酸血症，或见身困倦怠，头昏头晕，腰膝酸痛，纳食减少，脘腹胀闷，舌质淡胖或舌尖红，苔白或厚腻，脉沉细或弦滑等。

【治法】温补脾肾，分清泄浊。

【方药】济生肾气丸合萆薢分清饮加减。

熟地20g　山药15g　山茱萸15g　桑寄生12g　泽泻15g　茯苓15g　牡丹皮12g　菟丝子12g　肉桂10g　附子12g　萆薢15g　益智仁10g　乌药6g

养

养即保养。病后养护，减少和防止复发。患者常因疼痛消退放松对饮食、作息的控制，没有继续监测血尿酸水平，导致痛风复发。若复发越频繁，缓解期越短，疼痛状态越长，将逐步形成慢性痛风性关节炎，以致关节胀痛肿起、畸形，最终形成痛风石。

痛风患者脾胃亏虚，肾气不足，代谢失常，湿浊瘀积体内，经络不通。此期患者，为防止痛风复发应做好巩固性治疗，配合饮食调理，严格控制高嘌呤食物摄入过多，避免暴饮暴食，做到饮食有节。积极进行体育运动，避免过度运动，劳逸结合，做到动静有度。慎起居，规律作息，不熬夜，做到起居有常。还要时刻保持心情愉悦，良好的心态对疾病的恢复有重要意义，要做到心胸有量。对于其他已患疾病也不能放松，积极控制血压、血糖、血脂对预防痛风复发有很大帮助。

医案

李某，男，35岁。2020年10月14日初诊

自述2年前体检发现尿酸偏高，未予重视，未行治疗，3天前无明显诱因出现关节疼痛，自服双氯芬酸钠缓释片后疼痛缓解。昨日饮酒后上述症状加重，疼痛难忍，活动受限，小便黄热，大便干结。遂来门诊就诊。精神欠佳，右侧第一跖趾关节局部肿胀，皮色红，皮温高，压痛，舌红，苔黄腻，脉弦数。血尿酸560μmol/L，血沉27mm/h，C反应蛋白35mg/L。

西医诊断：痛风性关节炎。

中医诊断：痛风（湿热蕴结证）。

【治法】 清热利湿，通络止痛。

【方药】

苍术12g 川牛膝10g 独活10g 当归10g 土茯苓30g 草薢10g 黄柏10g 秦艽10g 车前子15g 石膏30g 薏苡仁30g 知母20g 甘草6g

7剂，水煎服，每日1剂，分2次口服。嘱其禁烟酒，清淡饮食。

2020年10月21日二诊 患者诉关节仅行走时轻微疼痛，口干，口苦，纳寐差，大便偏干，小便正常。关节肿胀消失，皮温正常，压痛减轻。

上方基础上加白术15g、麦芽10g、酸枣仁10g、茯神10g。7剂，服用方法同前。另加别嘌醇片50mg，一日1次。继续口服双氯芬酸钠缓释片75mg，每日1次。嘱患者低嘌呤清淡饮食，多饮水，适度健走。

2020年10月28日三诊 患者诉关节无疼痛，复查血尿酸356μmol/L，血沉和C反应蛋白正常。嘱患者继续服用别嘌醇片，养息同前，1个月后复诊。

按： 患者因过食肥甘厚味，伤及脾胃，健运失司，湿热下注于关节，发病前饮酒而诱发，随即出现右侧第一跖趾关节红肿热痛，功能活动轻度受限，大便干结，小便黄，舌红，苔黄腻，脉弦数，为痛风性关节炎急性发作，证属湿热蕴结证，以清热利湿泄浊，通络止痛为法。一诊后症状明显缓解，因湿热之邪熏蒸于体内，热扰心神，津液不能上承，口干口苦，睡眠欠佳。湿热之邪影响脾胃运化，患者纳差，遂在二诊时加入酸枣仁、茯神宁心安神；白术、麦芽健胃消食，恢复脾胃的运化功能。三诊时患者诸症状明显改善，复查血尿酸、血沉和C反应蛋白指标均正常，故嘱患者继续服用别嘌醇片控制尿酸。同时以马有度养生四有指导平时生活，做到痛风的防与养。

（冷文飞，主任中医师，硕士生导师，重庆市垫江县中医院。

谈志兵，主治中医师，重庆市荣昌区人民医院）

筋痛症

概述

手指是全身最灵活，用得最多的关节，因而容易出现劳损，尤其是屈指肌腱鞘更容易出现损伤和慢性劳损。此类病症中医称为筋痛症，西医称为屈指肌腱狭窄性腱鞘炎，如果发生在拇指掌指关节部位，则称为屈拇指肌腱狭窄性腱鞘炎。

筋痛症的发生，《灵枢》说："手太阴之筋，起于大指之上，循指上行，结于鱼后……其病当所过者，支转筋痛，甚成息贲。"又说："虚邪之中人也，洒淅动形，起毫毛而发腠理……搏于筋，则为筋挛……留而不去，则痹……有所疾前筋，筋屈不得伸，邪气居其间而不反，发于筋溜。"综经典著作所言，四时不正之气伤害人体筋膜，就会产生筋膜之赘瘤，即我们所说的筋痛症。

防

1.劳逸适度 长期缺乏运动，会导致局部气血凝滞，不通则痛；过度运动，尤其是连续、高强度、反复屈伸拇指第一掌指关节，导致其过度疲劳、局部水肿，则会发生屈拇指肌腱狭窄性腱鞘炎。劳逸结合、动静有度可避免此类疾病发生。

2.寒温适宜 《素问》说："寒伤形，热伤气。气伤痛，形伤肿。故先痛而后肿者，气伤形也；先肿而后痛者，形伤气也。"说的是寒邪损伤人的身体，热邪损伤人的正气，寒温不调就会形成肿胀、疼痛。所以我们要根据四时八节之气候变化，依据寒热温凉的不同采取必要的防护措施，避免人体受到伤害。

3.护阳养正 《素问》说："阳气者若天与日，失其所则折寿而不彰，故天运当以日光明。是故阳因而上，卫外者也。"阳气对于人体的重要性，就好比太阳对于自然界的重要性。预防疾病需要呵护好人的阳气，比如规律作息，不熬夜，不暴饮暴食等。

❧ 治 ❧

屈拇指肌腱狭窄性腱鞘炎的保守治疗见效慢，手术治疗因创伤较大而不为多数患者所接受；针刀因其安全、简便、见效快、治疗痛苦小而被临床普遍采用。

1.局部解剖 拇长屈肌腱被拇长屈肌腱鞘包裹，此腱鞘由内、外两侧的腱滑液鞘和腱纤维鞘组成。腱滑液鞘是包绕着肌腱的双层套管状的脏层、壁层滑液鞘，脏层包绕肌腱，壁层紧贴腱纤维鞘内侧。腱纤维鞘是掌侧深筋膜增厚形成的管道，对肌腱有润滑和固定的作用。滑液具有降低摩擦，保护和润滑肌腱及其管道的作用。

2.病因病理 屈拇指肌腱狭窄性腱鞘炎多由硬物挤压、砸伤，以及反复摩擦或长期劳损所致。由于拇指活动频繁，损伤以后，自身的修复机制导致形成了瘢痕、粘连、挛缩、堵塞，原本通畅的管道受阻，滑液分泌、流动受到限制，使摩擦和损伤进一步加重，管腔变窄，妨碍管腔内的拇长屈肌腱活动，甚至出现弹响。

3.诊断依据 往往可追溯到有拇指的损伤或劳损史。在第一掌骨基底部掌侧靠近尺侧缘有摩擦感及疼痛，触诊可扪及硬结、肿胀、条索状异常感觉，局部有明显压痛。拇指屈伸功能障碍，病程较久则出现弹响，握筷子、扣纽扣动作困难，严重者第一掌指关节完全不能活动。

4.针刀治疗 患者坐于治疗床一侧，患肢立掌稍外旋置于治疗床上。术者端坐于治疗床床头，在第一掌骨基底部掌侧靠近尺侧缘滑动触诊按压，在硬结、肿胀及条索状等异常感觉处定点，规范消毒，铺无菌洞巾。必要时可以注射1%的利多卡因局部麻醉。选用Ⅳ号宽0.8毫米的汉章针刀，按照定点、定向、加压分离、刺入的规范流程进行操作：术者左手拇指尖压在治疗靶点上，右手握持针刀，使针体和手掌面呈90°角，刀口线始终保持与屈拇指肌腱平行；先做切开剥离、纵切，遇硬结谨慎切开剥离。必要时做横行剥离。术毕贴创可贴，再被动稍用力过屈、过伸第一掌指关节。

5.注意事项

（1）刀口线要始终保持与拇指的纵轴平行，切忌改变刀口线方向。在切开硬结时要注意区分肌腱与病理性硬结。

（2）在横行剥离时，可以到达指骨两侧边缘，但要避免刺入手指两侧的软组织损伤血管、神经。

（3）在治疗过程中建议局部不要使用糖皮质激素。

（4）术后3天创口处避免沾水。

（5）一般情况一次可治愈，个别疗效欠满意者，可间隔2周再做一次。

❧ 养 ❧

1.饮食调养 《素问》说："五谷为养，五果为助，五畜为益，五菜为充。"就是要求人的饮食以各种谷物为主，以各种水果为辅，以各种肉类为补益，还要以各种蔬菜来充养。筋痛症患者要注意规律饮食，饭吃七分饱即可，避免胡吃海喝；又"肝主筋""酸入肝"，筋痛症建议以酸味食物为主；从五行相生角度，适量食咸味为宜。

2.起居调养　一是作息要规律。建议晚上10：30左右入睡，早上6：00左右起床，中午午休半小时。二是要顺应四时季节之变化。"肝主筋""肝肾同源"，筋痛症患者尤其应注意春季、冬季的起居调养。春季应晚睡早起，早晨起床后穿宽松的衣服，多散步；冬季应早睡晚起，不要扰动阳气，主张闭藏情志，减少运动，远寒近温。从五行相生角度看，肝属木，水生木，筋痛症患者也应多注意春季、冬季的起居调养，避风寒邪气。

3.保健锻炼　推荐每日花5~10分钟打一段八段锦，口诀如下：两手托天理三焦，左右开弓似射雕；调理脾胃须单举，五劳七伤往后瞧；摇头摆尾去心火，双手攀足固肾腰；攒拳怒目增气力，背后七颠百病消。八段锦不受场地、环境等限制，锻炼的时间可长可短、强度可大可小，动作、难度也可因人而异，是适合大众的养生保健方法。养生锻炼切忌跟风，建议根据自己的年龄大小、体质类型、体能强弱、健康状况等个体化特点来选择适合自己的动、静锻炼方法。筋痛症患者可适当多做八段锦中的"双手攀足固肾腰""攒拳怒目增气力"等动作。动作宜轻柔，以不感到疲劳、疼痛为佳，以微汗为度。

医案

吴某，女，63岁。2021年09月29日初诊

主诉：左拇指掌指关节疼痛3月余，加重伴屈伸弹响半个月。

现病史：3个月前患者因长时间家务劳动后左手拇指掌指关节掌侧疼痛，局部轻度肿胀，其余关节无肿胀、晨僵、畸形，休息、温水浸泡后肿

胀缓解。之后局部疼痛发作时曾在院外行局部注射消炎镇痛药物2次，疼痛缓解。半月前拇指掌指关节疼痛加重伴屈伸弹响，局部无明显红肿，手指无放射痛，麻木、无力。颈椎活动可，舌淡紫苔白，脉弦。

体格检查：左第一掌骨基底部掌侧靠近尺侧缘压痛明显，可触及小结节，质硬、活动度可，屈伸关节可扪及弹响感。

中医诊断：筋痛症（气滞血瘀）。

西医诊断：左屈拇指肌腱狭窄性腱鞘炎。

治疗方法：针刀松解术。

2021年10月4日随访，患者诉疼痛明显缓解，弹响消失，关节屈伸自如。

（陈永亮，主任中医师，重庆市忠县中医院，副院长

陶银利，主治中医师，重庆市忠县中医院）

脑卒中后遗症

概述

脑卒中后遗症是西医病名，属于中医中风后遗症范畴，用中医、中药结合现代康复治疗，病情预后良好。

中风的基本病为正气亏虚，饮食、情志、劳倦内伤引起气血逆乱，产生风、火、痰、瘀，导致脑脉痹阻或血溢脑脉之外。脑卒中后遗症的病机为本虚标实，多以气虚血瘀为主。本文主要讨论中医药及现代康复对脑卒中后遗症的治疗。

防

造成脑卒中的原因有高血压、糖尿病、冠心病、动脉瘤破裂、不良生活方式等。要减少脑卒中的发生，首先要调畅情志，其次饮食方面要少食辛辣、生冷食物，忌烟酒，少熬夜，生活有规律，多运动，保持良好的作息规律。如果已确诊患有糖尿病、高血压，每日必须按时吃药，规律检测血糖、血压，每年定期体检。

治

脑卒中后遗症是神经系统常见病，中医将该病分为气虚血瘀、肝肾阴虚两种证型。

（一）中医辨证论治

1.气虚血瘀

【证候】半身不遂，偏身麻木，口舌㖞斜，口角流涎，言语謇涩或不语，面色㿠白，气短乏力，心悸，自汗，舌质暗淡，舌苔薄白或白腻，脉沉细、细缓或细弦。

【治法】益气活血，扶正祛邪。

【方药】补阳还五汤加减。

黄芪125g 当归尾6g 赤芍5g 地龙3g 川芎3g 红花3g 桃仁3g

气虚明显者，加党参、太子参，益气通络；言语不利，加远志、石菖蒲、郁金，祛痰利窍；心悸、喘息，加桂枝、炙甘草，温经通阳；肢体麻木，加木瓜、伸筋草、防己，舒筋活络；上肢偏废者，加桂枝以通络；下肢瘫软无力者，加续断、桑寄生、杜仲、牛膝，强壮筋骨；小便失禁，加桑螵蛸、益智仁，温肾固涩；血瘀重者，加莪术、水蛭、鬼箭羽、鸡血藤等，破血通络。

2.肝肾阴虚

【证候】半身不遂，口舌㖞斜，言语謇涩，眩晕耳鸣，腰膝酸软，健忘失眠，咽干口燥，舌质红，少苔或无苔，脉弦细数。

【治法】滋阴潜阳，大补气血。

【方药】大补元煎加减。

熟地10g 山药15g 山茱萸10g 杜仲10g 枸杞子10g 白芍10g 玄参10g 天冬10g 龟甲胶15g 鹿角胶15g 阿胶15g 丹参30g 当归

10g　红花5g　鸡血藤15g

大便干燥加肉苁蓉、当归、火麻仁，滋液润肠；失眠加夜交藤、远志、酸枣仁，养血安神；面红目赤、心烦易怒、眩晕头痛加钩藤、石决明、龙骨，平肝潜阳；肢体强痉拘急可加全蝎、天麻、僵蚕，息风止痉。

（二）现代康复治疗

1.**物理治疗**　运用力、电、光、声、磁、热、冷等物理因子治疗疾病，促进功能恢复。

2.**作业治疗**　根据患者的功能障碍和康复目标，采用有针对性的日常生活活动、娱乐活动、职业劳动和认知活动，对患者进行反复训练，以缓解症状，改善其躯体和心理功能，提高生活质量。

3.**言语治疗**　语言功能障碍的患者，可以通过朗诵、说绕口令、吹口哨、唱歌等方法改善语言功能障碍。

4.**心理治疗**　脑卒中后遗症患者多数会遗留焦虑、抑郁状态，要及时给予心理咨询及抗抑郁焦虑药物。

养

1.**饮食方面**　饮食以高蛋白、低脂肪、低碳水化合物为主，适当进食吃鱼虾、瘦肉、鸡蛋、水果、蔬菜，少吃油炸、高热量、高脂肪食物，应根据患者病情制订食谱。

2.**心理方面**　脑卒中患者大多会遗留卒中后焦虑抑郁状态，因此要与患者定期沟通交流。

3.**护理方面**　平时可以多晒太阳，多参加户外活动。对于那些不能下床的患者，要定时为其翻身拍背，洗漱擦洗，清理大小便，防止出现压疮及坠积性肺炎，定期进行口腔和皮肤护理。脑卒中后遗症患者体质多虚，应避免着凉，及时增减衣被。有吞咽障碍或呛咳的患者饮食要定时定量，必要时行鼻饲。

医案

王某，男，63岁。2021年1月5日初诊

主诉：脑出血致左侧肢体偏瘫8个月余。

现症：左侧肢体偏瘫，言语障碍，手功能障碍，平衡功能障碍，耐力下降。左侧肢体肌力3级。半身不遂，言语謇涩，面色白，气短乏力，心悸，舌质暗淡，舌苔薄白，脉沉细。

诊断：脑卒中后遗症（气虚血瘀型）。

【治法】益气活血，扶正祛邪。

【方药】补阳还五汤加减。

黄芪30g　桃仁10g　川芎30g　葛根30g　红花10g　赤芍15g　当归尾20g　地龙20g　桑寄生30g　石菖蒲15g　桂枝10g

水煎服，日1剂，7剂。

2021年1月20日二诊　心悸气短好转，仍见半身不遂，言语謇涩，心情低落。

原方加鸡血藤30g、郁金20g。续服7剂。

2021年3月1日三诊　患者肌力明显好转。

康复治疗：肢体偏瘫综合训练、大关节松动、小关节松动、平衡训练、等速肌力训练、作业疗法、徒手手功能训练、普通电针、直流电治疗、神经肌肉电刺激治疗、基本手法推拿治疗、中药热罨包治疗、体外反搏治疗等康复训练。

按：患者以半身不遂，言语謇涩为主症，因病史有8个月，伴面色白，气短乏力，辨证为气虚血瘀，以补阳还五汤加减，服用7剂后心悸气短好

转，仍见半身不遂，言语謇涩，心情低落。考虑病程长，恢复时间慢，瘀血阻滞严重，气机不畅，故加鸡血藤、郁金活血行气，配合现代康复治疗，三诊时肌力明显好转。

（周强，副主任中医师，重庆市荣昌区
人民医院中医康复科主任）

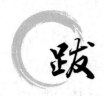

跋

　　中医学从诞生之日起，就秉承"拯黎元于仁寿，济羸劣以获安"之宏愿与初心，强调不仅要治之有效，尚要贯通理法方药，知其然且知其所以然，方能成就大医。中医学就是在却病延年核心目标指导下的健康维护体系。"延年"即追求仁寿，依赖养生有术；"却病"即抵御疾病，未病时依赖预防得法，罹病时依赖治疗以获安。可见，防、治、养一体才是完整的中医学健康维护体系，是中医整体观的体现。重庆耄耋大医马有度老前辈在60余年的医疗实践中深刻体悟中医防治养体系的重要性，为了彰显中医药治疗优势，率领全国知名中医专家，讨论、重构了防、治、养三位一体的中医药特色诊疗新模式，编成《中医百病防治养》一书，对推进中医传承创新发展做出了重要贡献。

　　《中医百病防治养》一书的作者来自五湖四海，既有高等中医院校、三甲医院学验俱丰的中医大家，又有城乡基层的中医高手；既有博士生导师、硕士生导师，也有博士、硕士。无论职称高低，一律平等竞争，以质量取胜，择优入书。为了交流思想，解决学术争议，达成学术共识，保证图书质量，世界中医药学会联合会养生专业委员会等主持召开的2021中医防治养学术研讨暨经验交流会对该书进行了专题研讨。在马老的主持下，编委会各位专家畅所欲言，讨论了中医"防治养"体系的学术问题，确定了编写大纲和分工，明确了编写工作的进度安排。

中医"防治养"体系和马老志在千里的精神、利在千秋的大行得到了中医大家的一致肯定。国家中医药管理局原局长、中华中医药学会第六届理事会会长王国强在会上强调，要把防、治、养三者融为一体，预防为主，防重于治，防中有治，防中有养，治中有养，养中有防，防治养结合，贯彻始终。从中医药专业的角度对疾病和防、治、养三者的关系提出颇有新意的学术观点。他认为，中医学的优势是养护生命，筑劳工事，提前防卫，是主动预防。最好的保健是把保卫生命和养护生命结合起来，养护要贯穿始终。

国医大师刘敏如在专门为大会制作的视频中说，防、治、养为一体的疾病防治概念融防、治、养为一体，论治每一种疾病，实践性很强。刘老深感中医防、治、养三位一体的学术意义和促进中医发展的创造性，支持学术新发展的别开生面的学术会议，也为马有度团队《中医百病防治养》的编写奠定了基础。

国医大师孙光荣在致大会的贺信中认为，中医防、治、养结合的理念与方法是马有度先生针对预防疾病发生、阻断疾病发展、促进疾病愈后康复3个方面精心研究、郑重提出、积极倡导的，值得研究，值得推广。他认为，防治养学验提升的关键需要把握认知度、治疗度、康养度三个方面的递进有度，通过理论求诸典、经验求诸师、专长求诸野、特技求诸新4个途径传承精华，守正创新。

《中医百病防治养》一书的内容包括内、妇、儿、皮肤、五官、经络肢体等各科，涉及常见及疑难病近百种，大多为中医临床疗效显著的病种。多数病症采用中医病名，少数病种采用西医病名。全书分为概述、防、治、养和医案几大板块，力求针对不同疾病的实际需要，写好不同的防病措施和调养方法。对于"治"的内容，力求突出主要证型，辨证论治，切合实用。是书对于医家经验的撷取，贵在独到见解，妙在独特经验，既要辨证论治，也要专病专方，充分体现屡用屡效的验方之功。

　　成都中医药大学校长余曙光得知马老牵头又出鸿篇后，欣然题词"防治养，大智慧，大战略"。以笔者愚见，养生治未病是中医的内在需求，可以实现中医的最高目标，承载着中医的社会责任，是医学的时代之需。未来医学是健康医学，未来的中医学必然以养生治未病为研究重点，养生治未病是未来中医学发展的"引领者"。马有度教授提出的"防治养"体系，是中医学整体思维的实际应用，对学科发展具有指导意义。中医从生命角度而言，无论针、药，还是按、摩等技术手段，其目的均为维护生命健康，提升生命活力。在此目的指导下，将中医医事活动按照生命变化规律细分，才对应有了预防、治疗、康复的不同医疗阶段。其中均渗透着养生，不离养生大旨。故而防、治、养之间密不可分，相互为用，相互补充，共同组成一个维护健康的医学体系。

　　明代医学家张景岳曾谓："履霜坚冰至，贵在谨乎微。此诚医学之纲领，生命之枢机也！"中医防、治、养三个方面有机联系，互相渗透，互相结合，将中医养生治未病思想贯穿在疾病防治养的全过程之中。构建中医防治养服务体系和模式，是中医养生治未病思想落地应用的创新探索，因此，《中医百病防治养》一书的出版必将推动中医传承创新发展更上一层楼！

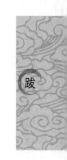

马烈光

成都中医药大学资深教授

养生康复学院名誉院长

世界中医药学会联合会养生专业委员会会长

2022年9月